Reactiva tu sistema nervioso

JESSICA MAGUIRE

Reactiva tu sistema nervioso

Entrena el nervio vago para superar el estrés, la ansiedad y el dolor

Traducción de
Ignacio Gómez Calvo y Noemi Risco Mateo

Grijalbo

Papel certificado por el Forest Stewardship Council®

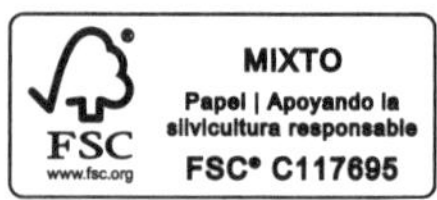

La información contenida en este libro no exime al lector de su responsabilidad personal en cuanto a su propia salud y seguridad. Se recomienda buscar el asesoramiento personalizado de profesionales médicos. La autora no se hace responsable de las lesiones o daños ocasionados como resultado de la lectura o el seguimiento de la información contenida en este libro.

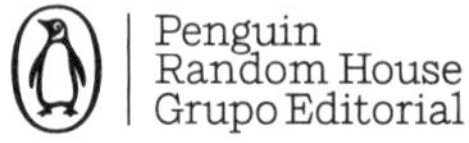

Título original: *The Nervous System Reset*

Primera edición: octubre de 2024

Printed in Spain – Impreso en España

ISBN: 978-84-253-6870-7
Depósito legal: B-12.848-2024

Compuesto en M. I. Maquetación, S. L.

Impreso en Black Print CPI Ibérica, S. L.
Sant Andreu de la Barca (Barcelona)

GR 6 8 7 0 7

A Ivy y Sam

Índice

INTRODUCCIÓN. Creo que sé por qué estás aquí 13
¿Te suena todo eso? 13
El termostato interno y el punto de ajuste 16
El modelo biomédico habitual 24
El nervio vago: introducción 32
Una vía al equilibrio y la salud 34
Sobre este libro 36

1. Los estados del sistema nervioso 39
El estado perfecto 40
El estado demasiado caliente 44
El estado demasiado frío 48
¿Cómo nos quedamos atrapados en estos estados? 56
Los estados secundarios 64

PRIMERA PARTE
Bases y marco

Manual básico del sistema nervioso 73

2. Las cuatro redes de recopilación de datos 77
Red 1: El sistema exteroceptivo (los cinco sentidos) 78
Red 2: El sistema propioceptivo (el sexto sentido) 79
Red 3: El sistema vestibular (el séptimo sentido) .. 80

Red 4: El sistema interoceptivo (el octavo sentido) . 80
El bienestar y las tres redes sensoriales internas 89

3. El sistema nervioso humano 91
El sistema nervioso central 92

4. El sistema nervioso periférico y el nervio vago 105
El sistema sensorial 106
El sistema motor 107
El nervio vago 113
La teoría polivagal 113

5. El bucle del cuerpo-cerebro, cerebro-cuerpo 119
El eje corazón-cerebro 120
El eje aparato digestivo-cerebro 132
La fascia y el sistema nervioso 146
El entrenamiento interoceptivo para el bucle cerebro-cuerpo 157

6. El sistema de interacción social y la corregulación . . . 163
La corregulación 164
El poder de la corregulación 165

SEGUNDA PARTE

Cómo reactivar el sistema nervioso

La reactivación del sistema nervioso en la práctica 181

7. Empieza por donde estás: traza un mapa de los estados de tu sistema nervioso 193
Traza un mapa de tu estado perfecto 195
Traza el mapa del estado demasiado caliente 201
Traza un mapa de tu estado demasiado frío 205
Traza un mapa de tus estados secundarios 208
El mapa para la regulación de tu sistema nervioso . 211

8. Elegir las herramientas adecuadas para el trabajo adecuado 213

Por qué es tan importante encontrar la herramienta adecuada 217
Cuando se trata de plasticidad, cuantas menos herramientas, mejor 218
Herramientas de bioplasticidad 219
Encontrar la mejor herramienta para el momento presente 227
Interocepción: sintoniza con tu estado 232
Permanece en el estado perfecto 239

9. Kit de herramientas para salir del estado demasiado caliente 243
Herramientas posturales 246
Herramientas basadas en el movimiento 252
La herramienta de la respiración 256
Herramientas para trabajar con la fascia 259
Vamos con la regulación del cerebro al cuerpo . . . 266

10. Kit de herramientas para salir del estado demasiado frío 273
Herramientas basadas en el movimiento 275
La herramienta de la respiración 279
Herramientas posturales 282
Vamos con la regulación del cerebro al cuerpo . . . 287

11. Herramientas de estilo de vida para apoyar la reactivación 293
Los muchos beneficios de la dieta mediterránea 294
Probióticos y prebióticos 297
Movimiento y ejercicio 299
Los animales 305
El sueño 308

CONCLUSIÓN. Esto no es el final 311

AGRADECIMIENTOS 315
NOTAS 317

Introducción

Creo que sé por qué estás aquí

Algo no va bien en tu cuerpo, tu corazón y tu mente, y buscas información para aliviar el malestar físico o emocional. Puede que te hayas pasado un año o más acudiendo a distintos profesionales de la salud para tratar esos problemas, y que incluso te hayas hecho análisis de sangre u otras pruebas de laboratorio con la intención de llegar al fondo de lo que te pasa. Quizá hayas probado uno o más medicamentos o regímenes de suplementos, y estoy segura de que has agotado las opciones de Google buscando respuestas.

¿Voy bien encaminada? Seguramente habré acertado porque he visto esas situaciones cientos de veces durante los muchos años en que he asesorado a pacientes en procesos de curación: primero como fisioterapeuta, y actualmente como educadora sobre el sistema nervioso a nivel mundial. Entiendo lo difícil que es ser positivo y mantenerse a flote en este mar de incertidumbre, y he visto que vivir con problemas crónicos de salud sin una causa o una solución clara puede llevar a las personas al borde de la desesperación e incluso hacerles dudar de si el problema estará en su cabeza.

¿Te suena todo eso?

Cuando la gente viene a pedirme ayuda normalmente está cansada, dolorida y emocionalmente agotada tras meses, años e incluso décadas de dura batalla por su salud. Alex se encontraba entre esos pacientes.

La historia de Alex: restablecer el equilibrio

La primera impresión que me causó Alex es que se trataba de una mujer de treinta y un años llena de vida y totalmente sana. Sin embargo, a los pocos minutos de conversación, cambié de parecer. Alex había vivido con continuos problemas de salud desde que tenía veinticinco años. En un principio, padeció una grave irritación cutánea, pero al poco tiempo también le dolía el estómago, tenía ansiedad y otra serie de problemas que requerían distintos tratamientos. A lo largo de los años, Alex acudió a docenas de médicos y le recetaron infinidad de medicamentos; tantos que le costaba recordarlos todos.

Algunos de los doctores que atendieron a Alex propusieron que su enfermedad cutánea era resultado de la irritación causada por los cosméticos y otros productos, de modo que ella se pasó obedientemente a las cremas que le recetaron y cambió todos los productos que usaba, del jabón al detergente para la ropa. Al ver que eso no la ayudaba, otros médicos se preguntaron si no sería ella misma la que se provocaba la irritación rascándose los brazos sin darse cuenta mientras dormía o cuando estaba preocupada. Aunque Alex insistió en que ella no hacía eso, el mejor consejo que le ofrecieron los médicos fue que se esforzase por no tocarse las zonas afectadas, y que luego comprobase si había algún cambio. No los hubo.

Todo resultaba muy frustrante y no contribuía a aliviar el picor, el dolor o las manchas rojas que tenía en los brazos. Cada vez se sentía más acomplejada por su piel, y empezó a darle miedo ir al trabajo. Si por casualidad una compañera o una amiga hacía la más mínima mención a su piel, se enfadaba y se ponía a la defensiva.

Cuando le aparecieron las molestias en el cuerpo, el dolor de estómago y los problemas digestivos, a Alex le diagnosticaron síndrome de intestino irritable (SII) y le prescribieron una dieta estricta. A pesar de seguirla al pie de la letra, los síntomas no desaparecieron. Al no hallar ningún alivio, pasó a organizar su vida en torno al dolor de estómago, evitando los actos sociales y las cenas con amigos por si algún ingrediente le provocaba una reacción.

Mientras lidiaba con esos problemas de salud, Alex desarrolló ansiedad, que empeoró a pesar de las visitas a especialistas y las distintas prescripciones médicas. Cuando conocí su caso, me fijé en que se describía como «una aprensiva» y «una persona ansiosa». Fue un detalle importante porque me permitió comprender mucho mejor las historias que Alex contaba sobre sí misma. Estaba claro que ella creía que esas descripciones de su persona eran fieles porque ella las exponía con la misma objetividad con que hablaba del dolor físico que experimentaba.

El hecho de que Alex se describiese de esa forma —como «aprensiva»— contribuía a la falta de confianza que tenía en sí misma. A pesar de todo por lo que había pasado, yo empecé a preguntarme si su carácter ansioso no estaría haciendo que su cerebro activase alarmas que aumentaban su dolor.

Sin embargo, de lo que no me cabía duda era de que los problemas de Alex no solo eran muy reales, sino que habían sido invalidados y habían pasado inadvertidos durante años. Esa falta de apoyo y de validación había creado, a su vez, el entorno perfecto para que surgiesen otros problemas. He oído a muchos pacientes y estudiantes hablar de dolor físico y mental, y también expresar su desencanto ante los enfoques médicos y las distintas terapias centradas en el cambio de mentalidad que les han recomendado. A muchos les han dicho que sus síntomas son psicosomáticos o «no tan graves». A otros les han asegurado que hablar de su sufrimiento y practicar *mindfulness* les curará, y luego se han llevado una decepción al seguir esas estrategias sin ninguna mejora. Si bien esos dos métodos son recomendables en determinadas situaciones, en el caso de Alex solo había servido para tratar los síntomas visibles en lugar de la raíz del dolor.

Después de exponerme detenidamente su historial médico, Alex me confesó que la enfermedad de la piel no había sido la única razón por la que había desarrollado ansiedad. En la misma época en que buscaba tratamiento para la piel, Alex había tenido una riña seria con su compañera de piso. Durante meses, cuando Alex volvía a casa del trabajo, se encontraba montones de platos sucios de su compañera en el fregadero y cosas tiradas por la sala de estar. Al principio intentó pasar por alto el desorden con la esperanza de que su compañera de piso captase la indirecta, pero al ver que no lo hacía, empezó a limpiar por ella, aunque le enfurecía mucho. Después de hacerlo durante meses sin que se lo agradeciese, Alex habló con su compañera de piso y le dijo que las cosas tenían que cambiar, pero su compañera no parecía muy interesada en hacerlo.

La situación se alargó durante más de un año hasta que Alex tuvo que cubrir la parte del alquiler que le correspondía a su compañera por segunda vez, momento en que se le agotó la paciencia y se enfrentó a ella. Discutieron, pero la compañera acabó disculpándose y prometiendo que rectificaría su comportamiento. Sin embargo, cuando Alex volvió a casa del trabajo al día siguiente, su compañera de piso había desaparecido y también todas sus cosas. Aunque para Alex fue un alivio dejar de vivir con ella, pasó por una situación complicada desde el punto de vista económico. Mientras se esforzaba por encontrar a una nueva compañera de piso, tuvo que tirar peligrosamente de la tarjeta de crédito para cubrir la parte extra del alquiler y las facturas. Se sentía impotente ante su situación económica y a veces la invadía el pánico, pues sabía que no podía pagar todos los gastos y que en la zona en la que vivía escaseaban los pisos de alquiler.

Esa información era la pieza del puzle que faltaba, y tuve la certeza de que la desregulación del sistema nervioso no solo era la causa de la reacción inflamatoria que había provocado la enfermedad cutánea de Alex, sino que también era la raíz de muchos de los problemas de salud que padecía.

El termostato interno y el punto de ajuste

Todos tenemos un punto de ajuste interno en el que mejor nos sentimos y funcionamos. Como el termostato de una casa, nuestro cerebro y nuestro cuerpo se coordinan a través del sistema nervioso para que volvamos a nuestro punto de ajuste y mantengamos ese equilibrio perfecto, o lo que los científicos llaman homeostasis.

Lo ideal sería que pasásemos la mayor parte de nuestras vidas en ese agradable punto de ajuste, pero no es la única posición de nuestro termostato interno. Hay otras dos —calor y frío—, y las dos son necesarias, incluso vitales en determinadas circunstancias. Estamos programados para entrar y salir rápidamente de las dos según las exigencias de la vida. Por ejemplo, si nos atacan, pasar a un estado más caliente nos permite reaccionar enseguida y con agresividad para defendernos o para escapar. Es lo que coloquialmente se conoce como reacción de lucha o huida. En un sistema bien regulado, cuando la amenaza ha pasado, volvemos al punto de ajuste y retomamos nuestras vidas.

Lo extraordinario de ese punto de ajuste es que está calibrado para satisfacer nuestras «verdaderas» necesidades (es decir, las de nuestra realidad vivida). Lamentablemente, factores como la enfermedad, el trauma o el estrés crónico pueden desviarnos del punto de ajuste, e incluso alterarlo por completo. Si permanecemos en un estado caliente o frío el tiempo suficiente para que nuestro cerebro lo perciba como una nueva realidad, el punto de ajuste se recalibrará para satisfacer lo que considera que son nuestras verdaderas necesidades. Nuestro cerebro es una «máquina predictiva», y si hemos experimentado estrés traumático y nos hemos vuelto hipervigilantes a las amenazas, el punto de ajuste puede variar para adaptarse a nuestras necesidades previstas (el modo en que percibimos la realidad).[1]

En el caso de Alex, el estrés de vivir con una compañera de piso desconsiderada había ajustado su termostato a una temperatura más caliente. Después de tragarse la irritación, la ira y el estrés durante meses, el termostato de Alex había decidido que esa temperatura más elevada era la nueva normalidad, y había regulado su punto de ajuste en consecuencia. La gota que colmó el vaso fue la impotencia a la que le llevó el no ser capaz de encontrar una compañera de piso y tener que asumir la responsabilidad de pagar un alquiler más elevado del que podía permitirse.

Si queremos sentirnos bien y rendir al máximo, lo mejor que podemos hacer es recalibrar lo que ocurre dentro de nuestro cuerpo y de nuestro cerebro para que se ajuste a las exigencias reales de nuestro entorno.

Imagínate lo incómodo que sería vivir en una casa en la que el termostato no pudiera moverse y estuviera fijo en una temperatura extrema. Tu humor, por no hablar de tu capacidad para afrontar el estrés, se vería radicalmente alterado. Cada tarea requeriría más esfuerzo y energía: te verías obligado o bien a tener fuego encendido continuamente y llevar ropa extra para mantener el calor, o bien a buscar formas de estar fresco a pesar del calor sofocante.

Si no se controlan, las temperaturas extremas empiezan a provocar emergencias a corto plazo. Los suelos de madera empiezan a combarse o a agrietarse por el calor. Las tuberías se congelan y revientan y, de repente, el problema de temperatura se convierte en una auténtica emergencia que consume valiosos recursos y te distrae de las tareas de mantenimiento rutinarias que mantienen tu casa en perfecto funcionamiento.

Dentro de nosotros se produce un desgaste parecido. Sí, podemos manejar determinadas situaciones y entornos a corto plazo, como quedarnos levantados toda la noche para entregar un trabajo a tiempo, o ejercer de cuidadores de un miembro de la familia enfermo las veinticuatro horas del día durante un par de semanas. Pero cuando superamos nuestros límites naturales a fin de cumplir expectativas o de agradar a otros, el cuerpo nos da señales de aviso para hacernos saber que nos estamos alejando de nuestro punto de ajuste. Cuanto más prolongamos esas situaciones y más cedemos a la presión cultural dominante por estar ocupados, trabajar duro y alcanzar más cosas, más excedemos nuestros límites naturales, más nos alejamos de ese saludable y controlado punto de ajuste y peor nos sentimos. La regulación se convierte en una desregulación que, con el tiempo, se manifiesta en forma de enfermedades mentales y/o físicas que ya no podemos obviar.[2]

El estrés, el trauma y nuestro cambiante punto de referencia

Como muchos de nuestros sentimientos, emociones y experiencias, el estrés y el trauma ocupan un espectro, y, si bien todo trauma es estresante, no todo estrés es traumático. El estrés alude a la forma en que reaccionan nuestro cerebro y nuestro cuerpo ante un acontecimiento o una situación que percibimos como amenazante o difícil. Como todos sabemos, el estrés puede ser leve o intenso. Lo que causa estrés en el día a día casi nunca supone amenazas para nuestra supervivencia, pero normalmente nuestro cerebro no se percata de eso. En situaciones de estrés, estamos programados para movilizar energía y desencadenar reacciones.

Esas respuestas programadas de lucha o huida nos preparan para el peligro aumentando la temperatura de nuestro punto de ajuste, pero si el estrés solo es leve, intensifican la concentración y movilizan la energía con el fin de que estemos listos para la acción. Y del mismo modo que estamos hechos para aguantar momentos estresantes, un proceso conocido como **alostasis nos brinda la capacidad de volver a nuestro punto de referencia cuando la amenaza ha pasado**. Se trata de un proceso de movilización de energía

El proceso de alostasis

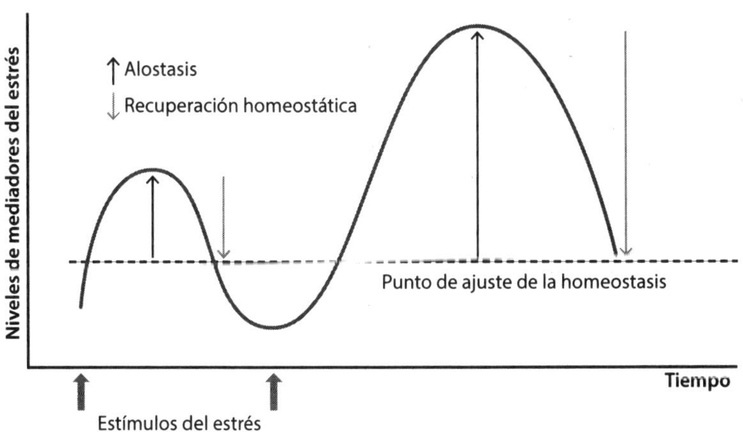

para satisfacer las demandas y luego completar el ciclo de activación del estrés. Con un sistema nervioso saludable y funcional, podemos volver con bastante rapidez a un estado sereno y sociable en el que nos sentimos a gusto. Siempre que nos recuperemos plenamente del estrés, no es perjudicial para la salud. De hecho, en la mayoría de los casos nos hace más resilientes.[3]

Sin embargo, cuando el estrés es crónico y experimentamos pánico o ansiedad de forma continua, se agotan nuestros recursos y nuestra energía, y se le pasa factura al cuerpo. El desgaste provocado por ese estrés acumulativo se conoce como carga alostática y puede contribuir a males físicos como los desórdenes digestivos y la hipertensión, o a problemas de salud mental como la depresión. La consecuencia más grave de la carga alostática es que puede impedirnos volver a nuestro punto de ajuste original. Lo mismo ocurre con el estrés traumático, que se produce cuando experimentamos demasiado estrés demasiado rápido.[4]

El efecto de la carga alostática

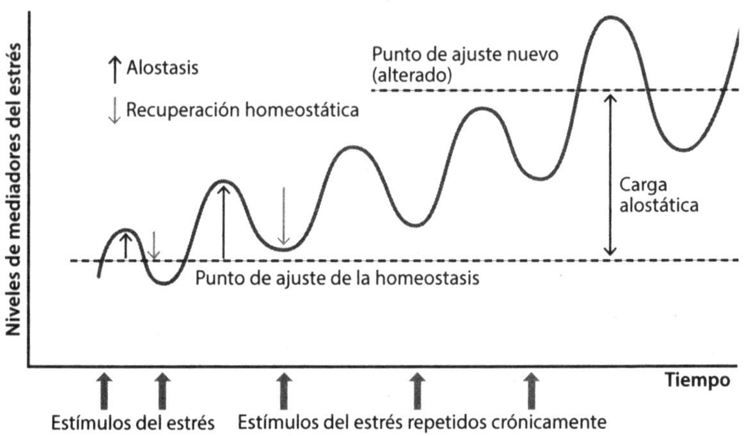

El cortisol tiene mala fama por ser la «hormona del estrés», pero desempeña una función decisiva al movilizar glucosa para que tengamos la energía necesaria con la que hacer frente a las dificultades.[5] Los periodos prolongados de estrés pueden causar fluctuaciones en los niveles de cortisol y dar lugar al síndrome de desgaste profesional, un problema cada vez más común, pues una cantidad insuficiente de cortisol nos lleva a sentirnos deprimidos, desmotivados y cansados.[6] Cuando experimentamos ese agotamiento durante mucho tiempo, nuestro sistema nervioso puede sumirse todavía más en ese estado «demasiado frío» y hacernos sentir alicaídos, insensibles y deprimidos. Además, puede modificar nuestro termostato interno y graduar nuestro punto de ajuste a una temperatura más baja.

Al otro lado del espectro está el trauma, que abarca desde el estrés extremo continuo hasta los sucesos muy angustiosos. Al igual que el estrés, el trauma puede modificar nuestro punto de ajuste. Es importante señalar que no existe ningún punto concreto del espectro en el que el estrés cruce la línea y pase a ser trauma. Esto es así porque el trauma es subjetivo y el contexto importa.[7] Nuestra historia individual (sobre todo los acontecimientos que se parecen), nuestra personalidad, nuestras convicciones, nuestros valores y nuestra genética conforman la idea que tenemos del trauma y cómo lo experimentamos. Lo que es traumático para una persona puede ser solo molesto para otra.

También podemos entender que el trauma se produce cuando una experiencia o varias desbordan nuestra capacidad de regular las emociones y las sensaciones corporales, así como de encontrar sentido al mundo y a nuestra experiencia, y conllevan una fragmentación o disociación que nos hace sentir desconectados de nuestro cuerpo y desregular nuestro sistema nervioso y nuestras emociones, lo que dificulta que el cuerpo pueda controlar o regular el estado de ánimo y las reacciones emocionales.[8]

El trauma no tiene que ver con un acontecimiento del pasado, sino con nuestra experiencia actual y con la forma en que nuestro cerebro y nuestro cuerpo siguen reaccionando en el presente.

Escala de estrés y de trauma

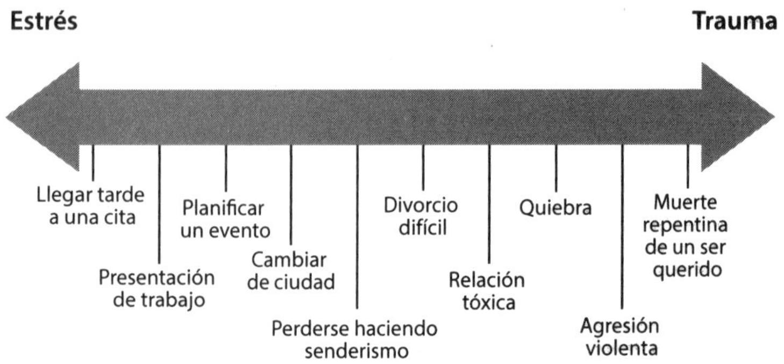

El momento exacto en el que catalogamos o juzgamos el estrés o una experiencia como traumáticos no es tan importante como reconocer y curar la desregulación presente en el cerebro y el cuerpo.[9] La desregulación se puede extender más allá del sistema nervioso a los múltiples sistemas con los que se comunica estrechamente, como el sistema inmunitario, el endocrino, el musculoesquelético, el cardiovascular o el digestivo.

La historia de Alex: atrapada en el estado caliente

En el caso de Alex, el estrés que sufría en casa estaba haciendo que pasase demasiado tiempo en el estado caliente más activado, lo que afectó a su sistema inmunitario y le provocó la reacción inflamatoria de la piel.[10] La preocupación por la causa de la enfermedad cutánea hacía que se le pasasen miles de cosas por la cabeza, lo que la llevó a desarrollar ansiedad y, con el tiempo, irritabilidad.

Al no hallar ningún alivio de la fuente de estrés que tenía en casa, esas reacciones dieron lugar a cambios en el delicado aparato digestivo de Alex. Los síntomas del síndrome de intestino irritable que Alex empezó a experimentar, unidos a la falta de ayuda de los profesionales de la salud a los que pagaba para que la tratasen, no hicieron más que agravar la desregulación. La desregulación del sistema nervioso se parece mucho a la ilustración del iceberg que aparece más abajo. Los comportamientos, actos y reacciones desagradables que vemos en nosotros mismos y en los demás se aprecian en la superficie. Estos efectos secundarios en la superficie también pueden manifestarse como enfermedades aparentemente aisladas sin origen claro. En muchos casos, estas afecciones persisten durante años, y tienen en la salud y en la vida de quienes las padecen efectos colaterales que provocan más malestar e infelicidad y disminuyen su calidad de vida. Sin embargo, bajo la superficie ocurren muchas más cosas, y si no nos sumergimos bajo el agua para abordar las causas últimas del dolor físico, emocional o mental, estamos condenados a seguir poniendo tiritas sobre agujeros de bala.

El iceberg de la desregulación del sistema nervioso

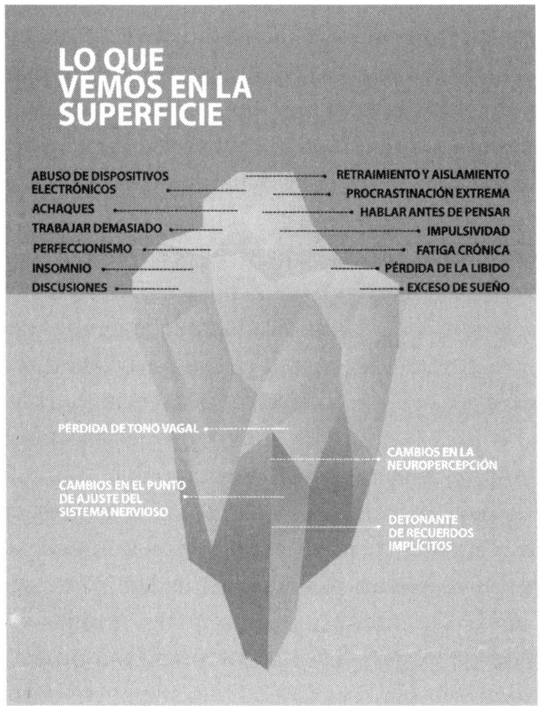

Normalmente, esas tiritas adoptan la forma de «reguladores artificiales» como el abuso del alcohol, la comida, el azúcar, la cafeína, las redes sociales, los juegos online, la televisión, los estimulantes o los medicamentos. Sabemos que no nos gusta cómo nos sentimos, de modo que buscamos algo que nos haga sentir «mejor». Sin embargo, el alivio y la regulación solo tienen un efecto a corto plazo porque no abordamos la verdadera raíz, que es la desregulación del sistema nervioso.

Para empezar, le pedí a Alex que, cuando se preocupara por su salud o su economía, se fijase en las emociones que sentía y en sus señales corporales, como los cambios de postura. Al hablar de la postura no me refiero al modo normal de estar más o menos derecho, sino a las formas en que el cuerpo se pone tenso, se desarma o se queda inmóvil cuando nos sentimos amenazados. Quería que ella experimentase que no hay una separación real entre el cerebro y el cuerpo. Por eso la «conexión cerebro-cuerpo» (o el «sistema cerebro-cuerpo», como a mí me gusta llamarlo) es tan importante para entender que el trauma puede tener consecuencias como los trastornos intestinales o el dolor persistente.

El modelo biomédico habitual

A pesar de la relación comúnmente aceptada entre el cerebro y el cuerpo —por ejemplo, hace ya siglos que se reconoce la existencia de enfermedades psicosomáticas—, desde el siglo xx el modelo biomédico se ha convertido en el enfoque dominante a la hora de tratar el dolor y el malestar físico. Este método se centra en los procesos biológicos y en la fisiología, y en muchos casos da buen resultado. Al fin y al cabo, en las circunstancias adecuadas, muchas enfermedades, infecciones y dolencias se pueden tratar por separado y curar o aliviar con medicamentos o intervenciones quirúrgicas.

Sin embargo, como el enfoque biomédico se centra en la biología del paciente en el momento del examen, en lugar de en los factores que han contribuido a provocar el mal, no puede explicar de manera fiable (ni, por lo tanto, solucionar) algunas enfermedades crónicas que pueden surgir a raíz de la desregulación del sistema nervioso —un cambio en nuestro punto de ajuste—, como los problemas intestinales, las enfermedades inflamatorias, la irritación cutánea, la hipertensión o el dolor persistente.

Del mismo modo, en momentos de padecimiento emocional o cambios en el comportamiento, podemos optar por buscar información en Google, pensar detenidamente en cómo manejaremos una situación que nos inquieta —hasta el punto de que no nos deja dormir de noche— o echar mano de recursos centrados en cambiar de mentalidad para recuperar el equilibrio. Lo más probable es que estas estrategias sean enfoques «basados en la mente», diseñados para ayudarnos a recuperar el bienestar mediante el uso del pensamiento. Sin embargo, cuando nos superan los acontecimientos o nos enfrentamos a una crisis, es muy poco probable que actitudes como replantearnos lo que nos está pasando, cuestionar nuestra mentalidad o pensar positivamente nos saquen de ese estado, porque entre bastidores están ocurriendo muchas más cosas de las que somos conscientes.

Simplemente no podemos convencer a nuestro cuerpo para que deje de sentir peligro.[11] Un discurso positivo puede ayudarnos en parte, pero sin entender nuestra neurobiología y abordar los motivos por los que experimentamos esas sensaciones de agobio, nuestro cuerpo se queda en el modo de peligro. Aunque algunos planteamientos basados en el pensamiento tocan la importancia de la relación entre el cerebro y el cuerpo, la mayoría no aprovechan el poder de la mente para modificar las sensaciones corporales abrumadoras. Debido a ello, pocas personas entienden en qué consiste esa relación, cómo funciona y lo profundamente que puede afectar a todos los aspectos de la vida. Ha llegado la hora de que cambiemos eso.

El modelo biopsicosocial: un enfoque holístico

Si estás empezando a conocer el sistema nervioso, es posible que te sorprenda averiguar lo mucho que las señales corporales y los órganos internos afectan a cómo nos sentimos y cómo pensamos, pero así es.[12] Como Alex descubrió mediante el trabajo que realizamos juntas, los pensamientos, las convicciones, las emociones y las expectativas tienen la capacidad de afectar positiva o negativamente a nuestro funcionamiento biológico e incluso a la postura de nuestro cuerpo. Esos mismos pensamientos, convicciones y emociones también pueden provocar y mantener el dolor físico.[13]

El enfoque que adoptaremos en el presente libro para abordar la regulación está más centrado en la «persona en su totalidad» y se conoce como modelo biopsicosocial. A diferencia del modelo biomédico, este método no solo abarca plenamente la relación bidireccional entre el cerebro y el cuerpo, sino que también tiene en cuenta las muchas formas en que el entorno, las experiencias y las relaciones afectan a ese sistema. Se basa en la idea de que para entender nuestra salud, no debemos estudiar solo nuestra biolo-

El modelo biopsicosocial

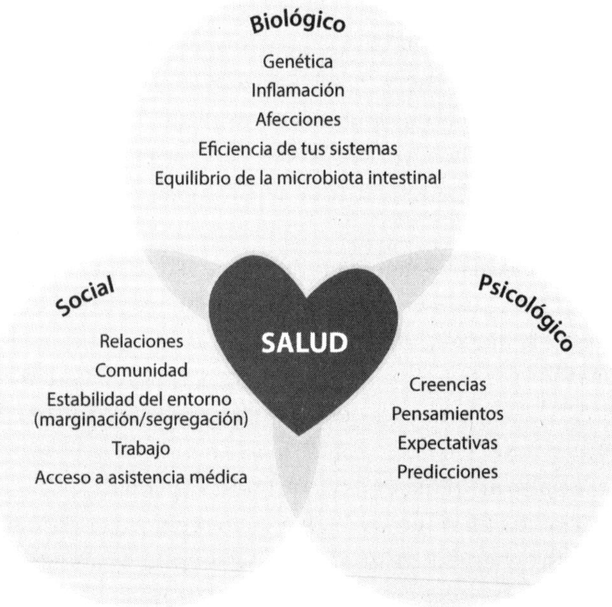

gía. También debemos considerar cómo nos encontramos a nivel mental y emocional y cómo es nuestro entorno social, porque siempre intervienen los tres factores y no se pueden separar.

La vía a la regulación no «es el cuerpo o el cerebro», sino «el cuerpo y el cerebro».

La historia de Lisa: el modelo biopsicosocial en acción

Para entender mejor lo efectivo que puede ser ese enfoque, analicemos desde esa perspectiva el caso de otra de mis pacientes, Lisa. Lisa vino a verme para que le tratase el lumbago y la ansiedad que padecía. Enseguida me fijé en que el rango de movimiento de su columna vertebral era muy limitado. Se ponía tensa en previsión del dolor que experimentaba cuando se sentaba y hablaba muy rápido y respirando entrecortadamente. Cuando le pregunté si podía inclinarse para que le evaluara la columna vertebral, se resistió.

—¿Qué cree que le pasará si se inclina hacia delante? —le pregunté.

—Mi madre también tenía una hernia de disco, y el médico le dijo que si se inclinaba, le empeoraría.

—¿Tiene usted hernia de disco? —pregunté confundida. Aquel diagnóstico no figuraba en su expediente médico.

—Bueno, en la resonancia magnética que me hicieron no aparecía nada, así que creo que el problema debe de ser muy grave y profundo.

—En ese caso —dije—, empecemos estudiando su postura. —Hice que se pusiese de pie delante de un espejo y le pregunté—: ¿Qué le llama la atención de su postura?

Lisa vio que tenía los hombros levantados, pero le restó importancia diciendo que su postura siempre había sido así. Había reparado en ese detalle en fotos suyas de niña.

Le señalé que tenía el tronco rígido y que había una tensión excesiva en los músculos que conectaban con su columna vertebral incluso cuando no se movía, y le expliqué que al tener el cuerpo tan tenso —en esa actitud protectora—, le costaba más mover la columna, circunstancia que le provocaba todavía más dolor.

—A ver si puede relajar los hombros —le propuse—. Así podrá respirar más hondo, porque cuando se inspira desde la parte superior del pecho y no desde el diafragma, solo se puede respirar de manera superficial, y esa manera de respirar puede influir en el sistema nervioso de forma negativa.

También hablamos de un factor importante que puede intervenir en el desarrollo de dolor y minusvalías en personas con lumbago: sus creencias sobre el dolor.[14] Me di cuenta de que Lisa creía que como su madre tenía dolor de espalda permanentemente, ella estaba destinada a padecer el mismo problema.

En posteriores sesiones trabajamos con la columna vertebral a nivel físico, pero también estudiamos el contexto más amplio de su vida. Lisa señaló que había empezado a notar dolor en la región lumbar poco después de que terminase su relación con su pareja. Más o menos en esa misma época, tuvo un nuevo jefe con el que se sentía incómoda. Había algo en él que le molestaba, y reaccionaba de forma muy negativa incluso cuando le hacía las preguntas más inofensivas. Cuando él estaba delante, le daban «ganas de salir de la oficina».

Le enseñé a Lisa unas cuantas técnicas para ayudarla a calmar el sistema nervioso, que le servirían para relajar los músculos. Mediante la práctica continua, le descendieron los hombros, se le suavizó el rostro, y su respiración se volvió más profunda. Con el tiempo, incluso pudo inclinarse y mover la espalda sin sentir un dolor insoportable.

A lo largo de las siguientes visitas, le expliqué que su dolor era muy real y que no estaba «solo en su cabeza». También le dije que el dolor no siempre equivale a un daño en los tejidos. A veces el dolor se agrava cuando estamos inquietos porque es la forma que tiene el cuerpo de protegernos. Lisa y yo dedicamos tiempo a tratar de entender por qué su jefe en concreto le hacía sentirse tan incómoda. Entonces ella dijo por casualidad que se parecía al hombre con el que su madre se había casado poco después del fallecimiento de su padre. De niña, ella se sentía tensa, nerviosa y asustada en presencia de su padrastro. Era un hombre intimidante y podía ser cruel, de modo que ella lo evitaba. La forma en que su cuerpo reaccionaba a su nuevo jefe en el presente era muy parecida, pues el miedo y la impotencia le resultaban familiares.

En un plano intelectual, Lisa sabía que no tenía motivos para temer a su nuevo jefe, pero su «cerebro de supervivencia» —la parte primitiva del cerebro centrada en mantenernos con vida y protegernos del peligro— creía lo contrario, y las reacciones corporales que enviaba le provocaban ansiedad. El estrés crónico y traumático no solo influye en el sistema nervioso, sino también en las respuestas inmunitarias, que pueden aumentar el dolor a través de varias vías del sistema cerebro-cuerpo, como la inflamación.

El caso de Lisa desde un prisma biopsicosocial

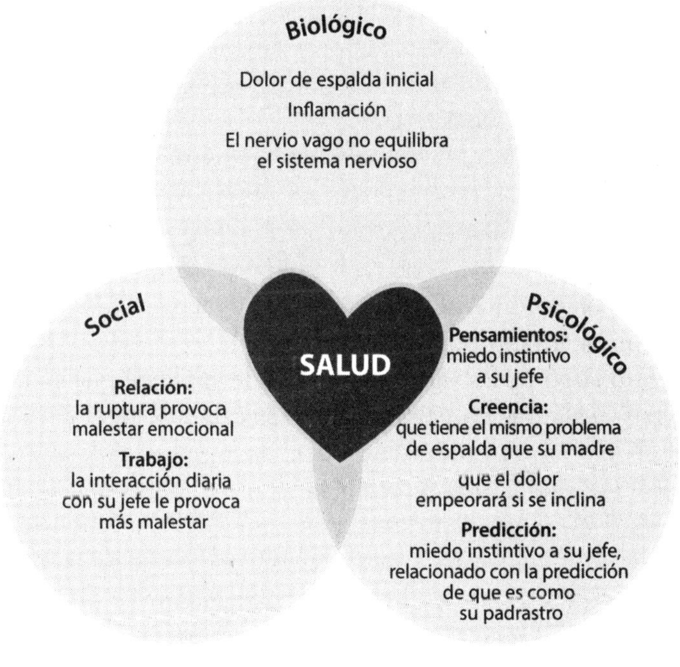

Fue un progreso muy importante, y acordamos que el trabajo pendiente no debía limitarse a hacer tratamientos de fisioterapia o probar medicamentos nuevos que la ayudasen a aliviar el dolor, sino que también había que entrenar su cerebro y su cuerpo para que salieran del modo de supervivencia; así no reaccionaría de manera tan sobreprotectora y podría volver a un estado de regulación y reducir tanto el dolor físico como el emocional. Investigaciones recientes han confirmado que la regulación de las emociones es un método eficaz para disminuir el dolor persistente.[15]

La desregulación del sistema nervioso provocado por el miedo instintivo de Lisa a su jefe no solo dio lugar a respuestas emocionales mal reguladas, sino que en realidad le causó en el cuerpo una inflamación que luego le generó más ansiedad. Se trata de un ejemplo de lo que puede pasar cuando se ve alterado el sistema neuroinmune (es decir, el sistema nervioso y el sistema inmunitario).

Debido a la forma en que las ciencias han compartimentado y han estudiado cada aparato físico por separado, el sistema inmunitario se ha considerado una entidad autorregulada que funciona discretamente en segundo plano en nuestro beneficio. La inmunología incluso se ha convertido en un campo especializado prácticamente independiente de otras disciplinas. Pero los inmunólogos han descubierto que el sistema inmunitario en realidad no está autorregulado, sino que trabaja en estrecha colaboración con el sistema nervioso a muchos niveles.[16] El sistema neuroinmune influye en cómo nos recuperamos de las heridas y es un ejemplo más de lo interrelacionados que están todos nuestros sistemas.[17]

En el caso de Lisa, la inflamación, combinada con el hecho de que el nervio vago no equilibraba su sistema nervioso, estaba determinando lo mal que se sentía tanto desde el punto de vista mental como físico. Para tratar eficazmente su dolor, teníamos que abordar todos los factores que contribuían a él.

Tipos de tratamiento del problema de Lisa

Tratamientos anteriores: el enfoque biomédico	Lo que nosotras probamos: el enfoque biopsicológico
Ejercicio	Ejercicio con una amiga (corregulación)
Medicamentos para el dolor	Medicamentos para el dolor
Evitar el movimiento	Terapia manual
Cirugía	Psicoterapia
Antiinflamatorios	Educación sobre el dolor y el sistema nervioso
Inyecciones	Yoga suave

Conviene señalar que la desregulación aumenta cuando nos sentimos impotentes. Por ese motivo la autonomía y el control son unos antídotos tan eficaces. La importante sensación de autonomía y control surge al aprender a interpretar la configuración de nuestro termostato interno con mayor precisión, y al confiar en nuestra capacidad de reconocer cuándo cambia el entorno interior a fin de poder utilizar los instrumentos adecuados para mantener el equilibrio. Cuando nos sentimos seguros, nuestro cuerpo se optimiza para la salud, el desarrollo y la recuperación.[18] Pero cuando no nos sentimos seguros, activa sistemas de defensa que alteran esos procesos.

Al final, lo que más le ayudó a Lisa a mejorar su situación fue pasar más tiempo en un estado regulado. Lo conseguimos empleando instrumentos concretos para la regulación del sistema nervioso y haciendo que ella aprendiese a reconocer las respuestas de su sistema nervioso. Esa concienciación sobre lo que le estaba pasando a su cuerpo y por qué le estaba pasando no solo favoreció la regulación emocional y redujo la ansiedad de Lisa, sino que también benefició a su salud física. Mejoró su postura; disminuyó su tensión muscular, sobre todo en los hombros y la columna vertebral; y aumentó su movilidad. Al volver a regularse, Lisa consiguió reducir considerablemente el dolor que había estado empeorando su calidad de vida durante tantos años.

El nervio vago: introducción

Adoptar un enfoque biopsicosocial no consiste en «hackear» o evitar lo que ocurre en el cuerpo; consiste en aprender a adaptarse a lo que ocurre en el sistema cerebro-cuerpo y usar esa información para cuidar activamente de nuestro estado emocional y de nuestra fisiología. Puede ser tan simple como percatarse de la sensación de sed, o identificar la ansiedad que nos despierta nuestro trabajo y ser lo bastante sinceros con nosotros mismos para reconocer que hay que cambiar algo. Así es como podemos lograr la verdadera regulación y mejorar nuestra calidad de vida, nuestra salud, nuestro bienestar emocional y nuestras relaciones.

Para interactuar y trabajar con las tres esferas del modelo biopsicosocial —nuestra biología, nuestra psicología y nuestras interacciones sociales—, contamos con una increíble estructura llamada nervio vago, un importante nervio que conecta el cerebro con los sistemas más importantes del cuerpo a través del cuello, el pecho, el corazón y los pulmones, hasta llegar al aparato digestivo. Cuando hayas leído este libro, sabrás qué es el nervio vago, cómo funciona y cómo fortalecerlo, lo que te permitirá abordar muchos problemas en su origen, pues un sistema nervioso desregulado puede ser responsable de un sinfín de problemas de salud crónicos que van desde la ansiedad, la depresión o el síndrome de desgaste profesional hasta el síndrome del intestino irritable, algunos trastornos autoinmunes o el dolor persistente.

Activar el nervio vago es una habilidad que se puede enseñar, y aunque lo que hacemos es entrenar un nervio en lugar de un músculo, el proceso se llama aumentar el tono vagal. Del mismo modo que podemos tonificar un músculo con el entrenamiento y el ejercicio, podemos mejorar la función del nervio vago desarrollando el tono vagal. Esto será imprescindible para reactivar tu sistema nervioso, pues el nervio vago es el elemento que te ayudará a regularte. Se trata de una parte fundamental del sistema nervioso que nos acelera o nos frena, lo que, a su vez, mejora la salud y da lugar a un estado de ánimo más sereno y equilibrado. Decir que el

Imagen del nervio vago en el cuerpo

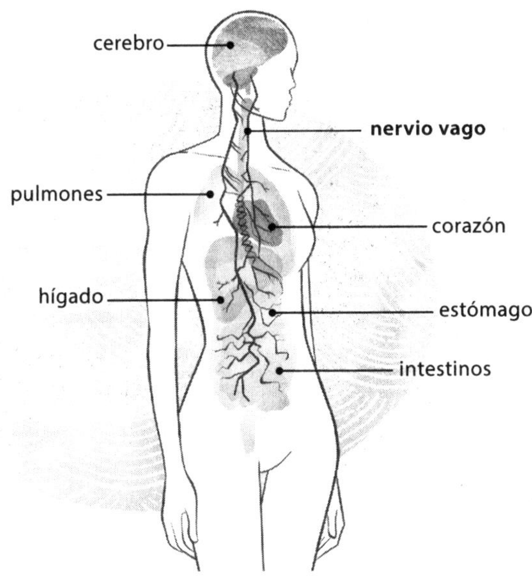

nervio vago es tremendamente importante es quedarse corto, y por eso en la primera parte de este libro abordaremos sus múltiples funciones más a fondo. De momento, solo necesitas saber que es un camino al bienestar emocional, mental y físico.

No abogo por que desechemos el modelo biomédico, ni mucho menos. Sigo creyendo que es imprescindible que los profesionales médicos descarten los problemas biológicos antes de atribuir la responsabilidad a desequilibrios del sistema nervioso, pero es igual de importante reconocer que muchos «síntomas sin explicación médica» pueden tener perfectamente su origen en un trastorno relacionado con el estrés. Durante mucho tiempo, se han desechado las manifestaciones corporales del dolor y los traumas. No teníamos las herramientas adecuadas para entender cómo afectaba exactamente la autopista del nervio vago a prácticamente todo lo que hacemos, incluida nuestra capacidad de llevar una vida placentera y sociable, pero ahora sí que las tenemos.

UNA VÍA AL EQUILIBRIO Y LA SALUD

He tenido ocasión de comprobar una y otra vez que un mayor grado de conocimiento de nuestra biología —y en concreto del nervio vago— nos ayuda a ver nuestras emociones desde otra perspectiva. Cuando podemos participar en la vida con esa perspectiva mejor fundamentada, podemos liberarnos de los altibajos emocionales que son resultado de estar atrapados en los extremos de los estados frío y caliente de nuestro termostato interno. No tenemos que sufrir largos periodos de tiempo sintiéndonos tensos, estresados o incapaces de desconectar. No hemos de temer caer en un estado de apatía en el que nos sintamos desmotivados o desesperanzados durante semanas o incluso meses. Mejorar el tono vagal aporta resiliencia y flexibilidad.[19] Podemos fluir con las corrientes de la vida sin quedarnos bloqueados. Pasamos de preguntarnos: «¿Qué me pasa?» y «¿Por qué no puedo con esto?» a decir: «Esto es difícil, pero puedo superarlo. No me pasará nada».

Es posible que ahora mismo no estés en sintonía con las señales de tu cuerpo, pero con más información y con las herramientas adecuadas, podrás estarlo. Tu cuerpo desea las mismas cosas que tú: salud, seguridad, equilibrio y estabilidad. En este libro te enseñaré a hablar el idioma de tu cuerpo para que puedas conversar con él y desarrollar una relación que te beneficie a muchos niveles. Esa conexión bidireccional es la base de un buen funcionamiento del sistema nervioso, y tiene la capacidad de mejorar radicalmente la salud física y mental, reducir el estrés y aumentar el bienestar general. No solo he visto ese cambio en repetidas ocasiones, sino que lo he experimentado en mi persona de forma profunda (véase la página 62).

Irónicamente, el hecho de que muchos padezcamos males físicos y mentales sin una raíz clara es señal de que nuestros cuerpos hacen exactamente aquello para lo que fueron concebidos: algo no va bien, y nos lo están haciendo saber. Lo lógico sería que el primer sitio en el que buscásemos el origen de nuestra desregulación fuese en nuestro entorno, pero muchas veces no es así. No lo fue en mi caso ni en el de muchos de mis pacientes y alumnos.

Cada vez que emprendemos un proyecto nuevo en el trabajo a pesar de estar desbordados, y padecemos dolores de cabeza frecuentes provocados por la tensión, probablemente descubramos que sobrepasar nuestros límites naturales nos lleva a la extenuación o incluso al colapso, circunstancia que nos obliga a abordar los problemas. Pero incluso entonces, en lugar de darnos cuenta de que la presión del trabajo nos afecta la salud, es probable que muchos nos echemos la culpa y nos digamos cosas como: «No lo llevo tan bien como debería», o el clásico: «Debería poder con esto».

Nuestra sensación de ansiedad, bloqueo, vergüenza, ira o estrés es como el canario en una mina: la alarma que nos avisa de que estamos topando con nuestros límites neurobiológicos. Cuando no entendemos bien el idioma de esos mensajes, no comprendemos lo que intentan decirnos. Lo único que sabemos es que no nos gustan esas sensaciones, de modo que tratamos de reprimirlas lo más rápido posible. Cuanto más tiempo obviamos los mensajes que nos envía nuestro cuerpo, más difíciles de oír se vuelven. Pero oír esos mensajes y emplear esa información para gestionar nuestros estados emocionales es el primer paso del camino a la regulación.

La solución está en aprender a arreglar el termostato interno que estaba puesto a demasiado calor o demasiado frío debido al estrés crónico o traumático, y en regular la temperatura para que podamos volver a vivir a gusto. Considera este libro como un manual de tu termostato interno que puedes leer una vez y utilizar siempre. A diferencia de otros métodos para aliviar el estrés y el trauma, el de trabajar con tu sistema nervioso constituye una práctica que se puede perfeccionar con el tiempo y se puede usar en cualquier lugar y en cualquier momento.

La reactivación que trataremos en el presente libro no requiere pagar múltiples sesiones, tomar pastillas caras, ausentarse del trabajo, comprar material especial ni cambiar tu rutina de forma significativa. Por el precio de este libro, te proporcionaré los conocimientos que necesitas para regular tu sistema nervioso.

Puedes compartir esos conocimientos con quien esté interesado (¡legalmente, claro!), y, cuando llegues a la última página, dispondrás de unas herramientas sencillas que podrás utilizar en cualquier sitio para sentirte mejor en cualquier momento. Una de las preguntas que más me hacen sobre la reactivación del sistema nervioso es: «¿Cuál es el mejor ejercicio para regular el sistema nervioso?». La respuesta es que no existe ningún ejercicio que consiga eso. Cada uno de nosotros necesita unas herramientas y unos recursos determinados en función de la posición del termostato de nuestro sistema nervioso en cada momento dado.

Cuando desarrollamos una relación con nuestro cuerpo y nos permitimos avanzar adaptándonos a los vaivenes de la vida, los retos a los que nos enfrentamos se vuelven más llevaderos, y nos volvemos más resilientes. Nuestro cometido es entender las historias que tienen lugar dentro de nosotros, sobre todo cuando hacen referencia a traumas del pasado, y usar las herramientas adecuadas. Cuando lo hacemos, nos equipamos para poder llevar una vida más satisfactoria, saludable y llena de confianza, porque por fin contamos con los instrumentos que nos permiten tratar la desregulación en su origen. Y, lo más importante, podemos ser conscientes de una vez por todas de que los desafíos a los que nos enfrentamos no están solo en nuestra cabeza.

Espero que las cosas que descubras en este libro te sirvan para cambiar la forma en que piensas sobre la vida. El trabajo que nos disponemos a realizar demostrará que la historia que cuenta el relato de tu cuerpo es más importante que la historia que cuentas con palabras. Por eso trabajar con el sistema nervioso es una de las cosas más transformadoras que puedes hacer.

Sobre este libro

Antes de que sigamos con nuestro viaje, conviene señalar que las estrategias, las propuestas y las herramientas que se presentan en este libro están basadas en mis experiencias y en mi investigación como exfisioterapeuta y como educadora del sistema nervioso en la actualidad. No pretenden sustituir a los consejos ofrecidos por profesionales de la salud o la medicina.

El entrenamiento que se propone en este libro te enseñará a reconocer los elementos que te hacen percibir peligro. Con la práctica, identificarás mejor las señales de aviso de tu cuerpo y aprenderás a reorientarlo hacia la regulación. Los sistemas biológicos que descubrirás en la primera parte te permitirán entender con mucha más claridad tu mundo interior y por qué puedes experimentar determinados cambios. Para reactivar el sistema nervioso, tu cuerpo y tu cerebro tienen que reaprender ciertas respuestas y configurarse como corresponde, de modo que este no es el tipo de libro con el que te puedes relajar y limitarte a absorber información. Para aprovechar los numerosos beneficios que proporciona la regulación, tendrás que trabajar, pero te prometo que valdrá la pena.

A lo largo del presente libro tendrás ocasión de realizar ejercicios activos y ejercicios reflexivos. Cada uno aparecerá señalado con el siguiente símbolo:

- aprendizaje activo 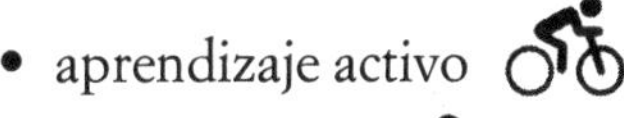
- sintonización 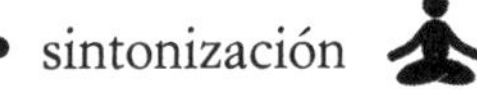

En la segunda parte te ofreceré veintiuna herramientas simples pero efectivas que podrás usar en los momentos más delicados para volver a tu punto de ajuste. Quiero que utilices esas herramientas y practiques con ellas regularmente hasta que se vuelvan algo automático. A la hora de reconfigurarse, no hay nada como el aprendizaje práctico. No puedes aprender a tocar el piano viendo tutoriales; tienes que arremangarte y tocar.

Cuando termine nuestro viaje, estarás íntimamente familiarizado con tu sistema nervioso y dispondrás de las herramientas exactas que necesitas para devolverlo conscientemente a un estado sereno y equilibrado. Y lo mejor de todo, la capacidad de hacerlo estará en tus manos, no dependerá de especialistas, médicos o recursos externos. Aprendiendo a trabajar con el único cuerpo que tienes, estarás en posición de provocar cambios positivos en tu vida que redundarán en más salud y resiliencia.

Lo bueno de este enfoque es que podemos partir del punto en el que nos encontremos. No hace falta desenterrar traumas del pasado, hacernos amigos de nuestras «sombras» o confesar nuestros secretos más oscuros antes de que empiece el verdadero trabajo de transformación. Eso no quiere decir que ese tipo de trabajo no sea útil ni importante —lo es—, pero no es un requisito previo para iniciar la reactivación del sistema nervioso. Y a medida que avances en la reactivación, empezarás a sentirte distinto. Llegarás a conocerte mejor y te volverás más fuerte y más resiliente, cualidades que te situarán en una posición mejor para realizar el trabajo emocional más duro cuando estés preparado.

Nota importante

Puede que la reactivación no sea indicada para ti si sabes o sospechas que tu malestar es resultado de un trastorno de estrés postraumático no resuelto que empeora cuando te concentras en tu cuerpo. Si es tu caso, te recomiendo que trabajes directamente con un psiquiatra titulado que pueda apoyarte en el proceso.

Puedes empezar a mejorar tu salud hoy mismo empleando estas herramientas para sintonizar con los mensajes que te transmite tu cuerpo y cambiar de canal. Cada vez que lo hagas, fortalecerás tu sistema cerebro-cuerpo y desarrollarás las habilidades necesarias para identificar tus verdaderas necesidades y responder adecuadamente a ellas. La capacidad de regularse de esa forma es una experiencia realmente transformadora, y sospecho que es el motivo por el que estás aquí. Hace mucho que buscas respuestas y soluciones. Creo que esta vez las has encontrado.

1
Los estados del sistema nervioso

Antes de que empecemos a conocer más a fondo el sistema nervioso humano y todas sus partes, conviene echar un vistazo a los estados del sistema nervioso entre los que todos oscilamos. A medida que avancemos en el libro estudiaremos cada uno de esos estados con más detalle, y llegarás a saber cómo son para ti; no hay dos personas configuradas exactamente igual.

Por eso desarrollar la capacidad de sintonizar con tus señales corporales —lo que llamamos conciencia autónoma— es una pieza muy importante de este puzle. Cuando puedas reconocer en cuál de los tres principales estados te encuentras —el perfecto, el demasiado caliente o el demasiado frío— y entender por qué te encuentras en ese estado, serás capaz de identificar la forma más adecuada de volver al equilibrio del punto de ajuste. Eso es la autorregulación.

La autorregulación

La autorregulación consiste en la capacidad de gestionar tus comportamientos y expresar tus emociones, deseos y necesidades de manera conveniente.[1] Se ha descubierto que existe una relación entre la autorregulación y el bienestar psicológico, incluidos aspectos del desarrollo personal, el propósito vital y la aceptación de uno mismo.[2] La necesidad de mantener la «homeostasis» o el equilibrio corporal puede activarla. Aunque normalmente la autorregulación se desarrolla en la infancia, la neuroplasticidad del cerebro y el sistema nervioso permite que se enseñe y se aprenda a lo largo de la vida.[3]

El estado perfecto

Empecemos por algo placentero: el punto de ajuste interno en el que todo resulta «perfecto». No hace falta que conozcas aún el término, pero más adelante nos enteraremos de que también se lo conoce como estado vagal ventral. Cuando hablamos de estar regulados, este es el estado en el que aspiramos a encontrarnos la mayor parte del tiempo. Al principio quizá parezca muy difícil, de modo que la meta inicial podría ser empezar a pasar momentos cada vez más largos en ese estado. Incluso en el mejor de los días, entrarás y saldrás de ese estado varias veces porque estás programado precisamente para hacer eso con el fin de satisfacer las demandas de las distintas situaciones y tareas.

La ventana de tolerancia

Aunque me he estado refiriendo a ese estado como punto de ajuste, no se trata tanto de una sola temperatura como de una gama de temperaturas en las que nos sentimos óptimamente, pues el grado de activación de nuestro sistema nervioso se adapta a lo que esté

La ventana de tolerancia

Demasiado caliente
ira
ansiedad
agresividad
miedo
pánico
Zona de «incomodidad»
Perfecto
café con un amigo
salir a correr
responder correos electrónicos
Ventana de tolerancia
cocinar
despertarse
leer
tener una cita
Zona de «incomodidad»
Demasiado frío
apatía
bloqueo
desgaste
tristeza
desesperanza
soledad
sueño

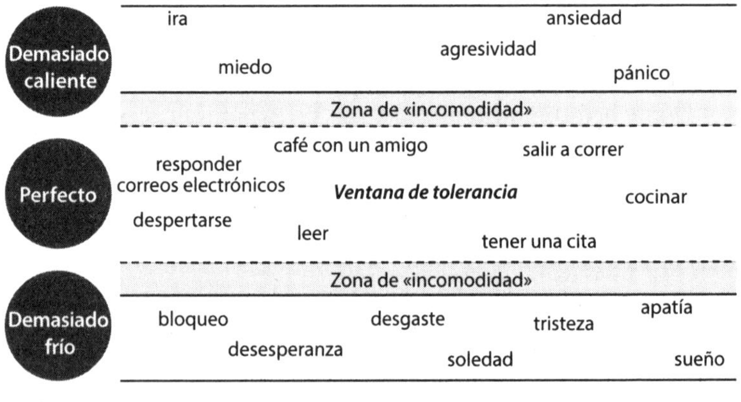

ocurriendo en nuestro entorno. El psicólogo Dan Siegel denomina esa gama nuestra ventana de tolerancia, y viene a ser algo así.

Como puedes ver, la ventana de tolerancia tiene un límite superior y uno inferior, y experimentamos fluctuaciones en la energía y en los niveles de estrés dentro de esa ventana. Tu termostato puede subir muy ligeramente con el fin de motivarte para una cita, o puede bajar un poco una noche tranquila en casa, pero dentro de esos límites, puedes tolerar las emociones y las sensaciones corporales internas. Por ejemplo, puedes entusiasmarte o ponerte nervioso ante la cita, pero sigues teniendo la capacidad de pensar con claridad, gestionar tus estados de ánimo y controlar tus emociones. En la zona dorada de este estado perfecto, la vida resulta bastante agradable, o al menos totalmente manejable y bajo control. Nos sentimos a salvo, tranquilos y conectados, y podemos relacionarnos con los demás y con el mundo que nos rodea.

En los límites superiores e inferiores de esta ventana se encuentran las zonas de incomodidad, en las que podemos aprender y desarrollarnos de forma positiva si nos esforzamos (pero no demasiado). Cuando estamos en una zona de incomodidad, podemos enfrentarnos a retos sin pasar al estado caliente o al estado frío. Es posible que experimentemos malestar, pero no debería ser insoportable. Si te apuntas a un maratón y empiezas a correr treinta minutos un día sí y otro no, tu zona de incomodidad se asemejaría a añadir quince minutos de carrera cada semana. Molesto, sí, pero necesario si quieres aumentar la resistencia para poder correr durante horas.

Como hemos visto antes, el estrés no es perjudicial; solo necesitamos poder recuperarnos plenamente de él. Es posible aprender a desarrollar mejor la resistencia al estrés y ampliar nuestra ventana de tolerancia, en lugar de acudir a estrategias de reducción del estrés, que lo que hacen es reducir la ventana de tolerancia y disminuir nuestra capacidad de aguante. Estrategias de este tipo serían, por ejemplo, evitar las cosas que están fuera de nuestra zona de confort o intentar controlar el comportamiento de los demás.

Cómo se percibe emocionalmente el estado perfecto

Sabrás que te encuentras en ese estado cuando te sientas a gusto contigo mismo, tranquilo y capaz de expresarte bien. A menudo nos encontramos en ese estado cuando hacemos algo que nos resulta interesante y motivador; se trata de lo que algunas personas llaman el *flow*. Nos sentimos presentes, y la comunicación es relativamente fácil. Accedemos a nuestro sistema de interacción social, que es importante para los lazos y los vínculos sociales.

Si el sistema cerebro-cuerpo detecta peligro, este estado se puede considerar nuestra primera línea de defensa, pues puede que sea necesario interactuar, negociar y colaborar con otro para poner fin a una amenaza. También puede que sea necesario pedir ayuda a gritos.

Cómo se percibe el estado perfecto en el cuerpo

- Los latidos del corazón y la respiración son regulares debido a la regulación cardiovascular del nervio vago.
- Los músculos están relajados.
- Los sistemas funcionan óptimamente.

Pensamientos comunes en el estado perfecto

- «Estoy conectado con mi cuerpo».
- «Estoy conectado con mi entorno».
- «Estoy conectado con otras personas».
- «Puedo con esto».
- «Esto es difícil, pero puedo hacerlo».
- «Estoy bien».
- «¡Qué emoción!».

Cómo se ve el estado perfecto

- Postura y movimientos abiertos o relajados.
- Buenos niveles de contacto visual.
- Sonrisas u otros indicadores sociales positivos.

Cómo se manifiesta en la voz el estado perfecto

- Frecuencia media; ni demasiado alta ni demasiado baja.
- Ritmo del habla sereno y constante.
- Tono cordial y curioso.
- Variación controlada del ritmo y el tono.

Considerando lo cómodos que nos encontramos en ese estado, podrías suponer que el objetivo de la reactivación del sistema nervioso es aprender a permanecer en él todo el tiempo, pero no es así. Al fin y al cabo, un sistema nervioso que no te permite enfadarte está igual de desregulado que uno que no te permite tranquilizarte. La capacidad de entrar y salir de los tres estados es lo que nos protege del peligro y nos permite movilizar la energía cuando necesitamos echar mano de nuestra fuerza y nuestro poder. Esta capacidad fortalece la voluntad, por no hablar de la probabilidad de dominar una destreza. Pasar al modo de lucha o huida si existe una amenaza es muy saludable; de hecho, podría salvarnos la vida.

En lugar de considerar cualquiera de esos estados bueno o malo, te invito a que veas cada uno de ellos no solo como imprescindible para llevar una vida plena, sino también para la supervivencia. Tu meta no es eliminar ninguno de ellos, sino entender por qué pasas de uno a otro y luego discernir si ese paso está justificado en función de la realidad de tu situación. ¿Estás reaccionando al momento presente, o sigues reaccionando a hechos del pasado que te resultan parecidos? Aprender a pasar al estado adecuado influyendo en tus pautas particulares te ayudará a vivir mejor.

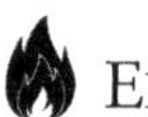 EL ESTADO DEMASIADO CALIENTE

Esta es la segunda línea de defensa de nuestro cuerpo, también conocida como estado simpático, que proporciona la energía y prepara el sistema para actuar luchando o escapando; en otras palabras, la respuesta de lucha o huida. Cuando entramos en este estado, acostumbramos a hacerlo muy rápido porque es nuestro estado de «emergencia». En él, tenemos una actitud muy reactiva y estamos listos para responder a lo que nuestro sistema estima que son situaciones de vida o muerte. Al cruzar el umbral del estado perfecto y pasar a este estado caliente, ponemos en marcha una cadena de poderosas reacciones cerebro-cuerpo. Como se trata de un estado de todo o nada, posee una intensidad emocional y física que hace de él una experiencia muy distinta de los otros dos.

Cómo se percibe emocionalmente el estado demasiado caliente
Cuando nos encontremos en este estado, notaremos que nos asustamos, nos ponemos nerviosos o nos preocupamos. Podemos sentir deseos intensos de levantarnos y hacer algo, y es posible que nos resulte imposible estar quietos. Además de la ira, la rabia y el pánico que suelen asociarse a este estado, a veces también podemos sentir que estamos constreñidos o atrapados.

Cómo se percibe el estado demasiado caliente en el cuerpo

- Tensión, a menudo en la mandíbula, los hombros y la columna vertebral.
- Rigidez de los músculos del cuello, sobre todo en la laringe (cuerdas vocales).
- Latidos del corazón más rápidos.
- Sensación de nerviosismo e incapacidad de estar quieto.
- Boca seca.
- Opresión en la garganta.

- Respiración entrecortada y más rápida (porque necesitamos más oxígeno para luchar o huir).
- Escalofríos o temblores.
- Subidón de adrenalina (también conocida como epinefrina) al liberarse sustancias neuroquímicas.
- Calor o sofoco en el pecho o las extremidades (porque el flujo sanguíneo se desvía del aparato digestivo a los brazos y las piernas para ayudarles a funcionar de manera óptima).
- Tensión en las caderas o los brazos.
- En conjunto, estos síntomas se pueden agrupar para definir un estado de ansiedad, ira o rabia.

Pensamientos comunes en el estado demasiado caliente

Cuando disminuye la velocidad del flujo sanguíneo dirigido a la parte racional del cerebro —lo que ocurre cuando nos encontramos en este estado—, hay más actividad en lo que se conoce como el cerebro de supervivencia. Eso nos permite actuar rápido instintivamente, en lugar de pensar en las cosas de forma objetiva o lógica. El cerebro prioriza la seguridad, la eficiencia y la rapidez de acción, y podemos perder de vista el panorama completo. La activación del sistema nervioso que se produce en este estado también nos hará darnos prisa e ir más rápido. Debido a ese cambio, nuestros pensamientos pueden parecer caóticos e incontrolables, y estar basados en el miedo. Podemos decirnos:

- «Va a pasar algo malo».
- «¡Tengo que hacer algo ya!».
- «Todo se va a venir abajo».
- «No voy a conseguirlo».
- «Tengo que ir más rápido».

Cómo se ve el estado demasiado caliente

- Mandíbula apretada.
- Ojos muy abiertos.
- Puños apretados.
- Movimientos nerviosos.
- Comportamiento agresivo o evasivo.

Cómo se manifiesta en la voz el estado demasiado caliente

- Tono más agudo (en caso de estar asustado).
- Tono más grave (en caso de estar enfadado o combativo).
- Voz ronca.
- Habla acelerada.
- Verborrea (necesidad de llenar cada instante de silencio hablando).

Como normalmente este estado comporta emociones incómodas y volátiles o conductas reactivas, suele demonizarse, pero no es justo. Este estado de lucha o huida es imprescindible para la supervivencia. Además, cuando el sistema cerebro-cuerpo detecta seguridad, esa energía movilizadora también nos ayuda a evitar el agotamiento, la apatía, el olvido, la confusión o la procrastinación extrema. Nos proporciona fuerza y concentración. El síndrome de desgaste profesional, por ejemplo, un problema cada vez más común, se puede contemplar como una merma de esa energía movilizadora combinada con un tono vagal bajo.

En realidad, los desafíos (o lo que llamamos estresores) pueden dar lugar a muchas adaptaciones positivas siempre que nos recuperemos de esas experiencias. Como explicamos más arriba, este proceso se conoce como alostasis, y significa que tenemos la capacidad innata de atender las necesidades y recuperarnos de ello. Un estado activado puede liberar células inmunitarias para destinarlas a una parte del cuerpo en la que se haya detectado un patógeno (un microorganismo que provoca una enfermedad). También podría hacer que el cerebro segregase cortisol, la hormona del estrés, y que los músculos liberen glucosa acumulada como respuesta. Esa glucosa «de emergencia» proporciona energía extra al cerebro, y el cortisol que circula mejora el recuerdo de la situación actual, lo que estimula el aprendizaje y también garantiza que tengamos menos probabilidades de cometer el mismo error en el futuro. A medida que nuestras necesidades físicas y emocionales cambian a lo largo del día, la tensión arterial sube y baja para ayudarnos a concentrarnos o a realizar una tarea difícil.

Solo cuando el estrés es demasiado agobiante o se repite en demasiadas ocasiones, empieza a hacerse evidente el desgaste de hallarse en ese estado caliente. Las neuronas del cerebro de supervivencia pueden establecer nuevas conexiones que nos hagan más propensos al miedo e hipersensibles al peligro. Las hormonas pueden desregular la función inmunitaria y volvernos más susceptibles a la enfermedad o proclives a la inflamación. Por eso a menudo enfermamos después de largos periodos de estrés. Una tensión arterial continuamente elevada también podría dar lugar a la formación de placas en las arterias (es decir, a un endurecimiento de las arterias denominado arterioesclerosis) y hacernos todavía más propensos a la tensión arterial elevada.[4]

La hiperconciencia de las señales corporales

Si la ansiedad forma parte de tu estado caliente, es posible que prestes excesiva atención a las señales internas de tu cuerpo, pero quizá no logres descifrarlas con exactitud. Por ejemplo, tu cerebro podría confundir una pequeña fluctuación en la frecuencia cardiaca con una señal de peligro mucho mayor de lo que en realidad es y ponerte todavía más nervioso. Esto es así porque el estrés crónico y traumático puede aumentar la conectividad entre la parte del cerebro que procesa los mensajes del sistema nervioso y las regiones del cerebro que rigen el miedo. Debido a ello, la sensación de miedo puede intensificarse, y a la larga esas sensaciones pueden volverse agobiantes.[5]

EL ESTADO DEMASIADO FRÍO

Se trata de nuestra tercera línea de defensa, también conocida como estado vagal dorsal. A diferencia del estado caliente, que es de activación, el estado frío es de conservación de la energía. Esa inmovilización suele ser el punto crítico en un suceso traumático en el que la vida corre peligro y nos quedamos paralizados o nos bloqueamos y sufrimos una crisis.

Además de generar ese estado de crisis o inmovilidad, el estado frío también afecta a la comunicación, de manera que se vuelve casi imposible expresarse. Algunos estudios han señalado que una de las principales zonas del cerebro que intervienen en la expresión, conocida como área de Broca, se desconecta cuando los niveles de actividad de los circuitos del miedo son muy elevados.[6] Por ese motivo hablar de lo que ocurre en este estado no resulta útil. En lugar de eso, tenemos que conectar con nuestro cuerpo.[7]

La disociación

La gente suele decir que se siente desconectada o «aislada» de su cuerpo cuando se queda atrapada en el estado demasiado frío. Se trata de una sensación muy real porque cuando entramos en ese estado, nuestro cuerpo segrega endorfinas para aumentar la tolerancia al dolor al mismo tiempo que nos hace sentir desconectados del entorno y de las demás personas.[8] Es el método que tiene el cuerpo de protegernos a nivel psicológico, y si alguna vez te has encontrado en estado de shock después de un accidente o de otro episodio traumático, tendrás una idea bastante aproximada de lo que se siente.

La insensibilidad que provoca esa desconexión se conoce como disociación o «desaparición» funcional. Es el equivalente de echar el freno de mano en un coche y detenerse por completo. Esto ocurre porque cuando experimentamos algo traumático, es menos angustioso para nosotros no sentir ciertas emociones o dolor. A corto plazo, ese freno de mano nos ayuda a superar las dificultades, pero, a largo plazo, la disociación tiene efectos negativos en el cuerpo y en el sistema neurológico.

En un estudio sobre adultos con depresión, se demostró que su capacidad para tomar decisiones basadas en señales corporales era reducida.[9] No estar bien conectados con nuestro cuerpo y sus sensaciones puede provocarnos insensibilidad emocional: la impresión general de que no sentimos nada. Cuando nuestras redes internas bloquean las sensaciones corporales para «protegernos», también puede disminuir la conectividad bidireccional entre el cerebro y el cuerpo, y con ella la capacidad de mantener la homeostasis de los sistemas. Ese puede ser el origen de algunos problemas de salud crónicos como el lumbago, el dolor persistente, el SII, la ansiedad o la depresión.[10]

Cuando solo somos capaces de reconocer estados exacerbados, no podemos ocuparnos activamente de nuestras emociones. Por ejemplo, es posible que no nos demos cuenta de que nos estamos enfadando hasta que tengamos un arrebato de ira,[11] lo que nos priva de la oportunidad de escapar de esa ira creciente y tranquilizarnos, al haber entrado ya en un estado de rabia, pánico, inmovilización o supervivencia.

En ese estado frío, podemos quedarnos inmóviles como un ciervo ante los faros de un coche. Cuando la gente se pregunta por qué alguien no escapó o contraatacó en una situación de peligro, la respuesta suele ser porque esa persona entró en un estado de inmovilización o de bloqueo en el que actuar le era físicamente imposible. Lamentablemente, mientras que en nuestra sociedad a menudo se elogia la respuesta de «lucha» cuando alguien se enfrenta a una experiencia traumática, la respuesta de paralización o inmovilización se juzga con dureza porque no se entiende bien el funcionamiento del sistema nervioso ante las situaciones en las que corre peligro nuestra vida. Este desconocimiento puede suscitar vergüenza en la persona que se ha quedado paralizada, algo injusto, porque no siempre podemos controlar cómo reacciona nuestro sistema cerebro-cuerpo ante un peligro repentino y grave.

Cuando el sistema cerebro-cuerpo detecta seguridad, tienen lugar el sueño, la relajación profunda y las funciones de recuperación de los órganos.

Cómo se percibe emocionalmente el estado demasiado frío

- Falta de seguridad.
- Desesperanza.
- Depresión.
- Agotamiento.
- Emociones entumecidas.
- Desconexión del cuerpo y del entorno.
- Sensación de estar solo en un cuarto a oscuras.
- Falta de sentimiento de pertenencia (vergüenza).

Cómo se percibe el estado demasiado frío en el cuerpo

- Rápida disminución de la frecuencia cardiaca (conocida como bradicardia) y la frecuencia respiratoria.
- Falta de energía.
- Digestión lenta.

- Manos y pies fríos (ya que la sangre se desplaza al centro del cuerpo).
- Insensibilidad.
- Confusión.

Pensamientos comunes en el estado demasiado frío

- «Todo es inútil».
- «No hay nada que yo pueda hacer».
- «Estoy demasiado cansado para intentarlo».
- «Nada de lo que haga será lo bastante bueno».
- «¿Qué tengo yo que ofrecer?».

Cómo se ve el estado demasiado frío

- Hombros caídos.
- Pecho hundido.
- Falta de contacto visual.
- Falta de interés.
- Cabeza gacha.
- Cara inexpresiva (laxa).
- Ojos muy abiertos (en estado de inmovilización).
- Mirada esquiva (vergüenza).

Cómo se manifiesta en la voz el estado demasiado frío

- Incapacidad de hablar.
- Voz monótona.
- Tono más grave.

- Volumen más bajo.
- Habla más lenta.
- Balbuceo.

Estado del sistema nervioso	El sistema cerebro-cuerpo detecta peligro	El sistema cerebro-cuerpo detecta seguridad
Perfecto Vagal ventral	**Primera línea de defensa** Buscar dónde está el peligro y personas que puedan ayudar. Hablar, negociar y colaborar con los demás hasta que termina la amenaza.	**Protegido y sociable** Vínculos afectivos y apego. Las emociones resultan manejables.
Demasiado caliente Simpático	**Segunda línea de defensa** Movilizar energía para luchar o huir.	Movilizar energía para enfrentarse a desafíos y satisfacer demandas. (Véase Juego en la página 65).
Demasiado frío Vagal dorsal	**Tercera línea de defensa** Inmovilizar energía y paralizarse o bloquearse.	Sueño, relajación profunda y funciones de recuperación de órganos y sistemas. (Véase Calma en la página 66).

Distintos estados en una fiesta

Fijémonos en cómo pueden reaccionar las personas al estrés de asistir a una fiesta en el estado demasiado caliente y en el demasiado frío.

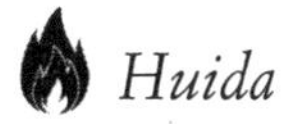 *Huida*

Laura lleva pensando en la fiesta de esta noche desde que su compañera de trabajo la invitó hace semanas. No ha asistido a ninguna fiesta desde que se vino a vivir a esta ciudad hace seis meses; ni siquiera está segura de que se acuerde de cómo se socializa. Por la noche, en la cama, se le agolpan en la mente pensamientos sobre cómo será la fiesta. Le preocupa sentirse incómoda y que la gente piense que es rara. ¿Qué hará si alguien se burla de ella? ¿Y si mete la pata?

Camino de la fiesta, Laura se siente hipervigilante y nerviosa. Le sudan las palmas de las manos y tiene el corazón acelerado. Después de saludar rápidamente a la anfitriona, se pasa los siguientes veinte minutos de pie junto a la puerta principal cruzada de brazos. Mientras charla con unos compañeros del trabajo, piensa: «¡Qué rápido hablo!». Aunque conoce a algunos bastante bien, por algún motivo solo se siente cómoda hablando de temas superficiales como el tiempo o series de televisión.

La incapacidad de Laura de mostrarse vulnerable de algún modo es uno de los numerosos síntomas del estado muy caliente activado en que se encuentra. Desde el punto de vista físico, la respiración rápida, las palmas húmedas y los hombros tensos comunican a su cerebro que está en peligro, y su cerebro crea pensamientos que apoyen esa idea (por ejemplo: «¡Qué rápido hablo!»). Ese bucle de retroalimentación entre su cerebro y su cuerpo la mantiene en modo de huida e impide que pase a un estado más tranquilo, en el que podría relajarse y conectar con sus amigos en la fiesta.

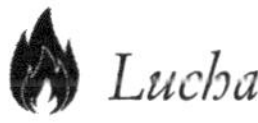 *Lucha*

Al igual que Laura, hace tiempo que Renee teme esta noche. Aunque es amiga de la anfitriona y se alegró de que la invitase, las experiencias de hostigamiento que vivió en el pasado han aflorado hace poco con los conflictos del trabajo, y eso le ha provocado insomnio, de modo que inconscientemente ha estado preparándose para enfrentarse a un rechazo parecido en la fiesta.

Después de darle a su amiga un regalo, Renee va a por una bebida y, sin darse cuenta, adopta una postura reservada y defensiva en un rincón de la cocina. Se queda de pie con la espalda apoyada contra la pared agarrando la tira del bolso con el puño. Tiene los músculos tensos y recorre la habitación con la mirada incluso mientras charla con unas cuantas personas que conoce. A veces llega a fruncir el ceño, aunque no se percata de que lo hace. «Ya está con esa cara que pone», dice uno de sus amigos. De modo que la evitan pensando que está de mal humor. Cuando ve que sus amigos la han rehuido, le recorre el pecho y los brazos una oleada de calor, y nota que cierra los puños instintivamente. A quienes no la conocen, se les antoja arisca, incluso amenazante.

Cuando un amigo la llama para que participe en una conversación, Renee intenta tranquilizarse y unirse a la charla desenfadada. Pero, creyendo erróneamente que un comentario jocoso inofensivo va dirigido contra ella, reacciona mal, y la mujer que ha hecho la broma rápidamente se excusa y abandona el grupo. Aunque los demás siguen hablando, la reacción exagerada de Renee hace que tengan menos ganas de interactuar con ella, lo que aumenta su sensación de aislamiento.

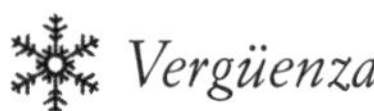

Vergüenza

La confianza de Samin en sí misma quedó seriamente afectada cuando rompió con ella la pareja con la que llevaba mucho tiempo. Poco después, se vio obligada a abandonar el piso en el que vivían y a volver a casa de sus padres para ahorrar dinero. Esos grandes cambios vitales la desanimaron mucho, y se siente profundamente avergonzada por haber perdido su relación y el estilo de vida que tanto le gustaba en un periodo de tiempo tan breve. La idea de poder permitirse un piso propio y volver a conocer a alguien interesante parece imposible.

Desde que volvió con sus padres, Samin ha dejado sus rutinas habituales. Ha sustituido los paseos vespertinos en el parque y la comida saludable que se preparaba entre semana por las noches delante de la tele con sus padres y las raciones demasiado generosas de la comida de su madre. Ha engordado y está convencida de que la gente que asista a la fiesta de esta noche la verá y pensará: «¡Hala, cómo se ha abandonado Samin desde su ruptura!».

En la fiesta, se pone al día con una pareja que conoce. Acaban de comprarse su primera casa y le están contando sus planes de ampliar la cocina. Samin sonríe y asiente con la cabeza, pero está decaída y solo escucha a medias. «Dios, espero que no me pregunten dónde vivo», es lo único que piensa. Le aterra que la juzguen por volver a casa de sus padres. Cuanto más hablan, más siente que su vida ha retrocedido en lugar de avanzar. «¿Por qué he venido esta noche?», piensa.

Samin está visiblemente baja de energía, y pronto la pareja desvía la atención a las demás personas sentadas cerca. Samin apenas se da cuenta. Se recuesta en la silla y da un sorbo a la bebida. No se siente en absoluto parte del grupo y es como si ni siquiera estuviese en la sala. Igual que Laura y Renee, la postura física de Samin afecta a sus pensamientos, y el bucle de retroalimentación constante refuerza su convicción de que no es lo bastante buena e intensifica su sensación de vergüenza.

Del mismo modo que un antílope salvaje vuelve a pastar con su manada después de dejar atrás a un león, nosotros tenemos la capacidad de entrar rápidamente en acción y regresar a un estado más sereno cuando ha pasado una amenaza, pero solo si tenemos un sistema nervioso bien regulado y nuestras experiencias previas han dado forma a ese proceso. Teóricamente, las tres invitadas de la fiesta tienen la capacidad innata de volver a un punto de partida más tranquilo y sosegado en el entorno seguro y amistoso de la fiesta. Pero como las tres han permanecido en estados agitados o desesperanzados incluso después de que otros invitados intentaran conectar con ellas, podrían quedarse atrapadas fuera de su ventana de tolerancia.

¿CÓMO NOS QUEDAMOS ATRAPADOS EN ESTOS ESTADOS?

Como hemos dicho más arriba, un sistema nervioso bien regulado es aquel que puede entrar y salir de los tres estados según sea necesario por medio de la alostasis y volver a su punto de ajuste óptimo. Pero si la vida es estresante durante demasiado tiempo y no sabemos cómo regresar a ese estado perfecto, nos arriesgamos a quedar bloqueados en una temperatura no óptima, cosa que nos hará sufrir tanto mental como físicamente. El estrés crónico o traumático puede provocar tres posibles patrones de desregulación del sistema nervioso:

1. Quedarnos atrapados en el estado caliente.
2. Quedarnos atrapados en el estado frío.
3. Oscilar entre los dos extremos.

La historia de Tom y Sophia: atrapados en estados opuestos

Para la mayoría, quedar atrapados en uno de estos estados no es algo que vemos venir, tal y como ocurrió en el caso de Tom y Sophia, una pareja casada que tenía cerca de treinta años. Cuando a la madre de Tom, Betty, le diagnosticaron un cáncer terminal especialmente agresivo, él y Sophia se ofrecieron a ser sus cuidadores. Ninguno de los dos tenía experiencia en el cuidado de un paciente con enfermedad terminal ni había vivido la muerte de cerca, pero se comprometieron a apoyar a Betty en todo lo que pudiesen.

El año que pasaron cuidando de Betty les afectó a los dos de forma profunda pero muy distinta. Como ilustra su caso, la pauta que seguimos en momentos de estrés es impredecible porque este se manifiesta de forma distinta en cada uno de nosotros.

 *Estar atrapado en el estado caliente*

Cuando nuestro termostato sube de temperatura, estado también conocido como de hiperactivación, el cuerpo responde rápido y de forma intensa. Esa reacción es una ventaja en el ardor del momento, pero resulta mucho menos beneficiosa si nos quedamos atrapados en ese estado. Cuando perdemos la capacidad de relajarnos o de desconectar (como hacemos cuando estamos en modo de supervivencia), podemos sobresaltarnos con facilidad, estar hipervigilantes, o sentir ansiedad, irritación o ira de manera prolongada. Las emociones intensificadas que suelen acompañar ese estado también suelen propiciar que reaccionemos exageradamente en determinadas situaciones. Podemos irnos enfadados, decir cosas que no pensamos, culpar injustamente a otros, provocar discusiones o simplemente estar más susceptibles en general y reaccionar más explosivamente de lo que lo haríamos en un estado regulado.

Para hacer frente a la situación, es posible que te excedas en determinados aspectos con el fin de volver a regularte. Quizá hagas demasiado ejercicio pensando que te ayudará a eliminar la energía nerviosa, trabajes en exceso o te fijes unas expectativas inalcanzables para sentir que lo tienes todo controlado, y luego recurrir a la cafeína, el azúcar y los estimulantes a fin de aguantar. Las hormonas que circulan por el cuerpo en esos momentos se quedan más tiempo de lo debido, y los cambios que experimenta el sistema inmunitario nos hacen más propensos a complicaciones como los problemas gastrointestinales, el insomnio o achaques y dolores varios.

Mientras el sistema que controla ese estado caliente lleve la batuta, las funciones biológicas que contribuyen a nuestra supervivencia a largo plazo seguirán aparcadas con el fin de dejar disponibles todos los recursos físicos para el esfuerzo de supervivencia más inmediato. Si esta situación se prolonga durante largos periodos, las funciones esenciales relacionadas con la digestión y la respuesta inmunológica se mantendrán en segundo plano porque el cuerpo transmite al cerebro el mensaje fisiológico de que nos debatimos entre la vida y la muerte. En una situación como esa, descomponer la comida es menos importante que mantener la frecuencia cardiaca elevada. Eso también implica que procesos vitales como la reparación celular o los sistemas de depuración no funcionen al máximo, lo que aumenta el desgaste que se está produciendo y puede dar lugar a nuevas enfermedades.[12]

Cuando ese estado se prolonga mucho tiempo, puede llevar a una acumulación de carga alostática. Por ejemplo, la tensión arterial aumenta ante el peligro, pero si lo hace en repetidas ocasiones —como en el caso de una situación laboral estresante—, esos cambios en la tensión arterial se cronifican y pueden tener como resultado que el punto de ajuste del sistema nervioso suba a una temperatura más elevada.[13]

Sophia: atrapada en el estado caliente

Mientras cuidaba de Betty, Sophia empezó a sentirse cada vez más nerviosa e inquieta. El hecho de tener que llamar a la ambulancia unas cuantas veces cuando a Betty le costaba respirar aumentó su ansiedad, y pronto su mente estaba dominada por el miedo. Le preocupaba darle a Betty la dosis equivocada de medicina sin querer, o provocarle una infección al no esterilizar algo como es debido.

Cuando Betty falleció, tanto Sophia como Tom estaban junto a su cama. Aunque tuvo una muerte relativamente plácida, la experiencia supuso un profundo golpe para ellos. Después de la muerte de Betty, Sophia se volvió hipervigilante: miraba a los dos lados de la calle cinco o seis veces antes de cruzar y le preocupaban las consecuencias que podían tener para su salud cosas a las que antes no daba importancia. Miraba obsesivamente las etiquetas de la comida, dejó de usar el microondas y con el tiempo incluso dejó de utilizar el móvil y el ordenador portátil, temiendo que las radiaciones de esos dispositivos pudiesen provocarle cáncer.

El año de estrés y dolor intensos había repercutido muy negativamente en Sophia, y aunque ella no había luchado contra el cáncer, la proximidad con una situación tan espantosa no solo la había sumido en un estado de sobrecalentamiento, sino que había hecho que se quedase atrapada en él. En el plano físico, empezó a padecer frecuentes dolores de cabeza producidos por la tensión, y problemas digestivos. Su punto de ajuste se había alterado verdaderamente, y la joven despreocupada de un año antes se veía a sí misma con unos ojos muy distintos. Cuando le pedían que se describiese a sí misma, tenía tendencia a decir cosas como las siguientes:

- «Soy aprensiva, eso es todo».
- «Siempre he sido una persona nerviosa, así que seguro que ese es el problema».
- «Le quitaré las etiquetas de información nutricional a todo y así no se me ocurrirá mirarlas».
- «Lo superaré; solo tengo que dejar de ser una debilucha».

El hecho de pasar mucho tiempo en ese estado caliente tuvo como resultado que Sophia se creó sin querer un nuevo punto de ajuste: uno en el que no podía prosperar. Por supuesto, ella no eligió quedarse atrapada en ese estado. Ocurrió sin que fuese consciente cuando su sistema nervioso estuvo sometido a un estrés excesivo sin gozar de un periodo de recuperación. Es normal que todos tengamos tendencias ansiosas de vez en cuando, pero sufrir de ansiedad crónica hasta el punto de tener reacciones exageradas a hechos que no suponen ninguna amenaza es un indicio de que nuestro termostato se ha reajustado a una temperatura más elevada. El nuevo punto de ajuste de Sophia era bastante más elevado que el original, y por eso ella operaba desde una base de ansiedad casi todo el tiempo.

❄ *Estar atrapado en el estado frío*

En este estado, es poco probable que acumulemos suficiente energía para satisfacer las necesidades vitales, de modo que al enfrentarnos a factores que provocan estrés, no aguantamos. Si pasamos demasiado tiempo en este estado, es posible que nos sintamos mareados y aturdidos, que padezcamos depresión, olvido y abotargamiento, y que tengamos la libido baja.[14] También podemos sentirnos mareados incluso después de haber dormido mucho. Si nos quedamos atrapados en este estado de hipoactivación un periodo demasiado largo, es posible que nos sintamos cansados todo el tiempo.

Cuando nos encontramos en este estado, podemos sentirnos impotentes, desesperanzados e incluso deprimidos. Por eso es tan fácil quedarte pegado al sofá y ver compulsivamente la tele después de enfrentarte a un episodio difícil que te saca de tu zona de confort. Si permaneces en ese estado crónico de hipoactivación, podrías acabar procrastinando y evitando cosas que sabes que deberías hacer. Podrías empezar a aislarte de la gente y salir cada vez menos de casa.

Tom: atrapado en el estado frío

A pesar de vivir la misma experiencia que Sophia, el sistema nervioso de Tom reaccionó de forma muy diferente. Durante las semanas posteriores a la muerte de su madre, Tom se ausentó del trabajo y le costaba salir de la cama. Pese a dormir durante gran parte del día, se sentía siempre agotado y perdió el interés y el placer por aficiones que antes le producían satisfacción. Cuando volvió al trabajo, el progreso de la jornada a menudo le resultaba penoso y desconcertante. En ocasiones se daba cuenta de que se sentía totalmente desconectado de sí mismo y del mundo. Se sentía confuso, entumecido y descentrado.

Pasó de ser alguien que disfrutaba de su trabajo y a quien solía apetecerle salir por la noche con sus amigos a perder por completo el interés. Tanto es así que parecía incapaz de empezar o terminar proyectos o de responder a los mensajes y las llamadas de sus amigos. No podía evitar la sensación de tristeza y desesperanza, y no tenía ni idea de cómo sentirse mejor.

Después de incumplir plazos en el trabajo y evitar a sus amigos durante meses, ya no le gustaba la persona en que se había convertido ni la comprendía. Empezó a hacer comentarios como los siguientes:

- «Soy un vago».
- «Soy un antisocial».
- «Me voy a poner plazos más cortos para sentir la presión de terminar el trabajo».
- «Me obligaré a ir a la fiesta del sábado. Tomaré café antes para espabilarme».
- «He perdido la magia. He perdido la motivación».

Oscilar entre dos extremos

A veces, en lugar de permanecer atrapados en un estado, nos quedamos oscilando entre uno y otro; el proceso es diferente según la persona. Si te encuentras así, puedes pasar varios días o incluso semanas en el estado caliente —como si el botón de encendido se hubiese quedado atascado o hubieses bebido demasiado café y sintieses que no puedes parar— hasta caer de agotamiento, con dolor de cabeza debido a la tensión o aquejado de algún otro dolor o afección. Es posible que pases de periodos de insomnio a otros de sueño excesivo. Para algunas personas, el comportamiento extremo puede ser indicio de que se encuentran atrapados en ese estado de oscilación, ya que a menudo es el rasgo distintivo de alguien que oculta, reprime o niega la desregulación extrema, se automedica o se enfrenta a ella lo mejor que sabe. Como en el caso de Tom y Sophia, el catalizador que hace que nos quedemos atrapados en ese patrón de conducta casi nunca es algo que veamos venir y desde luego tampoco es algo que elijamos.

Mi propia historia: pasar del calor al frío y viceversa

En la universidad me enseñaron lo importante que es que mi trabajo esté centrado en el paciente. Sigo teniendo mucho cuidado de no centrarme en mí misma cuando ayudo a personas a regular el sistema nervioso. Sin embargo, en el contexto de este libro, compartir una experiencia que he vivido servirá para destacar lo fácil que es que alguien caiga en un estado desregulado. Hace varios años trabajaba con mucho ahínco en la consulta de fisioterapia que había abierto. Compaginaba el número de pacientes a los que atendía con la gestión administrativa de una consulta concurrida. El día nunca tenía suficientes horas, y cuando pienso ahora en esa época, no me cabe duda de que pasaba la mayor parte del tiempo en un estado demasiado caliente, funcionando con la energía movilizadora de mi sistema nervioso desregulado mientras me sentía como si me arrastrasen de acá para allá.

Por supuesto, el cuerpo me transmitía señales, pero aprendí a no prestarles atención y a seguir adelante. Con el tiempo, me esforcé tanto que acabé quemándome, y cuando empecé a tener problemas digestivos por primera vez en mi vida, pensé que era porque tomaba demasiadas comidas deprisa y corriendo. No se me pasó por la cabeza que podía estar relacionado con la presión constante del trabajo.

Cuando mi hermano Sam murió, entré inesperadamente en la etapa más dura de mi vida. El desgaste y el estrés se vieron agravados por una tristeza profunda e inevitable, y me pasé el año siguiente oscilando descontroladamente entre el estado caliente y el frío. Hasta que no empecé a buscar una forma de recuperarme no descubrí la regulación del sistema nervioso, que resultó ser el camino para recobrar la salud y la estabilidad. Fue como si se me encendiese una bombilla. Sinceramente, descubrir el modo en que funciona el sistema nervioso fue como volver a casa. Dejé de sentir impotencia y descontrol.

Muchas personas que asisten a mi curso de reactivación del sistema nervioso lo hacen después de sufrir la pérdida repentina de un hijo o un ser querido. El impacto de la muerte nos saca de nuestro estado actual, y si cuando eso ocurre ya padecemos otras formas de estrés, las consecuencias pueden ser importantes y duraderas; a pesar del dicho, el tiempo no cura todas las heridas. También puede ocurrir después de sufrir ansiedad y depresión durante años debido a una infancia difícil. O tras vivir con estrés traumático durante meses o años. Que pasemos por estas experiencias no significa que no podamos recuperar el equilibrio. Espero que mi historia sirva para demostrar los grandes progresos que podemos hacer aprovechando las capacidades inherentes del cuerpo para enfrentarnos a las dificultades y, lo más importante, para volver a recalibrarnos. Aunque la vida nunca volverá a ser igual después de algunas experiencias dolorosas, el cuerpo puede volver a regularse de manera que nos sintamos a gusto con nosotros mismos. Todavía echo de menos a Sam y me entristece que no esté aquí, pero su pérdida ya no me provoca desregulación.

La desregulación nos afecta de forma distinta

El caso de Tom y Sophia ilustra hasta qué punto puede manifestarse de forma diferente la desregulación en respuesta al mismo estímulo. Ninguno de los dos eligió reaccionar a la muerte de Betty como lo hicieron; sus experiencias vitales y respuestas corporales los orientaron en dos direcciones distintas. A menudo, en una situación en la que los dos miembros de una pareja están desregulados, pueden empezar a desviar hacia el otro la culpa o la vergüenza —o hacia sí mismos—, incluso sin querer. Si no somos conscientes de que existe un estado equilibrado, es poco probable que contemos con los recursos o los conocimientos necesarios para volver a la versión más tranquila y conectada de nosotros mismos. En lugar de eso, nos quedaremos atrapados, reduciremos nuestra ventana de tolerancia y nos convenceremos de que tenemos que superarlo, independientemente de cómo nos sintamos.

Mi vida cambió tanto gracias a la experiencia de aprender a regular el sistema nervioso que abandoné una carrera de trece años como fisioterapeuta para dedicarme a difundir el mensaje de que es muy posible recobrar el bienestar restableciendo el punto de ajuste saludable del sistema nervioso. Uno de los mayores beneficios de aprender a aliarnos con nuestro cuerpo es que dejamos de quedar atrapados en uno de los estados mencionados durante periodos de tiempo prolongados, y, por lo tanto, nos evitamos mucho sufrimiento innecesario. Desarrollar el tono vagal y trabajar con nuestro cuerpo también sirve para ampliar nuestra ventana de tolerancia, lo que nos ayuda a mantener el equilibrio y permanecer dentro del estado perfecto, incluso cuando nos enfrentamos a retos difíciles.

Los estados secundarios

Los tres estados del sistema nervioso que hemos estudiado no son los únicos por los que vamos transitando. Existen otros tres estados, los secundarios o «combinados», que son igual de importantes que los principales para el bienestar. En un momento cualquiera del día, nos encontraremos en uno de los estados principales o de los combinados.

Si visualizamos los tres estados principales como colores primarios, podemos imaginarnos que si se mezclasen en distintas combinaciones, crearían diferentes matices, con tonos y notas únicos:

- demasiado caliente: rojo
- perfecto: amarillo
- demasiado frío: azul

Juego

Cuando el amarillo del estado perfecto se mezcla con una pizca de rojo movilizador, crea el naranja del juego: el estado en el que nos sentimos llenos de energía y entusiasmados, pero también seguros y sociables. Por ejemplo, puede darse al ir a un espectáculo cómico con un amigo, cantar en un karaoke, bailar, jugar con niños o patinar con una pareja. Lo ideal es que sea recíproco y que te sientas movilizado y conectado con otra persona.

Experimentar asombro, motivación, pasión o inspiración también provoca este estado. Es posible entrar en él cuando hacemos senderismo hasta la cima de una montaña y nos encontramos con una vista impresionante, o cuando contemplamos la belleza de una ciudad extranjera. Muchos también experimentamos este estado cuando participamos en algo que trasciende lo individual, como crear un sonido hermoso de forma colectiva participando en un coro o cantar con la multitud en un estadio deportivo. También podemos entrar en el estado de juego cuando hablamos o damos clase sobre un tema que nos gusta y nos apasiona.

De la mezcla de estos dos estados puede derivarse un rendimiento óptimo, como en el caso de un deportista o de un líder que toma decisiones en una situación de gran presión.

Pasar al estado de juego es una forma de ejercitar el sistema nervioso para que sea más flexible, adaptable y resiliente cuando experimentamos la energía movilizadora del sistema nervioso simpático.[15]

Tu experiencia en el estado de juego será única no solo para ti, sino que también dependerá de la situación que provoque el cambio. Por ejemplo, es poco probable que los pensamientos y emociones que sientas en una noche de juerga con tus amigos más íntimos sean los mismos que experimentes al bañarte en un lago, aunque probablemente te encuentres en el estado de juego en los dos casos.

Puedes descargar gratuitamente una hoja de ejercicios sobre el estado de juego en www.jessicamaguire.com/play.

Calma

Como una pradera verde y ondulada, el estado de calma se crea cuando mezclamos la serena energía amarilla de la ventana de tolerancia con el azul del estado frío. La calma es un estado muy reparador al que podemos pasar cuando realizamos una actividad introspectiva y silenciosa: meditar profundamente, por ejemplo, o tumbarnos en una esterilla al final de una clase de yoga. Compartir un momento íntimo con otra persona, como hace una madre cuando da el pecho, también puede sumirnos en ese estado.[16] No es de extrañar que también sea el estado en el que nos encontramos cuando nos quedamos dormidos.

Paralización

La paralización es el estado al que pasamos cuando nos sentimos amenazados, y es una combinación de los dos estados extremos. Cuando se mezcla una pizca de energía roja de lucha o huida con una gota de azul inmovilizante, sentimos las dos energías, aunque el morado de la crisis o el bloqueo es la energía dominante. Podemos sentir activación, calor y energía a través del cuerpo, pero al mismo tiempo notar los pies como si los tuviésemos hundidos en cemento. Nuestra respiración también puede detenerse, y es posible que percibamos tensión en los músculos intercostales.

La transición al estado de paralización puede producirse cuando nos sentimos activados y furiosos, pero también paralizados e incapaces de actuar, como en un enfrentamiento o un conflicto en el que sabemos que tenemos que ser valientes y defendernos.

A diferencia del juego y la calma, que son placenteros, rejuvenecedores y reparadores, la paralización no es un estado especialmente agradable en el que encontrarse. Sin embargo, forma parte de la vida. Esa inmovilización está pensada para protegernos. Lamentablemente, no es bien entendida por la sociedad, que no comprende por qué alguien no «contraataca». Ese desconocimiento del sistema nervioso puede hacer sentir mucha vergüenza a la víctima de un trauma. Afortunadamente, las herramientas que aprenderás a usar para abandonar el estado frío también te pueden ayudar a salir del estado de paralización. Las encontrarás en la segunda parte del libro.

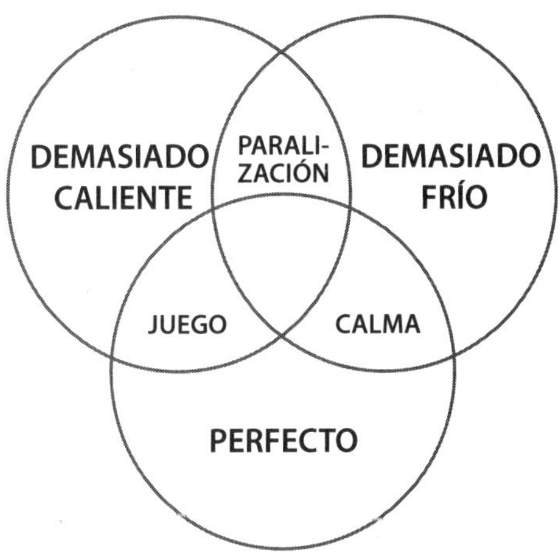

Cada color de esta paleta es hermoso y único, pero si solo somos capaces de pintar con unos pocos, el resultado podría parecer insulso y caricaturesco. La libertad para cambiar de colores y mezclarlos con el fin de reflejar la luz mudable es lo que aporta intensidad, dimensión y profundidad. La capacidad de hacerlo sin quedar «atrapados» en un estado concreto es lo que nos hace flexibles y adaptables. Así es como pintamos un cuadro que refleje la realidad del mundo exterior.

Otros dos estados combinados que podemos mencionar son el apaciguamiento y la complacencia, que tienen que ver con interacciones en las que se dé maltrato o riesgo de muerte, y en las que podemos intentar ayudar al perpetrador a tranquilizarse.

El apaciguamiento se considera una mezcla de los tres estados; en él nos convertimos en «superreguladores» de alguien que es muy amenazante. Usamos el sistema de interacción social del estado perfecto para ejercer de correguladores de otra persona, sobre todo de alguien que tenga una posición de poder mucho más elevada que nosotros, o en una situación con peligro de muerte. Sigue habiendo una pizca de la energía caliente o simpática que nos mantiene en guardia, y es probable que nos disociemos de la conciencia que tenemos de nosotros mismos debido a la energía fría o vagal dorsal. Toca los tres estados y actúa como un supersistema de interacción social que se emplea para enviar señales de regulación o tratar de neutralizar a la persona que supone una amenaza para la vida.

La complacencia es un estado combinado que no incluye el estado vagal ventral.[17] Está la activación simpática que nos vuelve hipervigilantes y nos hace estar atentos a los cambios de la otra persona manifestados en señales, comportamientos o actos. Y luego está la energía vagal dorsal, que nos hace disociarnos de nuestros sentimientos, nuestros valores y nuestra voluntad. Nos someteremos a quien tiene el poder o comete el maltrato. Entregaremos ese poder o la decisión a la otra persona. Puede parecer como si la conciencia que tenemos de nosotros mismos desapareciese o fuésemos invisibles. Ese «ocultamiento» deriva de la energía vagal dorsal.

Tanto el apaciguamiento como la complacencia son estrategias de supervivencia, formas que tiene nuestro cuerpo de intentar protegernos cuando hay peligro de muerte, que no son lo mismo que agradar a la gente.

Al final de este libro habrás aprendido a usar muchas herramientas y recursos que se adaptarán mejor a tu sistema particular. Con el fin de reactivar el sistema nervioso, tendrás que convertir esos recursos en parte de tus prácticas diarias. Incorporar las prácticas de regulación a tu rutina diaria no podría ser más fácil, y cuando empieces a planear cómo lo llevarás a cabo, te invito a que dediques un momento a reflexionar sobre por qué lo haces.

Lee las preguntas que aparecen a continuación, anota las respuestas en un cuaderno o un diario al que puedas volver, y ponte un aviso en el calendario para revisar las respuestas dentro de tres meses, seis meses o el año que viene, o las tres cosas. Verás lo increíble que es tu sistema cerebro-cuerpo y lo rápido que puede ayudarte a mejorar tu vida y a cumplir tus metas. Es posible que encuentres este fenómeno expresado con la frase «La relevancia importa». En otras palabras, para lograr cambios reales, tu objetivo debe consistir en algo que sea importante para ti.

- ¿Cuál es tu intención al reactivar el termostato de tu sistema nervioso?
- ¿Es estar más presente y poder disfrutar de la vida?
- ¿Es mejorar la salud de tus relaciones?
- ¿Es florecer, prosperar y alcanzar tu potencial?
- Dedica un tiempo a reflexionar e identificar lo que más te importa y anota los objetivos de la reactivación de tu sistema nervioso.

PRIMERA PARTE

Bases y marco

Manual básico del sistema nervioso

Como no podemos reactivar lo que no entendemos, la mejor forma de empezar es ampliar nuestros conocimientos sobre el sistema nervioso. Esa base te dará un marco claro en el que situar las herramientas que aprenderás a usar en la segunda parte. En los siguientes capítulos estudiaremos cómo recopila información el sistema nervioso, cómo son los distintos sistemas que operan dentro de esa gran red y cómo funcionan. Al final, comprenderás mucho mejor la increíble maquinaria biológica que tienes a tu disposición. También entenderás mucho mejor por qué desempeña un papel tan importante en lo bien (o lo mal) que te sientes.

No te preocupes por los datos científicos

Ya sé que la información científica básica presentada en este libro puede resultar un poco compleja —¡es neurociencia!—, pero te animo a que aceptes las complejidades. La finalidad de los datos científicos que contiene el libro es mostrarte lo intrincado que es el sistema cerebro-cuerpo y lo interconectado que está el sistema nervioso con otros sistemas vitales del cuerpo, como el inmunitario, el endocrino y el digestivo. Así te será más fácil entender que problemas como el estrés traumático pueden hacerte más propenso a contraer un trastorno intestinal, y que puedes influir en ello. Ahí es donde el sistema nervioso funciona al mismo tiempo como un arte y como una ciencia. Pero lo más importante es que, para reactivarte, no hace falta que entiendas todos los entresijos técnicos y la información científica. Siempre puedes, por supuesto, repasar las secciones más técnicas a medida que aumenten tus conocimientos sobre el sistema nervioso.

Si estás leyendo este libro porque sabes o sospechas que tu sistema nervioso está desregulado, es posible que tengas pensado saltarte los siguientes capítulos y buscar directamente la solución a tu problema. Créeme, entiendo ese impulso, pero confía en mí, por favor. Sería un error saltarse estos capítulos básicos, pues contienen muchas de las explicaciones que has estado intentando hallar.

Además, si hace mucho que buscas respuestas, te interesará conocer el funcionamiento interno del sistema que te mantiene con vida. Tu sistema nervioso ha dado forma a tu experiencia de la vida al nivel más básico desde que estabas en el vientre de tu madre y seguirá haciéndolo el resto de tus días. El tiempo que pases leyendo los siguientes cinco capítulos es una inversión en salud y un regalo a tu yo del futuro.

He enseñado a miles de personas a trabajar con el sistema nervioso, y las preguntas que oigo más a menudo son: «¿Qué puedo hacer para solucionar mi problema de insomnio/SII/ansiedad?» y «¿Cuál es el mejor ejercicio para desarrollar el tono vagal?». Las personas que las formulan quieren que les señale un ejercicio concreto o un módulo del curso que les resuelva por fin el problema, y rápido. Yo les digo lo mismo que voy a decirte a ti ahora: lo primero que debemos hacer al abordar cualquier desregulación del sistema nervioso es cambiar de mentalidad.

Tenemos que aprender a ver más allá de la salud o del problema emocional que padecemos e identificar el estado del sistema nervioso que lo causa.

Una vez que lo hayamos hecho, nuestra prioridad es volver a un estado regulado y progresar a partir de ese punto.

En la imagen del iceberg de la página 23, podemos apreciar que intentar abordar la desregulación centrándonos en los síntomas individuales es como jugar a ese juego en el que hay que atizarles con un mazo a unos topos que aparecen en la superficie. Si no tratamos las situaciones que provocan la desregulación subyacente, nos quedaremos atrapados fuera de nuestra ventana de tolerancia, sin poder hacer progresos significativos. Sí, puede que aticemos a uno o dos síntomas, pero ¿durante cuánto tiempo? Muy pronto aparecerá otro, y esa no es forma de vivir. Estaremos atrapados en un círculo vicioso, reaccionando a los problemas, en lugar de impedir que ocurran.

Por eso, para reactivar el sistema nervioso, debemos empezar desvelando los pormenores de nuestra neurobiología. Esta labor va más allá de saber cognitivamente algo. Se trata de conocer el lenguaje de las señales de tu cuerpo y el relato que cuentan. Juntos estudiaremos a fondo la maquinaria que trabaja bajo la superficie. Una vez que entiendas cómo encajan las piezas, tendrás una perspectiva radicalmente distinta de tu bienestar. Identificarás mejor los mecanismos que impulsan a cada uno de esos «topos» a la superficie y aprenderás a pararlos de raíz.

En el contexto del sistema nervioso, eso supone tomar medidas activas para regular tu estado. Con ello mejorarás tu salud y tu calidad de vida, e incluso disminuirás el riesgo de padecer enfermedades en el futuro. Ya sé que parece mucho prometer, pero las investigaciones científicas, sobre todo las centradas en la carga alostática —el desgaste acumulativo del cuerpo que modifica nuestro punto de ajuste—, han relacionado el estrés crónico con las enfermedades graves.[1] Y eso incluye el dolor persistente, los problemas digestivos, los trastornos del sueño y la inflamación.[2]

El cuerpo no puede emplear palabras para recordar o comunicar sus experiencias, de modo que lo hace mediante el movimiento: poniéndose rígido, tensándose, distendiéndose, replegándose, inmovilizándose o aguantando. Las sensaciones, el ritmo de la respiración y los latidos del corazón son otras formas que tiene de decirnos cómo está. Aprender el idioma del sistema cerebro-cuerpo es uno de los métodos más efectivos que conozco para adaptarse a los cambios de la vida de una manera saludable y regulada. En las dos últimas décadas se han llevado a cabo investigaciones que demuestran que trabajar con las señales del cuerpo puede ayudarnos a regularnos después de padecer estrés crónico y traumático.[3]

Aunque los detalles de esas vías de comunicación son un poco complicados y excesivamente científicos, es importante que entiendas que tu sistema nervioso cambiará a lo largo de toda tu vida.[4] En este preciso momento lo están moldeando las cosas que experimentas y que sientes, el entorno en el que te encuentras y las relaciones que mantienes. Esos factores influyen en la actividad y en la estructura del cerebro. La reconfiguración puede provocar a su vez cambios físicos en otros sistemas importantes: en concreto, en el sistema endocrino (responsable de la segregación de hormonas) y en el sistema inmunitario.

Descubrir que el sistema cerebro-cuerpo se moldea continuamente en respuesta a cada experiencia positiva y negativa puede resultar intimidante, pero es algo muy positivo. Significa que podemos desempeñar un papel activo en ese proceso de formación a través de la bioplasticidad, un concepto que analizaremos en la segunda parte. Del mismo modo que somos capaces de dar forma a los músculos en el gimnasio, podemos esculpir el sistema cerebro-cuerpo para llevar una vida más centrada y regulada; con menos angustia emocional y malestar físico.

Si la información de esta parte del libro te sobrepasa en algún momento, ve más despacio. Recuérdate por qué es importante y dedica tiempo a relacionar la información biológica sobre la que estás leyendo con los fenómenos increíbles que tienen lugar dentro de tu cuerpo en este momento. Mientras lees estas palabras, tu corazón está bombeando sangre, tus pulmones están respirando y tu sistema nervioso está enviando mensajes al cerebro y recibiéndolos a una velocidad incomprensible. Te ayudaré a acceder a esos mensajes, a interpretar lo que dicen y a influir en lo que comunican.

Mi vida cambió a mejor cuando descubrí que tenía la capacidad de hacerlo, y sé que la tuya también cambiará.

2

Las cuatro redes de recopilación de datos

Al nivel más elemental, el sistema nervioso es una serie de redes que sirven para recabar y transmitir información. Como una multinacional de medios de información con sede en una ciudad importante, maneja cuatro grandes redes, cada una con sus respectivos corresponsales en el extranjero, que trabajan toda la semana con el fin de recopilar noticias para la oficina central (el cerebro). La mayoría de la información enviada a la oficina principal son datos válidos de fuentes fidedignas, pero una parte de esa información —sobre todo la relacionada con el peligro— es menos fiable y puede ser más difícil de traducir. Si en la oficina central no verifican esa información o recopilan más datos para ponerla en contexto, pueden publicar una historia que no sea cierta o transmitir órdenes a las redes que no sean adecuadas a la situación que está teniendo lugar. Lamentablemente, eso ocurre más a menudo de lo que nos gustaría.

Entendiendo cómo están conectadas las cuatro redes principales unas con otras y con el cerebro, y cómo se afectan mutuamente e influyen en el sistema cerebro-cuerpo, podemos aprender a regularnos mejor. Muchos aprendimos los «cinco sentidos» a una tierna edad, pero lo que a la mayoría no nos enseñaron es que solo constituyen uno de los cuatro sistemas de recopilación de datos. Tres de ellos recaban información de dentro de nuestros cuerpos, y es esa información la que le comunica al cerebro cómo nos encontramos de manera que pueda mantener el estado perfecto de homeostasis. Cada sistema recopila un tipo de información distinta, pero todos comparten el mismo objetivo: avisarnos del peligro y protegernos.

Red 1: El sistema exteroceptivo (los cinco sentidos)

Los cinco sentidos exteroceptivos —es decir, de «percepción externa»— forman el más evidente de los cuatro sistemas de recopilación de datos, pues en ellos intervienen órganos visibles que usamos consciente e inconscientemente para recabar información del entorno exterior mediante:

1. el tacto
2. el gusto
3. la vista
4. el oído
5. el olfato

Las células sensoriales llamadas exteroceptores transmiten datos de la lengua, la piel, los ojos, los oídos y la nariz al cerebro. Allí la información se filtra, se procesa y se asimila para que el cerebro pueda decidir cómo responder; a ese proceso se le llama exterocepción. Si nuestra madre siempre preparaba brownies para la reunión familiar que celebrábamos cada año, entonces, de adultos, es probable que el olor del chocolate nos evoque sentimientos positivos. En cambio, si sobrevivimos a un incendio de nuestra casa en la infancia, el olor del humo o la imagen de un camión de bomberos pueden provocar sensaciones de miedo o de pánico.

El sistema exteroceptivo también se encarga de recopilar información sobre nuestro mundo social; principalmente, sobre nuestro entorno y sobre cómo reaccionan ante nosotros las personas que habitan en él. Si estamos flotando boca arriba en un mar en calma mientras contemplamos el cielo, es probable que la sensación envolvente del agua y la imagen de las nubes en lo alto nos hagan sentir relajados. Sin embargo, si estamos en la orilla con el viento azotándonos la cara y apenas oímos a la persona situada a nuestro lado, pero vemos que tiene cara de miedo y que está gritando, la información que recabamos de la red exteroceptiva nos hará sentir sin duda inquietos, e incluso asustados.

Red 2: El sistema propioceptivo (el sexto sentido)

Al contrario de la premisa de cierta película de los noventa, nuestro sexto sentido no tiene nada que ver con la capacidad de ver muertos; al menos, en el marco de la biología. Se trata del sistema que nos informa de la situación de nuestro propio cuerpo en un momento dado, incluyendo cuando estamos en movimiento. Los receptores situados en las articulaciones, los músculos y los tendones repartidos por todo el cuerpo transmiten señales al cerebro y le comunican dónde están determinadas partes del cuerpo. Gracias a ello podemos cerrar los ojos y tocarnos la nariz, o bajar de una acera sin necesidad de mirar hacia abajo.

Empezamos a formarnos un mapa cerebral de nuestro cuerpo a través del tacto y el movimiento cuando estamos en el vientre materno, y a medida que empezamos a agarrar, dar patadas, tocar, gatear, andar y correr, incorporamos más detalles al mapa. Mediante el sexto sentido, aprendemos movimientos físicos hasta que se vuelven automáticos, como al hacer surf o al bailar. Con la suficiente práctica, esa «memoria muscular» nos permite saber intuitivamente dónde poner los pies y cómo mover las piernas y los brazos de forma automática para realizar el movimiento deseado al mismo tiempo que mantenemos el equilibrio. Y hablando de equilibrio...

Red 3: El sistema vestibular (el séptimo sentido)

El sistema vestibular está situado en el oído interno, y la información que recopila comunica al cerebro la posición de la cabeza en el espacio, lo que nos ayuda a coordinar los movimientos oculares, corregir la postura y mantener el equilibrio. Como el resto de los sistemas, se desarrolla en la infancia a través de los cambios de posición, como cuando nos acunan o nos balancean suavemente, y evoluciona con movimientos como rodar, ir a gatas, andar y correr.

El sistema vestibular es lo que nos permite no perder el equilibrio y mantener una relación cómoda con la gravedad. Está activo cada vez que practicamos la postura del perro boca abajo en yoga, damos saltos sobre un balón medicinal o giramos en la pista de baile. Nos ayuda a mantener el equilibrio al mismo tiempo que asimilamos información procedente de los sistemas propioceptivo y exteroceptivo.

Casi nunca activamos el séptimo sentido de forma consciente, pero si tienes una sintonía especial con él, puedes ser la clase de pasajero que en un avión percibe los giros y los cambios en la altitud de una aeronave sin tener que mirar por la ventanilla. Cuando este sistema no funciona como debería, es posible que suframos vértigo, mareo o pérdida del equilibrio. Es imprescindible aprender a trabajar con él si queremos dominar el arte de pasar a un estado tranquilo y regulado.

Red 4: El sistema interoceptivo (el octavo sentido)

Percibir el estado interno del cuerpo por medio de los interoceptores situados dentro y alrededor de los órganos es la imprescindible función de este sistema, que lo monitoriza todo, desde el ritmo de la respiración hasta el hambre que tenemos o lo llena que está la vejiga. También detecta si se ha producido daño en los tejidos o si es probable que ocurra. Ese tipo de información en concreto se llama nocicepción, del latín *nocere*, que significa «hacer daño» o «herir».

Cuando nos damos cuenta de que nuestra frecuencia cardiaca ha aumentado al subir una montaña, es porque el sistema neuroceptivo está funcionando. Sin embargo, por regla general, la interocepción es más una percepción o una sensación interna —piensa en las mariposas en el estómago o en una reacción visceral— que una señal concreta. No obstante, las habilidades interoceptivas varían mucho. Una persona puede ser tan consciente de su sistema interno que incluso note cómo la comida le recorre el tracto digestivo (se trata de un raro ejemplo de interocepción hipersensible), mientras que otra ni siquiera note dolor al pisar con el tobillo torcido.

Cuando este sistema detecta un desequilibrio o una necesidad de un órgano, envía mensajes al cerebro, que responde con órdenes específicas para abordar el problema. ¿Demasiado calor? Empezarás a sudar y se te dilatarán los vasos sanguíneos, reacción que servirá para enfriarte. ¿Sed? Te darán ganas de beber. ¿Un frío helador? Empezarás a tiritar, cosa que aumentará tu temperatura corporal y te acercará a tu punto de ajuste.

Combinadas, la interocepción y la exterocepción avisan al cerebro de cuándo corremos peligro. Aunque es habitual considerar el cerebro como una suerte de superordenador que se encarga de nuestras emociones, en realidad son las señales procedentes de las tres redes internas —la propiocepción, el sistema vestibular y la interocepción— las que más influyen en el sistema cerebro-cuerpo. Si bien podemos evaluar el mundo externo a través del pensamiento consciente, son las señales internas las que proporcionan la mayor parte de la información que el cerebro utiliza para determinar si estamos a salvo o en peligro, y para mantener nuestros sistemas y órganos funcionando como es debido.[1] De hecho, el 80 por ciento de los mensajes que recorren el nervio vago, que constituye una parte importante de la red interoceptiva, se envían del cuerpo al cerebro.[2]

La interocepción y los sistemas del cuerpo

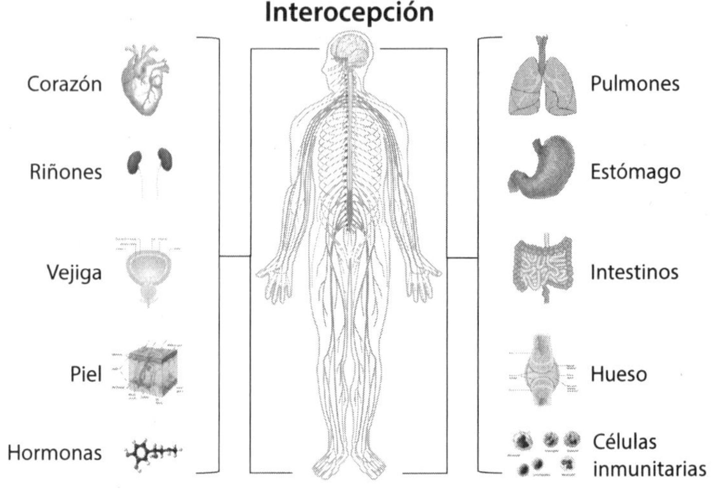

La neurocepción

En la analogía de la empresa de medios de comunicación, el sistema interoceptivo es la red cuyos datos necesitan verificación; no porque sus fuentes o sus mensajeros quieran engañar a alguien, sino porque los mensajes que proceden de ella no son tan claros como los que vienen de las otras tres redes. Por ejemplo, las puntas de los dedos pueden indicar al cerebro si algo está inequívocamente caliente o frío, pero el aparato digestivo no puede ser ni de lejos tan preciso.

Por lo tanto, cuando el cerebro recibe mensajes del sistema interoceptivo, a menudo tiene que rellenar algunos espacios en blanco. Añade información recopilada del sistema exteroceptivo y luego realiza predicciones sobre el peligro que correremos o no basándose en lo que ya sabe. Si considera que la gente, el lugar o la situación a la que nos enfrentamos es segura, permanecemos en un estado de conexión y disfrute, o pasamos a él. Si decide que estamos en peligro, se disparan las alarmas internas, y pasamos enseguida a un estado de emergencia concebido para protegernos.[3]

Esa «predicción» se conoce como neurocepción y se produce de forma tan inmediata y ajena a nuestra conciencia que ni siquiera nos enteramos de que está pasando, o de que hemos cambiado de estado.

Interocepción + exterocepción = neurocepción

La neurocepción determina el estado del sistema nervioso al que pasamos y cómo respondemos en un momento dado. La neurocepción depende mucho de nuestras experiencias anteriores, y cuando el cerebro interpreta erróneamente una información o hace una predicción equivocada (como ocurre con frecuencia), lo llamamos neurocepción defectuosa.[4]

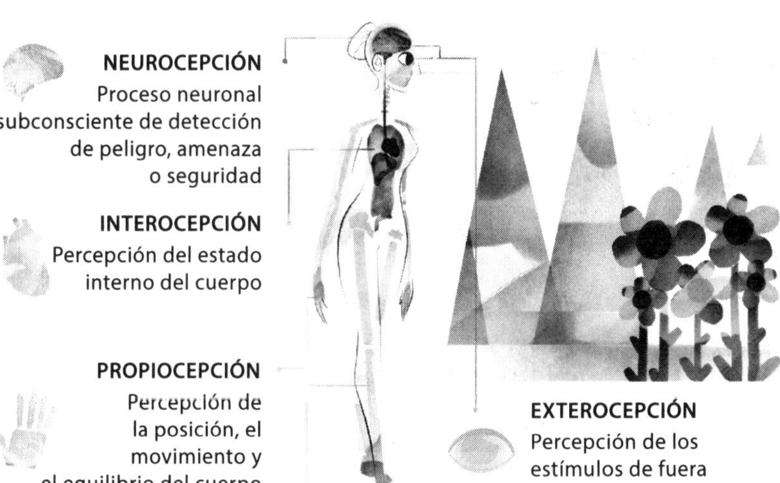

La neurocepción defectuosa

El hecho de que el cerebro humano sea una máquina predictiva resulta bastante útil la mayoría de las veces. Imagina que tuviesen que enseñarte a usar el tenedor y el cuchillo cada vez que te sientas a comer, o que tuvieses que volver a aprender a atarte los cordones de los zapatos cada mañana. En lugar de eso, te calzas unas zapatillas de deporte, te agachas, y tu cerebro interpreta esas señales corporales y piensa: «¡Ah! Ya sé lo que viene ahora. Atamos los cordones». Y, entonces, sin plantearte nada más, atas los cordones y sales por la puerta.

Sin embargo, el problema de cualquier máquina predictiva es que a veces se equivoca. Supongamos que vivimos una experiencia muy activadora para nosotros, por ejemplo, que nos muerda un perro. Si no logramos descargar el estrés resultante de una forma saludable (como las que estudiaremos en el capítulo 9), nuestro cerebro aprenderá que los perros equivalen a trauma, y archivará esa conclusión para el futuro, junto con todas las emociones y respuestas del sistema nervioso que experimentamos durante el ataque.

Las experiencias del pasado nos hacen más sensibles a las situaciones parecidas, y el estrés traumático nos condiciona para experimentar más miedo y ansiedad. De modo que desde el día en que nos mordieron, cada vez que nos encontramos con un perro —incluso uno muy dócil—, nuestro cerebro no puede evitar concluir precipitadamente que ese animal supone una amenaza para nuestra seguridad. A medida que eso ocurra cada vez más, quedaremos condicionados para reaccionar a los perros de esa manera. Se trata de un ejemplo de neurocepción defectuosa, que si se da en exceso causa problemas.

Si sentimos una intensa reacción de miedo o incluso terror cada vez que nos encontramos con un perro, nos hallaremos en un estado muy activado mucho más a menudo de lo necesario. Con el tiempo, esa neurocepción defectuosa puede reducir nuestra ventana de tolerancia y propiciar que padezcamos estrés constante o crónico fuera de nuestra ventana. A ese ciclo se suma el hecho de que estamos programados con un sesgo de negatividad innato, que significa que tendemos a pensar lo peor, no lo mejor.[5] Eso puede hacer que nos resulte todavía más difícil cambiar esas pautas, pero créeme, se pueden cambiar.[6] Eso es exactamente lo que trabajaremos con la reactivación del sistema nervioso.

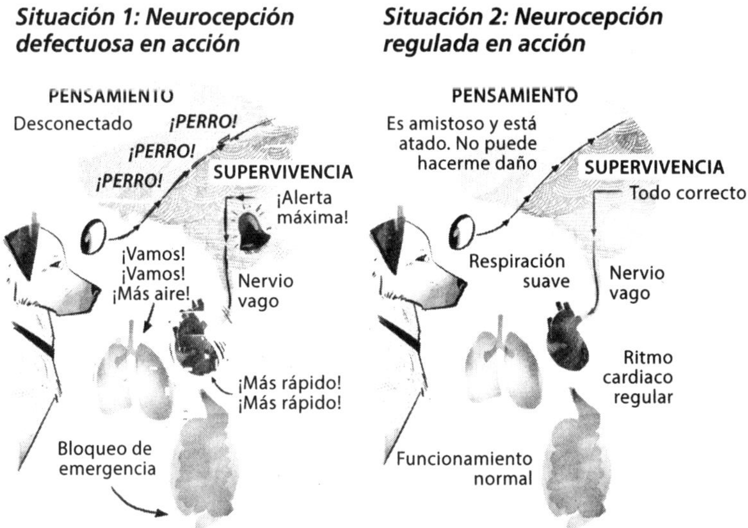

En el caso de Sophia, a la que conocimos en el capítulo 1, el estrés crónico de cuidar de su suegra mientras padecía una enfermedad terminal redujo su ventana de tolerancia hasta el punto de que la simple visión de un hospital, algo que en el pasado no le habría molestado, llevaba a su cerebro a creer que ella (o alguien a quien quería) estaba en peligro. Las señales erróneas repetidas que enviaba al cerebro disminuían aún más su tono vagal y aumentaban su angustia.

Afortunadamente, podemos desaprender esas pautas no solo entrenando el cerebro para que responda más adecuadamente a los estímulos que se nos presentan, en lugar de recurrir por defecto a predicciones sobre lo que va a pasar, sino también entrenando el cuerpo para que mejore la precisión de la interocepción. En el caso de Sophia podría reeducar su sistema cerebro-cuerpo para que interprete la visión de un hospital como una experiencia normal y cotidiana. Una forma de hacerlo sería aprendiendo a reconocer las sensaciones concretas que surgen al ver un hospital, como las palpitaciones y la respiración entrecortada.

Cuando Sophia note que se inicia esa activación, en lugar de agobiarse y dejarse arrastrar por las sensaciones internas, puede dedicar un minuto a centrarse conscientemente en sus sentidos exteroceptivos. Fijarse en el olor del aire, el calor del sol en la piel y los sonidos mezclados de los trinos de los pájaros y el tráfico proporcionará a su cerebro información precisa sobre lo que ocurre realmente en el mundo.

Recurriendo a su mundo externo, e interpretando las señales que le da la realidad, podrá volver más fácilmente al momento en el que se encuentra y sentirse a salvo. La interrelación entre la exterocepción y la interocepción es la base de la percepción de nosotros mismos y del estado del sistema nervioso en el que entramos.[7] Así es como podemos reeducar el sistema nervioso para que pase de la predicción al momento presente, lo que transformará importantes sistemas de memoria. En la segunda parte aprenderemos a realizar este proceso. Cada vez que lo hagamos, el sistema cerebro-cuerpo aprenderá algo nuevo.

Repitiendo ese paso, Sophia irá abriendo un nuevo camino en el bosque frondoso que se extiende entre su cuerpo y su cerebro. Es probable que las primeras veces le resulte difícil, pero cada vez que recorra el nuevo camino se volverá más fácil y estará más despejado, hasta que un día se dé cuenta de que la tranquilidad que siente al pasar cerca de un hospital se ha convertido en su nueva normalidad.

Entrenar el sistema cerebro-cuerpo de esta forma, y mejorar en la identificación de la neurocepción defectuosa para volver a regularnos cuando eso ocurre, fortalece el tono vagal y aumenta

La ventana de tolerancia: estrecha frente a amplia

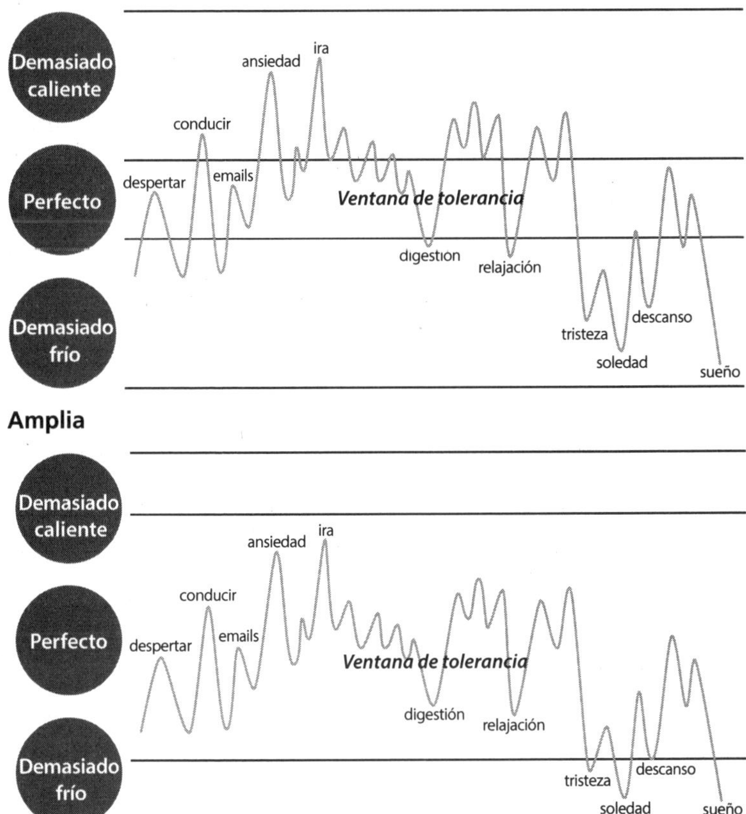

la ventana de tolerancia. Al ampliar esa ventana, nos resulta mucho más fácil enfrentarnos a experiencias difíciles. Por ese motivo, el entrenamiento que emprenderás en la segunda parte es tan crucial para gestionar y regular el sistema nervioso.

Si sueles reaccionar de manera exagerada, o haces cosas impulsivamente cuando estás preocupado, puede ser porque tu ventana de tolerancia tiene algún motivo para estrecharse. Es probable que te convenga examinar cómo puede estar influyendo la neurocepción defectuosa en tu comportamiento. Cuanto más practiques el desarrollo de la conciencia interoceptiva y reflexiones sobre cómo te sientes y te comportas, más fácil se volverá identificar cuándo estás reaccionando a un antiguo detonante y no a tu realidad actual.

Del mismo modo, si tienes tendencia a sentirte vacío o entumecido por dentro, descubrir que esos sentimientos están relacionados con la desregulación puede ayudarte mucho a afrontarlos. En lugar de verlos como un defecto, serás capaz de dar un paso atrás y empezar a cuestionar el relato subconsciente de que no eres lo bastante bueno o de que eres indigno.

Por suerte, podemos fortalecer nuestras habilidades interoceptivas mediante el entrenamiento y mejorar nuestra capacidad de reconocer e interpretar ese tipo de señales cuando las recibimos, lo que se traducirá en un número menor de casos de neurocepción defectuosa.

La interocepción: todo en exceso es malo

Ese dicho es aplicable al asunto que nos ocupa porque aunque es imprescindible desarrollar una buena interocepción para poder regular el sistema nervioso, un exceso de neurocepción puede ser... en fin, excesivo. Existe un motivo por el que tantas funciones corporales se producen automáticamente, sin que seamos conscientes de ellas. Sería abrumador que fuésemos conscientes de toda la información sensorial que tiene lugar en nuestros cuerpos en todo momento. No podríamos concentrarnos y nos costaría mucho más detectar señales indispensables como el hambre o el dolor. Nos conviene tener la capacidad de sintonizar con nuestro mundo interior, pero no hasta el punto de registrarlo todo a todas horas.

EL BIENESTAR Y LAS TRES REDES SENSORIALES INTERNAS

Ejercitar el sistema interoceptivo es prioritario a la hora de reactivar el sistema nervioso porque el sistema interoceptivo no solo mantiene nuestro punto de ajuste ideal, sino que también desempeña un papel importante en nuestro bienestar emocional y mental. Una emoción se compone de dos o más señales corporales, de modo que se puede decir que nuestro paisaje interior da lugar a nuestras emociones, pensamientos y conductas, y a lo que se conoce como la conciencia corporal de nosotros mismos.[8]

Los sistemas propioceptivo y vestibular tienen un papel igual de importante en la formación de esa conciencia corporal. No se limitan a influir en nuestro equilibrio en sentido literal; también lo afectan en sentido emocional. Cuando estamos bien regulados, es normal tener una sensación de autonomía y de control sobre nuestra vida porque confiamos en que nuestro cuerpo hará las cosas que queremos que haga. Sin embargo, en épocas de estrés crónico o traumático, los mensajes que esos sistemas envían al cerebro varían y nos hacen sentirnos desequilibrados desde el punto de vista físico y emocional. Al fin y al cabo, es difícil sentir que estás sano o que tienes control sobre tu vida cuando no te haces una idea aproximada de dónde está tu cuerpo físico en el espacio y no te sientes estable en el suelo.

Esas sensaciones desestabilizadoras pueden sumirnos en un estado de miedo o de huida, o hacernos sentir disociados de tal manera que nos bloqueemos por completo. Cómo nos sintamos a tenor de lo que nos digan los sentidos está indisolublemente ligado a quiénes somos y cómo existimos, pues el sentido que el cerebro otorga a las sensaciones corporales puede provocar angustia emocional y también dolor físico.[9]

Los ocho sentidos

Estos ocho sistemas sensoriales serán la base de la reactivación de tu sistema nervioso.

Si te enfocas en ellos podrás mejorar tu tono vagal, tu regulación emocional, tu salud y tu bienestar, y cambiar el modo en que se comunican las áreas de tu cerebro cuando estás estresado. En los siguientes capítulos descubrirás fascinantes datos sobre neurociencia y medidas prácticas que aplicar en tu vida diaria.[10]

Independientemente de lo regulados o desregulados que hayamos estado en el pasado, podemos potenciar nuestras habilidades interoceptivas, reeducar nuestros sistemas para manejar mejor el estrés, y regularnos emocionalmente mediante el proceso de la bioplasticidad. Pero primero necesitamos un mapa de ruta para saber dónde estamos y adónde nos dirigimos.

3

El sistema nervioso humano

Es el momento de alejarnos un poco y contemplar el panorama general. El sistema nervioso es un gran ecosistema en frágil equilibrio compuesto de varios subsistemas. Se parece un poco a una orquesta. Cada sección es independiente, pero influye en las demás. Todas deben colaborar para crear un sonido armonioso: en este caso, nuestro bienestar y nuestra supervivencia. Lo bien o lo mal que toque cada sección determinará el tono, el ritmo y el tempo de tu vida, y lo bien que rindas en general.

Cuanto mejor entiendas las muchas formas en que el estrés crónico y el trauma pueden alterar tu fisiología, más probable es que descubras que el problema no eres tú, sino cómo reacciona tu sistema nervioso ante el mundo. Como el de todos los mamíferos, nuestro sistema nervioso es un sistema de vigilancia interno pensado para detectar el peligro por medio de la neurocepción. Si tu sistema de vigilancia moviliza energía y te provoca una ansiedad que luego no te deja dormir y te hace tener pensamientos negativos en bucle, te sentirás asustado o disgustado, al margen de lo que te digas a ti mismo conscientemente. Si estás tan quemado por las presiones de la vida que hacer la compra semanal en el supermercado se convierte en una tarea imposible, llamarte vago o penoso no resolverá el problema ni te dará las energías para hacerlo.

No te pasas de susceptible, necesitado,
ansioso, deprimido, sensible o dependiente;
tu sistema interno solo trata de protegerte.

Los patrones que has adoptado son respuestas adaptativas de un sistema nervioso que se ha vuelto hipersensible a las señales de peligro, debido al estrés crónico o traumático experimentado en el pasado. Aceptar esas pautas como producto de tu naturaleza animal y tu experiencia vivida puede ser de mucha ayuda para hacer desaparecer esos profundos sentimientos de vergüenza y culpabilidad. La neurocientífica y psicóloga Lisa Feldman Barrett afirma: «Una emoción es una creación por parte del cerebro del significado que tienen nuestras sensaciones corporales en relación con lo que ocurre en el mundo que nos rodea».[1]

Las cuatro redes de recopilación de datos de las que hablamos en el capítulo anterior —la exterocepción, la propiocepción, el sistema vestibular y la interocepción— envían y reciben mensajes por medio de las dos partes del sistema nervioso: el sistema nervioso central (el cerebro y la médula espinal) y el sistema nervioso periférico (el cuerpo). Y, como pronto verás, el sistema de comunicación bidireccional que existe entre esos dos sistemas tiene un papel fundamental en cómo nos sentimos, la salud de la que gozamos y cómo nos comportamos. En este capítulo nos centraremos en el sistema nervioso central; en el siguiente trataremos el crucial sistema nervioso periférico.

El sistema nervioso central

Una forma fácil de entender este sistema es pensar en él como dos estructuras: una que está en el centro de la cabeza (cerebro) y otra que recorre el centro del cuerpo (médula espinal). Dentro de este sistema, impulsos eléctricos y señales químicas que van de neurona (célula cerebral) en neurona envían información entre distintas áreas del cerebro y, a través de las neuronas (células nerviosas) de los nervios, transmiten información entre el cerebro y el cuerpo.[2]

Si visualizamos el sistema cerebro-cuerpo entero como un mapamundi de los que se ven en las contraportadas de las revistas de los aviones, y cada región del cerebro como un aeropuerto, el bulbo raquídeo —la parte más primitiva del cerebro, situada encima de la columna— es un aeropuerto imprescindible para conectar los vuelos (los mensajes) que tienen lugar entre el cuerpo y el cerebro a través de la médula espinal y el nervio vago. Los aviones que entran y salen de ese aeropuerto son las

El sistema nervioso

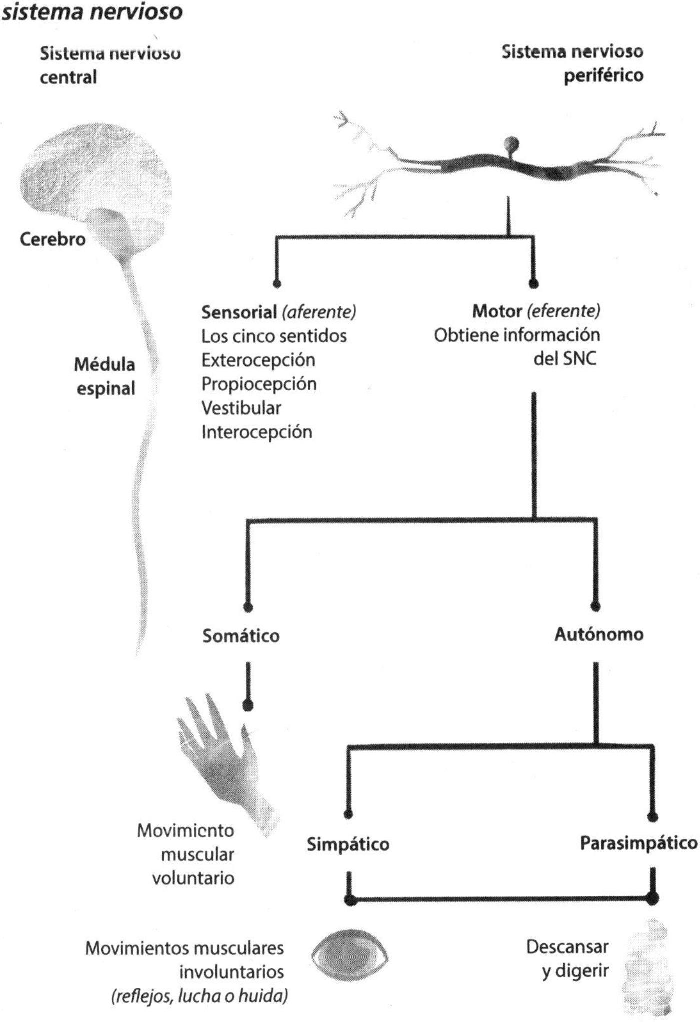

neuronas. Los mensajes que ascienden del cuerpo pueden embarcar en un «vuelo de conexión» en el bulbo raquídeo con el fin de llegar a distintos aeropuertos repartidos por el cerebro. Todo ello afecta a las emociones, al aprendizaje, a la cognición y a los pensamientos.

En el cuerpo hay miles de millones de neuronas, que difieren en su estructura, su función y su composición genética.[3] Por ejemplo, las neuronas sensoriales nos ayudan a saborear, oler, oír, ver y sentir, mientras que las neuronas motoras nos ayudan a movernos, voluntaria o involuntariamente. Las neuronas permiten que el cerebro y la médula espinal se comuniquen con los músculos, los órganos y las glándulas de todo el cuerpo.

Curiosamente, el cerebro no está compuesto solo de neuronas. También hay vasos sanguíneos, y en algunas regiones del cerebro hay más células inmunitarias que neuronas. Las neuronas y las células inmunitarias están tan estrechamente interconectadas que dependen unas de otras para funcionar. Juntas, forman el sistema neuroinmune.

El cerebro

Hace mucho que el cerebro se considera el comandante del cuerpo, pero esa imagen no refleja su papel con exactitud. Por supuesto, el cerebro envía al cuerpo muchas instrucciones importantes —señales que van del cerebro hacia abajo, por así decirlo—, pero, en realidad, las señales que van del cuerpo hacia arriba, enviadas por las redes sensoriales y neuronales internas, ayudan al cerebro a decidir cuáles deben ser esas órdenes. Nuestro cerebro no ha evolucionado para el pensamiento lógico, la felicidad o la exactitud.[4] Todos los cerebros tienen la misma misión: asegurarse de que haya suficientes recursos para los sistemas del cuerpo, de manera que podamos sobrevivir y reproducirnos. Ya hemos hablado de ello al explicar la alostasis (véase la página 19).

Cuando empezamos a sintonizar con el sistema nervioso usando la interocepción, y a vigilarlo fijándonos en las sensaciones físicas y los movimientos del cuerpo, estamos captando las importantísimas señales que van del cuerpo hacia arriba. Aprendiendo a usar las dos vías —del cuerpo hacia arriba y del cerebro hacia abajo— fomentaremos la regulación y estabilizaremos las sensaciones e impulsos del cuerpo.[5]

Desde la concepción, el cerebro se desarrolla de una forma bastante lineal. Piensa en esa evolución como una escalera en la que cada escalón representa una fase del desarrollo del cerebro físico. En el vientre materno, se desarrolla el bulbo raquídeo, que es el primer escalón; luego se añaden más escalones antes del parto y después se incorporan otros durante la infancia. Se cree que el 90 por ciento del desarrollo del cerebro tiene lugar antes de los cinco años.[6] En torno a los veinticinco, se forma el último escalón y llegamos a la cima de la escalera, que es un córtex prefrontal completamente formado.[7]

Para simplificar ese órgano increíblemente complejo, solemos dividir el cerebro en dos partes principales: el cerebro pensante (el córtex) y el cerebro de supervivencia (el bulbo raquídeo, el cerebelo y el sistema límbico). Sus nombres resumen sus funciones principales, pero conviene señalar que no existen como dos islas solitarias dentro de la cabeza. Hay un continuo flujo de comunicación bidireccional entre ellas, como lo hay entre el cuerpo y el cerebro. Así pues, aunque nos referiremos a ellas de esa forma durante todo el libro, cabe destacar que las sensaciones corporales, el dolor y las emociones que experimentamos se valen de grandes redes que se extienden por las dos áreas.

El cerebro de supervivencia (o cerebro inferior)

Está formado por el bulbo raquídeo, el cerebelo («cerebro pequeño» en latín) y el sistema límbico. Son las primeras partes del cerebro en formarse y desempeñan un papel importante en la

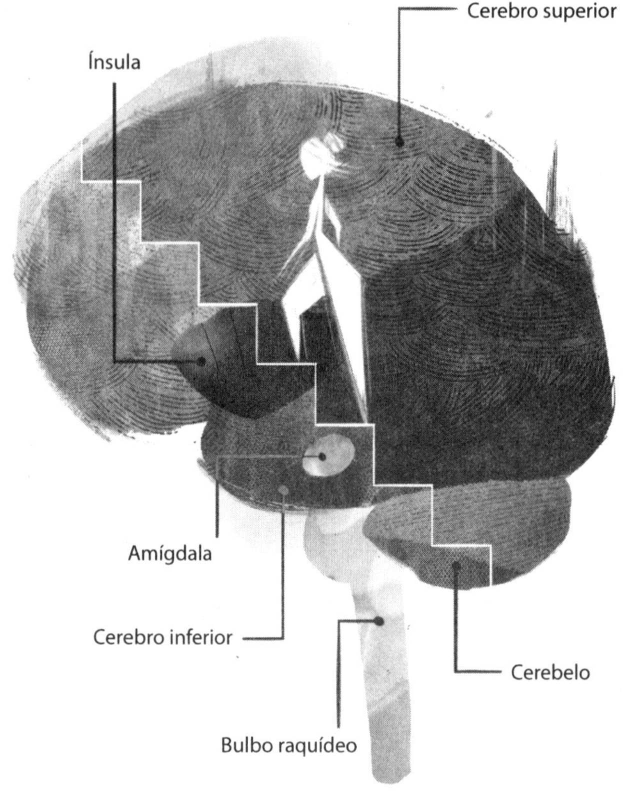

regulación de los sistemas que nos mantienen con vida como la respiración y los latidos del corazón.

La información de los sistemas sensoriales ayuda a ese cerebro a detectar si una situación es segura o si entraña peligro. A medida que procesa los distintos mensajes que recopila, predice lo que pasará y desencadena una respuesta adecuada del sistema nervioso. Esas predicciones se basan en el sistema de memoria del cerebro de supervivencia, que almacena recuerdos «implícitos» (recuerdos de los que no tenemos conocimiento y a los que no podemos acceder conscientemente, también llamados memoria inconsciente o automática) que nos ayudan a entender el mundo y a aprender habilidades para desenvolvernos en él en el futuro. Puede que no recuerde con quién estabas o qué día aprendiste a montar en bici, pero los recuerdos corporales que almacenó durante esa experiencia son la razón por la que hoy puedes subirte a una bicicleta sin tener que volver a aprender a mantener el equilibrio mientras pedaleas. Cuando nació mi hija, me sorprendió la cantidad de canciones de cuna que recordaba de la infancia.

En el aprendizaje implícito participa la neurocepción (que, recapitulando, es la exterocepción más la interocepción), y tiene lugar cuando las señales corporales (interocepción) y los cinco sentidos (exterocepción) envían información al cerebro de supervivencia. Dentro del sistema límbico, la amígdala es nuestra alarma contra incendios interna, mientras que el cerebelo y los ganglios basales son nuestra base de datos de recuerdos implícitos, que almacenan información por si volvemos a encontrarnos con algo parecido.[8] En la mayoría de los casos, las predicciones del cerebro de supervivencia se envían al cerebro pensante (en los vuelos de conexión que mencioné más arriba). Lo ideal es que el cerebro pensante tenga en cuenta la predicción y recabe más información para determinar si la predicción es válida o si es incorrecta. Sin embargo, cuando estamos sometidos a estrés, el cerebro prioriza la eficiencia y la seguridad, de modo que es posible que perdamos de vista el panorama completo, salgamos de nuestra ventana de tolerancia y simplemente reaccionemos.

Cómo afecta el estrés al cerebro de supervivencia

Cuando estamos desregulados y experimentamos emociones intensas, hay más actividad (flujo sanguíneo) en las regiones del cerebro de supervivencia.[9] Las regiones superiores del cerebro (el cerebro pensante) también pueden desconectarse y cerrar sus aeropuertos a los vuelos de conexión del cerebro inferior. Después de un trauma, en el cerebro de supervivencia se suelen activar áreas motoras concretas,[10] cosa que explica por qué nuestro cuerpo se pone tenso o se mueve instintivamente sin que nos demos cuenta.[11] Cuando volvemos a conectar con nuestro cuerpo después de una época estresante, puede que nos demos cuenta de cuánto hemos estado apretando la mandíbula o tensando la caja torácica. Nuestra postura puede darnos muchas pistas del estado en el que nos encontramos, y, como verás en los próximos capítulos, también puede ser una vía para volver a regularse.

El cerebro pensante (o cerebro superior)

Llamado asimismo telencéfalo, el cerebro pensante incluye importantes regiones como el córtex prefrontal, que ejerce una influencia inhibidora o tranquilizante en el cerebro de supervivencia reprimiendo la respuesta al estrés y desempeñando un papel en la regulación del cortisol, la hormona del estrés.[12]

El cerebro pensante nos ayuda a pensar racionalmente, hacer planes para el futuro y usar el lenguaje, la lógica y la creatividad. Al igual que el cerebro de supervivencia, almacena recuerdos, pero esos recuerdos son mucho más detallados: los llamamos recuerdos explícitos porque podemos rememorarlos conscientemente. Son las anécdotas que cuentas o las vacaciones en las que piensas con cariño. Retomando el ejemplo de cuando aprendiste a montar en bici, el cerebro pensante recuerda quién te lo enseñó y qué tiempo hacía cuando por fin dominaste la técnica.

El hipocampo y la amígdala son las áreas del cerebro que controlan los procesos que intervienen en los recuerdos explícitos, los cuales se almacenan luego en regiones del cerebro superior cuando dormimos.

El cerebro pensante también es responsable del movimiento consciente. Cuando nos levantamos de una silla o recogemos algo es porque se ha activado una región del cerebro pensante llamada córtex motor. Se trata de un proceso un poco distinto al de la forma en que se tensa o se distiende automáticamente cuando salimos de nuestra ventana de tolerancia, o cuando adoptamos una postura cerrada en respuesta a un conflicto.

Los recuerdos implícitos y explícitos

Los hechos traumáticos suelen almacenarse en el cuerpo como recuerdos implícitos. Se trata de fragmentos de memoria que regresan acompañados de emociones intensas (como el miedo cerval), sensaciones (como la opresión en el pecho) y movimientos (como apretar la mandíbula y los puños) y que han estado almacenados desde el momento del trauma original y vuelven a experimentarse en el presente. Normalmente no podemos expresar con palabras esas experiencias, y ese es el motivo de que queramos usar los sistemas sensoriales para transformarlas en recuerdos explícitos: se convierten en parte de nuestra historia, no en algo que revivimos.

Cómo afecta el estrés al cerebro pensante

En situaciones de gran estrés, la actividad del cerebro pensante tiende a disminuir y el cerebro racional puede desconectarse temporalmente. Cuando eso ocurre, la información sensorial del cuerpo se interrumpe camino del cerebro pensante: el avión se ve obligado a aterrizar a mitad del viaje. Por lo tanto, puede que nos sintamos desestabilizados, agobiados, desconectados o que no podamos precisar o definir lo que sentimos. En esos casos, es imprescindible reconectar con nuestro cuerpo —como aprenderemos a hacer en la segunda parte— para poder manejar activamente esas emociones y restablecer una sensación de equilibrio. Y eso se consigue integrando la información que viaja del cerebro hacia abajo y del cuerpo hacia arriba, lo que nos permitirá volver a regularnos, fluir y tranquilizarnos.[13]

Como vimos más arriba, las estrategias centradas en la mentalidad no pueden cambiar nuestra fisiología ni nuestras reacciones emocionales si estamos desregulados. Pero si no somos conscientes de ello y seguimos intentando cambiar el estado de nuestro sistema nervioso empleando estrategias orientadas al cerebro pensante como minimizar lo que sentimos en el cuerpo y decirnos: «No es tan grave», o compararnos con los demás: «A Kate le ha ido mucho peor que a mí», puede que nos sintamos unos fracasados si seguimos sintiendo ansiedad, agitación, ira o bloqueo. Y entonces el crítico que llevamos dentro podría alzar la voz y provocar todavía más activación. Decirte: «Haz de tripas corazón», «Espabila» o «Aguanta» no servirá para alterar el sistema de detección de amenazas autónomo del sistema nervioso, pues se encuentra en el cerebro de supervivencia, no en el cerebro pensante. Para que se produzcan cambios, tenemos que trabajar con los sistemas sensoriales del cuerpo mediante intervenciones de abajo hacia arriba, pues son las que hablan el idioma del cerebro de supervivencia.

El centro principal del lenguaje, conocido como área de Broca, también está situado en el cerebro pensante, cerca de la oreja izquierda. Se lo considera responsable de traducir nuestras experiencias personales en lenguaje comunicable. Varios estudios han demostrado que en situaciones de gran estrés, el área de Broca se desconecta, lo que explica por qué hablar de la angustia que sentimos no es la mejor práctica que existe.[14] Animar a las personas a hablar de lo que les ha pasado cuando están desreguladas puede aumentar su frustración y provocar una mayor activación del estrés y desconexión del cuerpo.

Como el cerebro de supervivencia informa al cerebro pensante, una forma de trabajar con esos «escalones inferiores» es a través de la regulación del cuerpo hacia arriba. En primer lugar, centrarnos en el cuerpo puede proporcionarnos una sensación de seguridad y estabilidad. La percepción de nuestros músculos y articulaciones, la sensación de tener los pies en el suelo o lo centrados que nos sentimos cuando sintonizamos con nuestro vientre, pueden aportar una dimensión nueva a la conciencia corporal de nosotros mismos que nos diga quiénes somos y cómo estamos. Cuando nos sentimos abrumados y nos cuesta entender nuestras emociones, también resulta más productivo centrarse en el cuerpo que en pensamientos preocupantes. Para muchas personas, dedicar más tiempo a esas preocupaciones no hace más que aumentar la rumiación (repetición de pensamientos obsesivos) y la ansiedad que sentimos.

La médula espinal

La segunda parte del sistema nervioso central es la médula espinal, que empieza en la base del bulbo raquídeo y termina en el coxis, al final de la espalda. Los nervios raquídeos que se extienden desde la médula forman parte del sistema nervioso periférico (así llamado porque se comunica con partes del cuerpo situadas en la periferia, es decir, fuera del sistema nervioso central; véase el capítulo 4). Los nervios raquídeos transportan sensaciones, por ejemplo, desde la piel hasta la médula espinal, y luego esta las transmite hasta el cerebro. Los receptores del cuerpo también envían información —como la información propioceptiva sobre dónde están las partes de nuestro cuerpo en un momento dado— por la médula espinal al bulbo raquídeo y el cerebro de supervivencia.[15]

La médula espinal es crucial para el movimiento voluntario (es decir, el movimiento consciente que podemos controlar), que se sabe que puede ser una poderosa fuente de regulación. También desempeña un papel importante en las señales de dolor. Debido a ello, puede volverse hipersensible a los mensajes de dolor si las experiencias del pasado o el trauma nos han «entrenado» para esperar dolor.

La ínsula

En las profundidades del cerebro se halla uno de los aeropuertos más concurridos e importantes: la ínsula. Ese aeropuerto central integra información del cerebro pensante, el cerebro de supervivencia y el bulbo raquídeo. El modo en que percibimos el cuerpo, nuestras emociones y el mundo externo depende, por lo tanto, de cómo la ínsula y otras regiones del cerebro pensante procesen la información que reciben.[16]

La ínsula, también conocida como córtex insular, desempeña un papel increíblemente importante en la regulación de nuestros sistemas corporales y, por consiguiente, de nuestro sistema nervioso. Con la práctica de la interocepción —usando herramientas para sintonizar con el estado del sistema nervioso—, activarás la ínsula, que te ayudará a mantener la conexión con la conciencia que tienes de ti mismo.[17] Como ese aeropuerto central se conecta tanto con el cerebro de supervivencia como con el cerebro pensante, cuando los caminos entre la ínsula y el cerebro pensante están abiertos y la información circula libremente entre ellos, el lóbulo frontal puede evaluar la información sensorial más objetivamente y separarla del pensamiento de temor o de ansiedad con el que el cerebro de supervivencia puede haber aprendido a relacionarla.

Sin embargo, cuando entramos en el estado de supervivencia «caliente», esos caminos se cierran y nos impiden pensar lógicamente. Por ese motivo es tan importante el entrenamiento interoceptivo, ya que mantiene activadas regiones del cerebro decisivas para que podamos seguir viendo el panorama general. Cuando somos capaces de reconocer lo que pasa dentro de nosotros e identificar lo que necesitamos para tranquilizarnos, podemos abrir esos caminos y volver a activar el cerebro pensante.

El reseteo se está produciendo ahora

Antes de nada, quiero subrayar que la reactivación de tu sistema nervioso ya está en marcha. Por supuesto, más adelante hallarás ejercicios y herramientas, pero cada vez que te has sorprendido preguntándote: «¿Qué estoy sintiendo? ¿Detecto algún mensaje de mi cuerpo?», has reforzado tus habilidades interoceptivas. Desde que leíste sobre los tres estados del capítulo 1, probablemente ha habido más de un momento en el que has pensado: «¿En qué estado me encuentro?». Y ese acto simple y fugaz de tomarte la temperatura emocional es un indicio de que estás fortaleciendo el tono vagal y adoptando un enfoque más completo para alcanzar el bienestar.

La interocepción, la ínsula y el rendimiento extraordinario

En 2012, unos investigadores publicaron los resultados de un estudio que comparaba el cerebro de un grupo de corredores de aventura de élite y un grupo de sujetos sanos.[18] Ante los mismos estresores físicos, los corredores de aventura podían desempeñar tareas mejor que el grupo de control. Los encefalogramas realizados mostraban más actividad (flujo sanguíneo) en las ínsulas de los atletas que en las de los voluntarios. Ello indicaba que los atletas tenían un funcionamiento interoceptivo más eficiente que el grupo de control. Podían sintonizar mejor con las señales de su cuerpo y enviar a la ínsula información más precisa sobre la situación en la que se encontraban; de ese modo minimizaban los riesgos de que su cerebro confundiese el estresor con el peligro real y desencadenase respuestas que empeoraran su rendimiento.

Observaciones parecidas se hicieron en un estudio realizado con miembros de las Fuerzas de Operaciones Especiales de la Marina de Estados Unidos. En él se comparaba su respuesta a ciertos estímulos con la de un grupo de hombres sanos de su edad que no eran militares.[19] A cada individuo se le mostraron imágenes positivas o negativas. Mientras esperaban las imágenes negativas, los miembros de las Fuerzas de Operaciones Especiales podían activar mejor el centro de control emocional (ínsula central) del cerebro que los otros hombres. Los autores del estudio sobre corredores de aventura concluyeron que el córtex insular «parece perfilarse como un importante sistema cerebral para el rendimiento óptimo en entornos extremos».[20]

Como ya hemos visto en este capítulo, el sistema nervioso central se comunica con el cuerpo por medio del sistema nervioso periférico. Analicemos ahora más detenidamente el sistema nervioso periférico y, concretamente, el nervio vago: la clave para la reactivación del sistema nervioso.

4

El sistema nervioso periférico y el nervio vago

Como indica la palabra «periferia», esta sección del sistema nervioso es más amplia que el sistema nervioso central, pues incluye los miles de millones de nervios que se extienden desde la médula espinal hasta todas las extremidades del cuerpo, así como el nervio vago.[1] Los ocho sentidos de los cuatro sistemas sensoriales que conocimos en el capítulo 2 suministran información al cerebro con regularidad a través del sistema nervioso periférico, que nos ayuda a percibir el entorno externo y a entender la realidad. Este sistema también mantiene el cerebro al tanto de los distintos sistemas internos, aunque no somos conscientes del intercambio de gran parte de esa información.

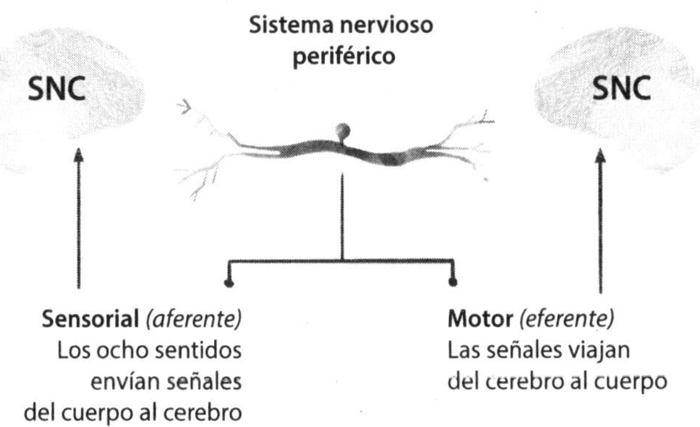

El sistema periférico está compuesto por dos secciones: el sistema sensorial (a través de lo que se llaman nervios aferentes) y el sistema motor (a través de los nervios eferentes). Cada uno tiene sus propios subsistemas.

El sistema sensorial

Esta destacada parte del sistema nervioso periférico transmite información recogida por las cuatro redes de recopilación de datos. Los sistemas exteroceptivo, propioceptivo, vestibular e interoceptivo transmiten información del cuerpo hacia el cerebro («hacia arriba») a través de los nervios aferentes, que reciben su nombre del verbo latino *affere*, que significa «traer».

Ejercicio: Descubre tu sistema nervioso periférico

¿Qué mejor forma de aprender sobre esta rama del sistema nervioso periférico que experimentarla en acción? Empieza prestando atención a las manos y luego pasa a otras partes del cuerpo mientras consideras estas preguntas:

- ¿Qué tacto tiene este libro o esta tableta? ¿Está caliente o frío? ¿Pesa o es ligero?
- ¿Qué notas en la piel: el tejido de tu ropa o la presión de la silla contra la espalda?
- ¿Qué temperatura tiene la habitación?
- ¿Sopla una corriente de aire?
- ¿Qué hueles?
- ¿Qué sonidos oyes?

- Sin mirar, ¿notas dónde están tus pies en relación con tu cuerpo?
- ¿Cómo sostienes la cabeza?
- ¿Tienes los hombros y el cuello tensos o relajados?
- ¿Estás sentado erguido o encorvado?
- ¿Cómo es tu respiración?
- ¿Tienes hambre, sed, cansancio o nervios? ¿Necesitas ir al cuarto de baño, por ejemplo?

Como acabas de experimentar, en todo momento se transmite a tu cerebro una gran cantidad de información exteroceptiva e interoceptiva, incluso cuando no eres consciente. Todo ello (y mucho más en lo que no has reparado) ayuda al cerebro a prever el futuro inmediato: la neurocepción (exterocepción + interocepción) de la que hablamos en el capítulo 2. Te aconsejo que anotes las respuestas en una libreta o en un diario para consultarlas más adelante.

Recuerda: la mayoría de las veces el cerebro realiza predicciones acertadas. Pero a veces no, y cuando se equivoca, normalmente es porque ciertos episodios traumáticos o el estrés crónico han «enseñado» al sistema neuroceptivo a volverse más protector y sensible a las señales de peligro.

El sistema motor

A diferencia de la parte sensorial, este sistema lleva información del cerebro al cuerpo («hacia abajo») a través de los nervios eferentes, del latín *effere*, que significa «llevar». Esta sección del sistema nervioso periférico se divide a su vez en dos subsistemas: el sistema nervioso somático y el sistema nervioso autónomo.

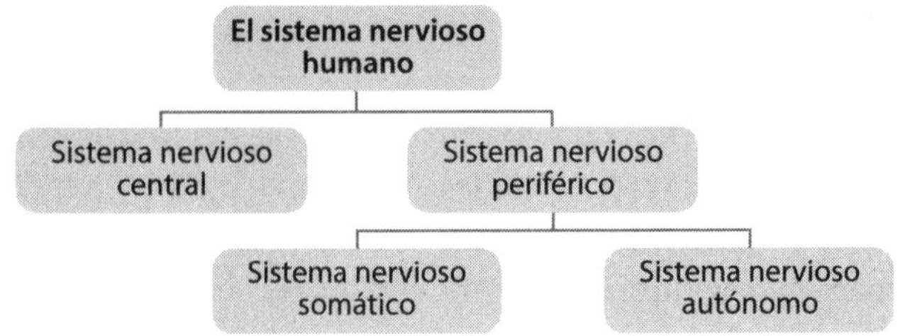

El sistema nervioso somático

En griego «cuerpo» se dice *soma*, palabra que conviene recordar porque este es el sistema nervioso que utilizamos cada vez que nuestro cuerpo realiza un acto físico consciente. Si quieres darle una patada a un balón, coger un vaso o tirarte a un lago, el cerebro y la médula espinal envían las instrucciones a los músculos pertinentes para ayudarlos a moverse.

El cuerpo almacena las experiencias —buenas y malas— en el cerebro de supervivencia y las codifica como memoria muscular a través de los sentidos propioceptivos. Por eso cuando experimentamos peligro, los músculos se contraen de formas que modifican nuestra postura, nuestros movimientos y nuestras acciones, a menudo sin que nos demos cuenta de que está sucediendo. Por ejemplo, cerrar los puños y dejar caer los hombros puede sumirte en un estado caliente o frío, mientras que relajar los hombros y sonreír puede ayudarte a sentirte seguro e incluso volver a regularte. El entrenamiento (al que prefiero referirme como herramientas de bioplasticidad) que te enseñaré en la segunda parte te permitirá aprender a usar esta conexión subconsciente de forma consciente.

El sistema nervioso autónomo

En griego *autonomos* significa que se gobierna por sí mismo, que es exactamente como opera este sistema nervioso. Es una especie de «piloto automático» que envía mensajes del cerebro de supervivencia al cuerpo para que se centre en la supervivencia o en la recuperación.

Una vez que entiendas cómo funciona este sistema y desarrolles lo que se conoce como conciencia autónoma, estarás en mejor posición no solo para manejar los estresores en el momento, sino también para recuperarte de ellos mucho más rápido y volver a tu punto de ajuste. A medida que avances en el libro, espero que logres identificar mejor los patrones repetitivos en los que hayas podido caer, y los muchos aspectos en los que tu sistema nervioso haya quedado marcado por tu pasado. También serás más consciente de que lo que experimentas hoy (a propósito o no) dará forma en el futuro a tus respuestas al estrés, tus relaciones y demás.

El sistema autónomo se divide normalmente en dos secciones: el sistema nervioso simpático y el sistema nervioso parasimpático.

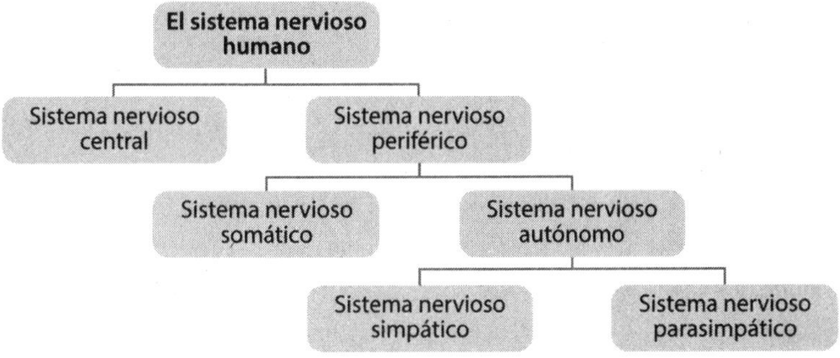

El sistema nervioso simpático

Este es el sistema que da paso al estado demasiado caliente (también conocido como estado simpático). Activa las respuestas de lucha o huida y moviliza una valiosa energía para que podamos reaccionar a situaciones peligrosas de forma rápida y efectiva. Como un perro guardián programado para protegernos, este sistema busca continuamente peligros, y responde a las amenazas percibidas de manera tan instintiva que es posible que ni sepamos que va a haber una reacción.

Nos centraremos mucho en este sistema de vigilancia interno porque aprende de nuestras experiencias pasadas y presentes, y trata de protegernos mejor en el futuro. Aunque esta actividad es algo muy positivo, en algunos casos el sistema puede volverse demasiado sensible —como un perro guardián sobreprotector que ladra a todo el mundo—, y cuando eso ocurre puede hacer más mal que bien.

El sistema nervioso parasimpático

Puede que hayas oído hacer referencia a esta sección del sistema con las actividades de «descansar y digerir». Se trata del sistema que se encarga de que todo funcione correctamente,

Respuestas corporales en el estado simpático y parasimpático

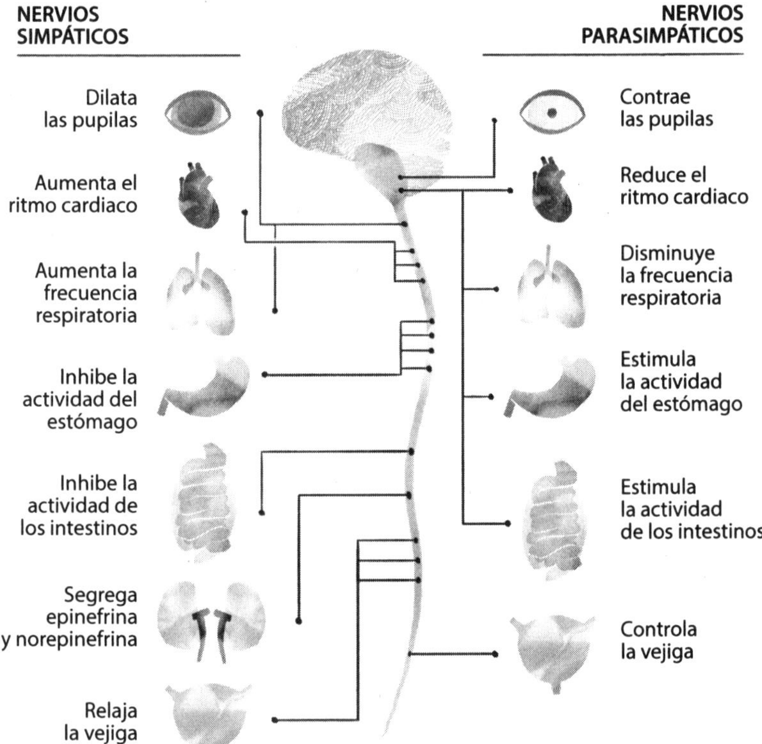

desde los latidos del corazón y el flujo sanguíneo a la respiración y la digestión. Como todos esos procesos tienen lugar al margen de nuestra conciencia, a veces se lo denomina sistema nervioso involuntario.

El sistema nervioso parasimpático también calma el cuerpo y conserva la energía después de un episodio estresante reduciendo el ritmo del corazón, optimizando la digestión y bajando la tensión arterial.

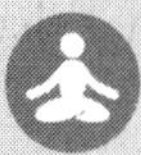

Ejercicio: Reflexiona sobre los últimos días

Dediquemos un momento a pensar en la interocepción. Mira la imagen de la página 110 y rememora los últimos dos días o la última semana. ¿Te has fijado en si has experimentado alguna de las sensaciones enumeradas? En caso afirmativo, ¿recuerdas qué te pasaba en esos momentos? El hecho de poder reconocer esos cambios, o en el momento o después del suceso, puede darte pistas de qué sistema activas en esas ocasiones.

Teniendo presentes esas respuestas, la próxima vez que te percates de que tienes la boca seca, el estómago revuelto, opresión en el pecho o problemas para respirar, mira si puedes determinar qué sistema nervioso —simpático o parasimpático— provoca esas sensaciones, y trata de identificar el hecho o la sensación que ha activado ese sistema. Saber qué hechos desencadenan ese tipo de respuestas te ayudará a aprender a enfrentarte a ese detonante concreto mientras estés en tu «zona de incomodidad» (así se denomina a las zonas situadas en los límites de tu ventana de tolerancia; véase la página 40), o concédete tiempo después del episodio para volver a un estado regulado.

Si viajar en un tren de cercanías por la mañana hace que te aumente el ritmo cardiaco, te inquieta y te hace sudar, sabrás por el diagrama de la página 110 que esa actividad activa tu sistema nervioso simpático. Como eso ocurre con regularidad, vale la pena entrenar tu cuerpo para que no perciba ese suceso como amenazante buscando formas de hacer más agradable el trayecto en tren de manera que puedas permanecer dentro de tu ventana de tolerancia.

Para conseguirlo, puedes intentar concentrarte en las primeras señales de tensión en cuanto empieces a notarlas o camino del tren o mientras estás en él. Si te das cuenta de que tienes los puños cerrados, relájalos y mueve los dedos. Si tienes la mandíbula apretada, trata de abrir y cerrar la boca para ayudar a que se relaje. ¿Estás de pie en una postura rígida contra la puerta? ¿Te ayuda si desplazas el peso de un pie a otro? La activación de los sistemas nerviosos interoceptivo y periférico a través de la conciencia corporal y los movimientos voluntarios involucra el nervio vago y puede ayudarte a volver a situarte dentro de tu ventana de tolerancia.[2]

Si son las multitudes lo que te molesta, puedes cambiar de asiento, ponerte de pie un rato o cambiar a un vagón donde no te sientas tan atrapado. Si la cosa no cambia, podrías darte permiso para bajarte en la siguiente estación y hacer una pausa de unos minutos antes de volver a subir al tren. Cualquiera de esas alternativas tranquilizará a tu sistema nervioso mostrándole que tienes una opción o una posibilidad de intervenir en el asunto; al sistema nervioso le encantan las opciones.

Si esas tácticas inmediatas no dan resultado, piensa en cómo podrías experimentar menos casos de ese estresor concreto. ¿Podrías salir de casa treinta minutos antes para evitar la masificación? Si la respuesta es negativa, busca formas de volver a regular tu cuerpo lo antes posible después de cada viaje. Por ejemplo, podrías apearte del tren una parada antes de lo previsto e ir andando hasta tu destino con el fin de conceder a tu cuerpo y a tu cerebro tiempo para descargar la activación del estrés y recobrar el equilibrio.

Te recomiendo que tomes nota en un cuaderno o en un diario de lo que te ha funcionado y de lo que no en tu caso concreto para que la próxima vez que te encuentres en la misma situación o ante las mismas respuestas, puedas volver a elegir las mismas tácticas.

El nervio vago

Denominado acertadamente con el término que significa «errante» en latín, el nervio vago va de la base del cráneo al interior del aparato digestivo. Está compuesto de muchas fibras, un 80 por ciento de las cuales son aferentes (llevan señales al cerebro), mientras que el resto son eferentes (llevan señales del cerebro al cuerpo) (véase la imagen de la página 33).

Esa autopista de información es comparable en tamaño a la médula espinal, y aunque tiene un solo nombre, en realidad constituye un sistema entero propio. En el bulbo raquídeo hay dos ramas principales: el nervio vago ventral y el nervio vago dorsal. El nervio vago ventral conecta con estructuras situadas encima del diafragma (la cara, el cuello, el pecho y los pulmones), mientras que el nervio vago dorsal conecta con los órganos del abdomen. En el pecho, esas dos ramas se subdividen en un cosmos de nervios que abarca los pulmones, el corazón, el diafragma, el estómago, el bazo, los intestinos, el colon, el hígado y los riñones. Esa red de nervios transmite millones de mensajes que van y vienen del cerebro, manteniendo la regulación y enviando señales de dolor, peligro o seguridad.

El nervio vago es una parte importante de la conexión entre el cerebro y el cuerpo.

La teoría polivagal

En 1995 el doctor Stephen Porges, entonces director del Centro Cerebro-Cuerpo de la Universidad de Illinois en Chicago, planteó una teoría destinada a ampliar nuestro conocimiento del nervio vago y el papel que tenía en la salud y el bienestar emocional.[3] La teoría polivagal proponía en primer lugar que las dos ramas del nervio vago desempeñaban funciones muy distintas, y en segundo que el sistema nervioso autónomo tiene tres estados en lugar de dos. Esos tres estados —el simpático (demasiado caliente) y los dos del sistema nervioso parasimpático llamados estado vagal ventral (perfecto) y estado vagal dorsal (demasiado frío)— nos ayudan a entender cómo reaccionamos al estrés y al trauma.

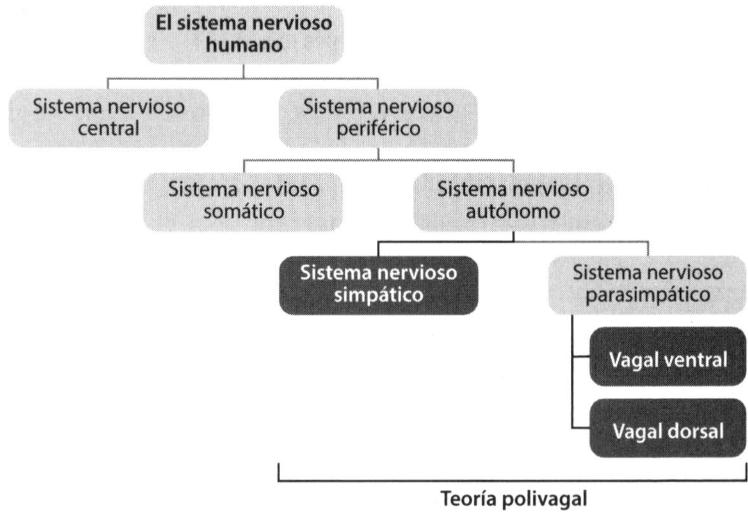

La rama vagal ventral

Esta rama del nervio vago menos primitiva da lugar al estado perfecto —conocido en la teoría polivagal como estado vagal ventral— y nos ayuda a volver a regularnos. Empieza en el bulbo raquídeo, desciende por el cuello y la garganta con ramas que se extienden a los oídos, y abastece de nervios al corazón y a los pulmones, y también a estructuras y órganos situados por encima del diafragma: el esófago y los bronquios, así como la laringe y la faringe, que intervienen en el habla y la comunicación. Esta rama del nervio vago está mielinizada.[4] Eso significa que, como muchos nervios, está cubierta de una capa grasa aislante parecida al plástico de los cables eléctricos que la ayuda a funcionar con rapidez y precisión.

La rama vagal dorsal

Esta división del nervio vago desempeña un papel importante en el mantenimiento de una buena digestión y contribuye a una homeostasis saludable. También ayuda a reducir la velocidad de nuestra fisiología, pero como esta rama más primitiva del nervio vago no está mielinizada —es decir, como sus «cables eléctricos» no están protegidos con aislante—, las señales que transmite no son tan precisas ni están tan bien sintonizadas como las que pasan por la rama vagal ventral. Por consiguiente, teorizó Porges, ante una amenaza, es probable que nos suman en el estado demasiado frío del sistema nervioso, conocido en la teoría polivagal como estado vagal dorsal.

Células nerviosas

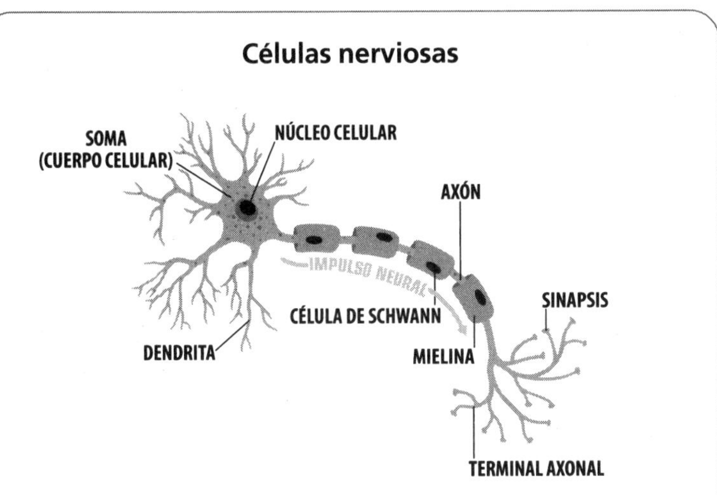

Las neuronas son las células cerebrales y las células nerviosas presentes en el cuerpo humano. El cuerpo principal de la célula nerviosa tiene ramificaciones en la parte superior llamadas dendritas. Esas ramificaciones forman conexiones con otras células nerviosas. En la parte inferior hay una larga extensión llamada axón, que en muchas células nerviosas está cubierto por una vaina de mielina. Al final del axón hay más ramas, que se extienden y terminan en sinapsis, que a su vez transmiten mensajes en forma de neurotransmisores a las dendritas de las otras células nerviosas.

La rama vagal dorsal también empieza en el bulbo raquídeo y pasa por debajo del diafragma, pero allí se ramifica como una enredadera y se extiende hasta el colon. Los axones (prolongaciones de las células nerviosas; véase la p. 115) de las neuronas vagales dorsales llevan información a larga distancia. Si nos sentimos seguros y conectados, la rama vagal dorsal inmoviliza nuestra fisiología y nos calmamos, pero cuando nos vemos en peligro, actúa como un freno de mano y hace que nos paralicemos o nos bloqueemos.

La teoría polivagal en acción

En resumen, la teoría polivagal plantea tres posibles estados del sistema nervioso, que coinciden con los tres estados del sistema nerviosos del capítulo 1:

1. Estado simpático = estado demasiado caliente 
2. Estado vagal ventral = estado perfecto
3. Estado vagal dorsal = estado demasiado frío

Para simplificar, seguiré refiriéndome a estos tres estados como caliente, frío y perfecto la mayoría de las veces, pero son lo mismo. Ahora sabemos que el bucle constante de mensajes que circulan entre el cerebro y el cuerpo a través del nervio vago se encarga de mantener nuestro termostato interno regulado y nos permite responder a las situaciones a medida que surgen.

Cuando los mensajes interoceptivos procedentes de los órganos están relacionados con el mantenimiento de la homeostasis y contienen información sobre datos vitales concretos (como los niveles de pH, el ritmo cardiaco o la tensión arterial), el cerebro puede discernir de dónde vienen esos mensajes y de qué tratan con una precisión extraordinaria y responde de forma igual de específica.

Esta capacidad recuerda a la forma en que los smartphones pueden analizar una amplia gama de información. A lo largo del día, el móvil no solo te avisa cada vez que alguien se comunica contigo, sino que también te dice quién intenta ponerse en contacto contigo, qué modo de comunicación emplea (llamada, mensaje, correo directo, etc.) y desde qué número, cuenta o dirección de correo electrónico contacta contigo. Además de esos avisos, puede que también recibas montones de notificaciones de aplicaciones, con sus usos y funciones específicos, y es probable que también con su sonido de alerta exclusivo. Al igual que el móvil, el cerebro clasifica la información procedente de una amplia gama de datos según va llegando. Pero ¿cómo lo hace?

Parte de la respuesta radica en las neuronas del nervio vago. Las neuronas vagales, que van del cuerpo al cerebro o en el sentido contrario, llevan información codificada en sus señales eléctricas. Esa codificación, que todavía no se conoce bien, permite un alto grado de precisión y comunica al cerebro:

- de qué órgano viene la señal
- en qué capa de tejido dentro del órgano surge la señal
- cuál es el estímulo

Los investigadores creen que en el nervio vago hay distintos grupos de neuronas con propiedades genéticas parecidas que detectan por separado un tipo de estímulo concreto.[5] También se han descubierto códigos genéticos de información sobre órganos en el nervio vago. Eso quiere decir que se pueden enviar mensajes concretos desde un punto, como el aparato digestivo, para informar al cerebro, por ejemplo, de la liberación de hormonas, la inflamación o la presión mecánica. Aunque ese cúmulo de datos viene del mismo sitio, la forma en que están codificados permite que dentro del cerebro se puedan refinar y separar con nivel de detalle. Así es como el cerebro sabe quién «llama» exactamente y qué quiere.[6] La excepción se produce cuando el estrés o el trauma nos alteran (normalmente de forma inconsciente). En esos casos, las sensaciones y respuestas corporales vinculadas a esa neurocepción defectuosa crean mensajes generales y difusos de angustia o peligro que al cerebro le cuesta mucho más descifrar.

Aunque la mayor parte de ese proceso de interocepción se produce sin que lo sepamos, podemos ayudar a nuestro sistema cerebro-cuerpo a que funcione óptimamente aprendiendo a influir en determinadas señales que van del cuerpo al cerebro. Por ejemplo, si cambiamos a propósito el ritmo de la respiración para ensanchar los pulmones, podemos enviar señales al bulbo raquídeo y cambiar el estado del sistema nervioso.

El nervio vago es un sistema bidireccional complejo y preciso, y esa comunicación bidireccional es el motivo por el que desempeña un papel tan decisivo en nuestra salud emocional y física. Está estrechamente ligado a los estados de ánimo, la respuesta inmunitaria, la digestión, la frecuencia cardiaca, la frecuencia respiratoria, el funcionamiento cardiovascular, y reflejos como toser, estornudar, tragar y vomitar. Es fácil entender por qué la desregulación del sistema nervioso, en la que el nervio vago desempeña un papel tan importante, puede provocar problemas constantes en el cerebro y el cuerpo.

Si damos prioridad a tener un nervio vago saludable que funcione —con un buen tono vagal—, es más probable que podamos contar con un sistema nervioso resiliente y adaptable. Diversos estudios han demostrado que existe una relación entre un tono vagal alto y una salud, un estado emocional y una cognición mejores.[7]

Puedes concentrarte en desarrollar el tono vagal usando los recursos de la segunda parte del presente libro, lo que te permitirá influir en los mensajes del cuerpo al cerebro y liberarte de algunos de tus conflictos emocionales y físicos más preocupantes. Un mayor tono vagal nos permite salir mejor del bloqueo cuando experimentamos ansiedad, ira, desesperación o apatía, y también nos equipa mejor para mantener el equilibrio en el futuro, incluso ante la adversidad.

En el próximo capítulo estudiaremos con más detalle la comunicación cerebro-cuerpo y cuerpo-cerebro dentro del nervio vago y cómo afecta a nuestra salud y a nuestro bienestar.

5

El bucle del cuerpo-cerebro, cerebro-cuerpo

Como hemos visto, la comunicación bidireccional entre el cerebro y el cuerpo es lo que convierte al nervio vago en una de las estructuras más influyentes del cuerpo. Los estados de ánimo y los pensamientos, por no hablar de la respuesta inmunitaria, la digestión, la frecuencia cardiaca, la frecuencia respiratoria y el funcionamiento cardiovascular están vinculados a este nervio.

En el contexto del sistema autónomo, gran parte de esa comunicación a través del nervio vago pasa desapercibida dentro de nuestro cuerpo. Mientras comemos, dormimos, jugamos o discutimos, el cerebro mantiene una comunicación constante con los órganos internos, y esas señales eléctricas que pasan por el nervio vago desde cada órgano hacia el cerebro son lo que ayuda a este a controlar nuestra salud y mantener la homeostasis. Sin embargo, algunos órganos ejercen más influencia que otros, motivo por el que de repente nos damos cuenta de que tenemos palpitaciones o mariposas en el estómago si pasamos a un estado más caliente. En este capítulo analizaremos el profundo efecto que el corazón, el aparato digestivo y la fascia (la red de tejido conectivo que cubre los músculos, los vasos sanguíneos y los nervios) tienen en nuestro estado mental y emocional, así como en nuestra salud física.

El eje corazón-cerebro

Dos de los datos más importantes sobre el cuerpo que recibe el cerebro son la frecuencia cardiaca y la tensión arterial. Como ocurre en el resto de las partes del cuerpo, la comunicación entre el cerebro y el corazón funciona como un bucle de retroalimentación bidireccional constante; sin embargo, el corazón tiene unos rasgos característicos que le permiten estar en comunicación continua con el cerebro. Ese bucle de retroalimentación a menudo se conoce como eje corazón-cerebro.

El nervio vago envía señales al cerebro desde los barorreceptores (sensores de la presión) situados en las paredes del corazón, el arco aórtico (que se encuentra por encima del corazón y conecta las ramas superior e inferior de la aorta, la principal arteria del cuerpo) y los cuerpos carotídeos (situados junto a las arterias carótidas del cuello; véase el diagrama de más abajo). Estos tres conjuntos de barorreceptores ayudan al cuerpo a mantener la tensión arterial a un nivel relativamente constante para que la sangre siga bombeando al cerebro independientemente de la situación en la que nos encontremos.

Barorreceptores

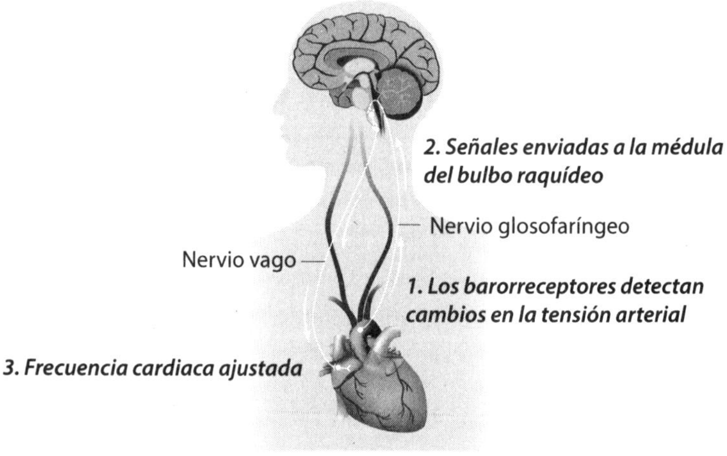

2. Señales enviadas a la médula del bulbo raquídeo

Nervio glosofaríngeo

Nervio vago

1. Los barorreceptores detectan cambios en la tensión arterial

3. Frecuencia cardiaca ajustada

Por ejemplo, cuando salimos de la cama y nos levantamos, el aumento necesario de la tensión arterial dilata los barorreceptores y provoca un cambio en el sistema cerebro-cuerpo, que intenta mantener la homeostasis. Los barorreceptores también registran la actividad del corazón, que a su vez influye en cómo nos sentimos y nos comportamos. Si el corazón late rápido, por ejemplo, envían señales que el cerebro podría registrar como lucha o huida.

El freno vagal

Dentro del corazón hay una estructura increíblemente importante llamada nódulo sinoauricular. Es pequeño pero poderoso, y se lo considera como el marcapasos natural del corazón. El nervio vago está conectado directamente con ese marcapasos a través de una vía conocida como el freno vagal, que constituye

El nódulo sinoauricular y el nervio vago

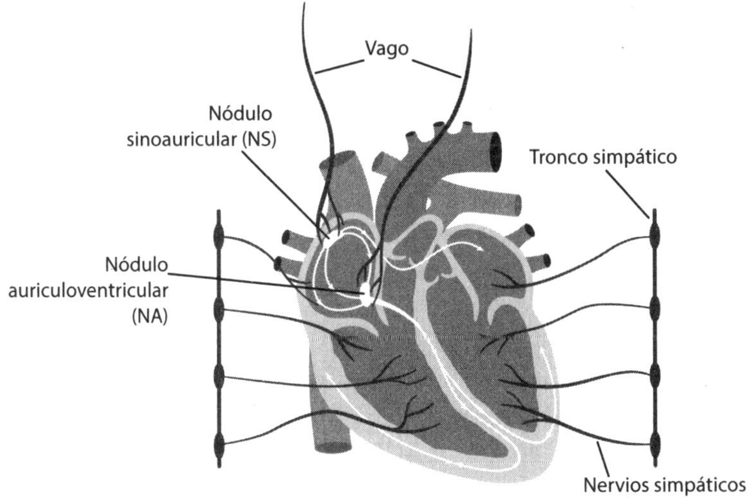

otra parte decisiva de nuestra biología, diseñada para asegurar nuestra supervivencia.

De forma parecida a los frenos de una bicicleta o de un coche, el freno vagal se puede activar y soltar para modificar la frecuencia cardiaca. Cuando nos encontramos en el estado vagal dorsal «demasiado frío», la energía inmovilizadora puede reducir la velocidad del corazón a 20-30 latidos por minuto o incluso detenerlo por completo.[1] Sin el freno vagal, la frecuencia cardiaca en reposo sería de entre 90 y 110 latidos por minuto, en lugar de los 72 latidos por minuto habituales.[2]

La mecánica del sistema nervioso

Podemos pensar en el sistema nervioso como en un coche. La energía simpática movilizadora es el acelerador. La rama ventral es el pedal del freno. La rama vagal dorsal es como echar el freno de mano y nos inmoviliza.

Si reflexionas sobre las cosas que haces cada día o cada semana y piensas en las formas en que el freno se suelta o se activa, te harás una idea aproximada de la flexibilidad que te aporta y de lo útil que puede ser. Por ejemplo, camino de una cita, es probable que el nervio vago se suelte un poco y te vuelva un poco más activo, interesante y seguro de ti mismo. Lo mismo se puede aplicar a una entrevista de trabajo o a otra reunión importante. Al aflojar ese freno, el cuerpo te permite acceder a la energía caliente para que puedas aprovechar los beneficios de una personalidad reforzada y una mayor concentración. Si estás realizando una actividad física, como correr un maratón, aumentará tu resistencia junto con el flujo sanguíneo, y la frecuencia respiratoria y la cardiaca se acelerarán para poder aprovechar al máximo la energía del cuerpo.

En cada una de esas situaciones, al soltar el freno vagal, tu fisiología se acelera y te da acceso a los recursos que necesitas para conseguir tu objetivo, aunque ese objetivo esté fuera de tu zona de confort. Y cuando esa situación concreta acabe y tu cerebro de supervivencia determine que vuelves a estar «a salvo», se reactivará el freno vagal a través del nervio vago, lo que reducirá la frecuencia cardiaca, te permitirá respirar más profundamente y te devolverá a un estado más tranquilo y más conectado. Cuando eso ocurra, es posible que también notes que se te afloja la mandíbula o que te des cuenta de que el ritmo de tus pensamientos disminuye. La reactivación del freno vagal es ese gran suspiro de alivio del que a menudo oímos hablar.[3] No es solo una expresión, sino algo real demostrado por la ciencia.

Para los mamíferos, incluidos los humanos, esa capacidad de autorregularse, salir del modo de supervivencia y entrar en un estado que favorece el comportamiento colaborativo es imprescindible para la supervivencia. En una crisis, detectamos las señales de peligro del entorno y de aquellos que nos rodean, y pasamos a un estado de supervivencia juntos, adaptándonos tanto a la energía del momento como unos a otros. Eso nos permite trabajar en colaboración por un objetivo común en el presente, y volver colectivamente a un estado sereno y equilibrado cuando la amenaza ha pasado.

La historia de Jenny y Selena: el estrés y el freno vagal

Una de las facetas más importantes de la conexión entre el corazón y el cerebro —y la activación y desactivación del freno vagal— es el estrés. Jenny y Selena son el ejemplo perfecto.

Jenny y Selena son unas hermanas maduras de edad similar. Tienen muy buena relación, comparten las mismas aficiones, y las dos son extrovertidas, tranquilas y sociables. Aunque viven en ciudades distintas, hablan con frecuencia y se apoyan la una a la otra.

Cuando se produjo la pandemia de la COVID-19, las dos hermanas se inquietaron. Jenny vivía sola, mientras que Selena vivía con su esposa, Julia, que era inmunodeficiente. Al principio, a Selena no le preocupaba demasiado Julia. A pesar de su problema, siempre había estado relativamente sana, y las dos tomaron precauciones extremas para no enfermar. Todas veían las noticias del día, confinadas, se lavaban las manos continuamente y llevaban mascarillas en público. El nivel de estrés de las dos hermanas empezó a aumentar conforme pasaban los días, y temían por sus seres queridos. A medida que transcurrieron los meses, tanto Jenny como Selena experimentaron cada vez más problemas de ansiedad, respiraban superficialmente y sentían pánico.

A pesar de todas las precauciones, Julia, la esposa de Selena, contrajo el virus y fue hospitalizada, y durante los siguientes meses, Selena fue al hospital tanto como le permitieron. Entre tanto, veía las noticias e intentaba distraerse mientras seguía confinada. A la ansiedad que tenía se le sumó el estrés causado por la enfermedad de Julia, que se le hizo casi insoportable. Por primera vez en su vida, empezó a tener ataques de pánico. Se le disparaba el corazón incluso estando quieta, y se quedaba totalmente despierta prácticamente todas las noches.

El ritmo rápido del corazón de Selena transmitía señales de peligro a su cerebro, de modo que en un principio pasó a un estado simpático más caliente que la ayudó a mantenerse alerta y a seguir participando activamente en los cuidados de su esposa. Sin embargo, cuando Julia se quedó en el hospital, el estado emocional de Selena empezó a cambiar, y se vio oscilando entre el calor del pánico y el frío del bloqueo. Las pocas veces que le permitían visitar el hospital y hablar con los médicos del estado de su esposa, que empeoraba con rapidez, sus emociones se descontrolaban. Cuando volvía a casa, se quedaba tumbada en la cama sintiéndose totalmente desconectada de la realidad, abotargada y sola.

Selena estaba aterrada, y poco a poco esas emociones la sumieron en el estado vagal dorsal frío de paralización. Se pasaba casi todo el tiempo sin poder actuar o tomar una decisión, a pesar del pánico creciente que sentía. A los tres meses de ser hospitalizada, Julia murió, y Selena cayó en una profunda depresión.

La mayoría de los días no tenía ánimos para salir de la cama, y menos aún para hacer tareas más sencillas. Cuando conseguía levantarse y hacer un recado, se mareaba y se sentía débil.

Cuando Jenny pudo visitar a Selena, su hermana era una sombra de sí misma. Selena se pasaba casi todo el tiempo encerrada en su cuarto diciendo que se sentía fuera de su cuerpo e insensible a todo. La experiencia de vivir en un estado de ansiedad, sumada al trauma repentino de perder a su esposa, había alterado su punto de ajuste. Su termostato interno había bajado del todo y la había sumido en un estado frío de inmovilización. Su nueva normalidad era una mezcla de apatía, agotamiento, depresión y disociación.

El punto de referencia de Jenny también había cambiado, pero en la dirección contraria. Desde el principio de la pandemia, había vivido en el calor del estado simpático, siempre temerosa e inquieta. La muerte de Julia había aumentado su estado de calor hasta tal punto que el pitido de aviso del móvil podía hacer que le sudasen las manos. Oficialmente, lo peor de la pandemia había pasado, pero la forma en que Jenny interactuaba con las personas había cambiado radicalmente. Pasó de ser extrovertida y sociable a ponerse nerviosa estando en grupo. Incluso socializar con unos pocos amigos resultaba demasiado para ella.

Durante toda la pandemia, el cuerpo de Jenny había enviado señales de peligro a su cerebro. Esas señales, sumadas a las preocupaciones por el deterioro de la salud mental de su hermana, habían activado respuestas de estrés en el cerebro de supervivencia de Jenny. Con cada amenaza que percibía su cerebro, se internaba más en el estado simpático caliente. Su freno vagal se soltaba cada vez más, lo que le subía la tensión arterial y la inundaba de energía movilizadora que avivaba su ansiedad.

En algunos aspectos, eso era positivo, incluso necesario. Al principio, protegía a Jenny y le daba la energía y el valor que necesitaba para apoyar a su hermana, a pesar del miedo que tenía a viajar y a exponerse a tantas personas. Sin embargo, a largo plazo, fue menos beneficioso.

Decidida a controlar la sensación de ansiedad y de pánico, Jenny acudió a su médico, que le recetó un medicamento para reducir la hipertensión y la mandó a casa. Desde un punto de vista estrictamente biológico, la medicación surtió efecto. La tensión arterial de Jenny disminuyó un poco. En cambio, desde una perspectiva psicológica y social, sus problemas siguieron sin solucionarse porque las emociones que habían provocado que soltase el nervio vagal no se habían abordado. Seguía atrapada en el modo de supervivencia.

La historia de Jenny y Selena pone de relieve la relación indisoluble entre nuestro sistema nervioso y nuestra salud física y psicológica. La exposición a estresores crónicos y traumas nos expulsa de nuestra ventana de tolerancia y nos mantiene en ese punto tanto tiempo que la vida cotidiana empieza a resultar insoportable. Las personas que padecen depresión crónica, desgaste, irritabilidad o incluso ira experimentan patrones similares, lo que nos permite ver el modo en que el cerebro afecta al corazón, y viceversa.

Las dos mujeres podrían beneficiarse del entrenamiento con recursos que las ayudasen a conectar con su cuerpo y con su entorno a fin de volver a sus respectivas ventanas de tolerancia, donde podrían recuperarse plenamente del estrés y el trauma. Si consiguieran regresar a cierto punto de ajuste aún no óptimo, con el tiempo podrían graduar el termostato de su sistema nervioso a un punto de ajuste óptimo usando los recursos y las herramientas que aprenderemos en la segunda parte.

Sin un esfuerzo coordinado por parte de Selena y de Jenny para desarrollar la conciencia autónoma y volver a regularse, correrán más riesgo de contraer afecciones físicas aparte del estrés emocional y mental que ya padecen. Si todo funciona bien, conforme entramos en el estado caliente, la tensión arterial aumenta y puede ayudarnos a concentrarnos, a actuar y a hacer lo que tenemos que hacer. Cuando el factor de estrés pasa, la tensión arterial vuelve a la homeostasis. Sin embargo, si nos enfrentamos a un estrés crónico o traumático, se produce una elevación prolongada de la tensión arterial (es decir, hipertensión), que constituye una carga alostática, un desgaste que se acumula en el sistema cerebro-cuerpo. Por el contrario, cuando el estado vagal dorsal nos hace colapsar o bloquearnos y experimentamos una oleada de inmovilización, la tensión arterial y la frecuencia cardiaca descienden, y es posible que nos resulte imposible movernos o actuar. Nos mareamos y nos sentimos débiles. Cuando nuestro sistema se paraliza, también pueden aparecer el agotamiento y los problemas intestinales.

La variabilidad de la frecuencia cardiaca (VFC)

El marcapasos natural del corazón —el nódulo sinoauricular— determina la frecuencia de nuestros latidos y, en contra de la creencia popular, un corazón sano no late a un ritmo constante como un metrónomo, sino que varía con la respiración.[4] Cuando inspiramos, la frecuencia cardiaca se acelera porque el freno vagal relaja su efecto amortiguador en el marcapasos del corazón. Cuando espiramos, los latidos se vuelven más lentos porque el nervio vagal se reactiva. Esa variación entre los dos ritmos de los latidos se llama variabilidad de la frecuencia cardiaca (VFC). En pocas palabras, la VFC es la distancia entre los latidos de nuestro corazón en milisegundos (ms).[5] Hay dispositivos portátiles que hacen un seguimiento de la VFC, pero, en las evaluaciones clínicas, los electrocardiogramas de veinticuatro horas son el criterio de referencia.[6]

Las lecturas de la VFC pueden proporcionarnos una instantánea muy útil de la eficiencia con la que funciona nuestro nervio vago.[7] Sin embargo, a diferencia de la tensión arterial, no hay un índice de la VFC ideal. Disminuye con la edad, varía de una persona a otra y cambia de una situación a otra, de modo que la mejor forma de medir la VFC es controlarla conforme pasa el tiempo y buscar tendencias al alza o a la baja en los resultados.

En general, una VFC alta es indicio de un tono vagal alto y un freno vagal saludable; también se asocia con una regulación emocional más efectiva.[8] Una VFC baja es indicio de que se ha soltado el freno vagal para aumentar la frecuencia cardiaca. Ese fue el caso de Jenny, y la frecuencia cardiaca elevada solo contribuyó a sumirla aún más en un estado activado. Cuando tenemos una VFC baja de forma crónica, perdemos la capacidad de relajar un poco el freno vagal y avanzar sin esfuerzo. En lugar de eso, lo soltamos por completo y acabamos precipitándonos cuesta abajo muy rápido. Ya no podemos cambiar de velocidad como exige la vida, y padecemos ansiedad o tenemos reacciones de lucha o huida cada vez que nos vemos obligados a salir lo más mínimo de nuestra zona de confort.

Cuando eso ocurre, es probable que nos quedemos atascados en el estado demasiado caliente con una tensión arterial elevada. Los investigadores consideran que una VFC baja es una señal de futuros problemas de salud, pues indica que somos menos resilientes y que tenemos problemas para enfrentarnos a situaciones cambiantes.[9] Sin embargo, por suerte, la VFC baja se puede tratar mejorando el tono vagal a través del entrenamiento de la bioplasticidad que estudiaremos en la segunda parte.

Variabilidad de la frecuencia cardiaca

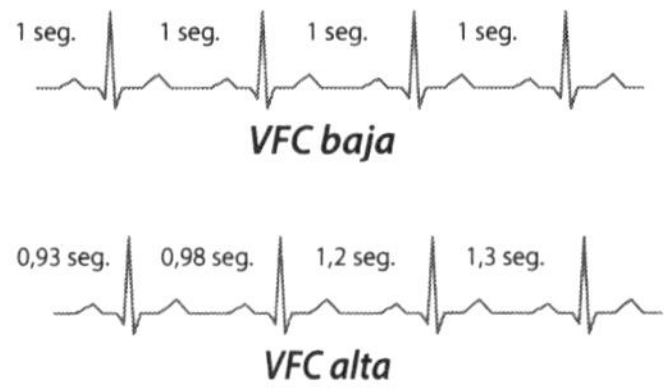

VFC baja	**VFC alta**
«Lucha o huida»	Tono vagal alto
Tendencia al agotamiento	Mejor rendimiento
Baja adaptabilidad	Alta adaptabilidad
Cognición reducida	Mejor cognición

Un freno vagal más fuerte da lugar a un tono vagal mejor

Cuando fortalecemos el tono vagal, podemos usar mejor la conexión entre el corazón y el cerebro en nuestro beneficio y regularnos antes. Lo ideal es que los latidos del corazón reflejen las necesidades de lo que ocurre en nuestra realidad actual; a eso se le llama eficiencia vagal.[10] Si corremos a cobijarnos durante un tornado y el corazón nos late con fuerza para llevar sangre oxigenada a los músculos con el fin de que podamos actuar rápido, ese proceso se corresponde con la urgencia de la situación de vida o muerte en la que nos encontramos, y es un ejemplo de eficiencia vagal.

Pero si notamos que el corazón nos late con esa misma intensidad cuando otro conductor ocupa la plaza de aparcamiento que estábamos esperando, no es bueno, porque no se corresponde con las necesidades físicas de la situación. Nos enfadamos, e incluso nos ponemos furiosos, pero una reacción física tan contundente es desproporcionada considerando que nuestra seguridad o nuestra vida no sufren ninguna amenaza. Si activas conscientemente el freno vagal en ese momento (cosa que aprenderás a hacer en el capítulo 9), podrás bajar la frecuencia cardiaca, aumentar la VFC y es probable que con ello aplaques esas emociones intensas.

Del mismo modo, si vas a organizar una cena para un amigo, pero estás desanimado, bloqueado o desconectado, regular conscientemente el sistema nervioso es una forma magnífica de tener acceso a más energía para satisfacer las necesidades sociales del momento. El ejercicio de respiración de la página 279 es una herramienta sencilla que puedes utilizar para conseguirlo. Cuanto más hábiles nos volvamos con el uso del freno vagal y el ajuste de los niveles de alerta para que se adapten a aquello a lo que nos enfrentamos, mejor podremos manejar cualquier situación que se nos presente en la vida. Nos volveremos más resilientes y podremos rendir mejor y tener éxito sometidos a presión. Incluso tendremos la capacidad de conseguir un rendimiento óptimo.

Para un atleta, el rendimiento óptimo puede consistir en mantener la calma al tiempo que se aprovecha la máxima energía física y la concentración en una competición. En la vida cotidiana, el rendimiento óptimo puede consistir en estar a la altura de un reto, como mantener una conversación difícil, pasar una entrevista de trabajo o actuar con rapidez y eficiencia en una auténtica emergencia.

Sin un freno vagal sano, no podemos entrar y salir de los estados nerviosos tan fácilmente, de modo que es más probable que el estrés crónico o traumático nos deje fuera de nuestra ventana de tolerancia. Un periodo de tiempo excesivo en esa zona puede provocar hipertensión o VFC baja, que son habituales en las personas con dolor persistente y trastornos intestinales.[11]

El aparato digestivo humano

Si estás seguro de que conoces la anatomía del aparato digestivo, puedes saltarte este recuadro, pero si no te acuerdas de dónde están las distintas partes y de cuál es su función, he aquí un rápido repaso.

Cuando nos metemos comida en la boca da comienzo la primera fase de la digestión al mezclarla con la saliva, que empieza a descomponer el almidón. Cuando tragamos, el alimento entra en el esófago a través de una válvula llamada esfínter esofágico superior, que se cierra detrás de ella. El alimento pasa entonces por una segunda válvula, el esfínter esofágico inferior, que también se cierra enseguida.

En el estómago, la comida se mezcla con ácido clorhídrico y otras secreciones de noventa minutos a cuatro horas. El ácido, junto con las enzimas, empieza a descomponer las proteínas en los aminoácidos que las integran.

Cuando el alimento parcialmente digerido alcanza una consistencia adecuada, el estómago lo va dejando pasar de forma intermitente al intestino delgado a través de una válvula llamada esfínter pilórico. A esas alturas el flujo sanguíneo ha absorbido aún muy poco alimento. El intestino delgado es muy largo y tiene muchos pliegues.

El alimento parcialmente digerido se mezcla con la bilis, que se ha creado en el hígado y se ha almacenado en la vesícula, y entra en el intestino a través de la vía biliar. La bilis empieza a descomponer las grasas, y las enzimas que provienen del páncreas las digieren aún más. El páncreas también envía enzimas que siguen descomponiendo los carbohidratos y las proteínas, mientras que el intestino incorpora enzimas digestivas a la mezcla.

El 90 por ciento del proceso de absorción de nutrientes tiene lugar en la siguiente parte del intestino delgado. Nutrientes de todo tipo pasan al flujo sanguíneo para llegar a las células de todo el cuerpo. El alimento restante —que ahora es en gran parte agua y fibra indigerible— va más despacio a medida que llega a la última parte del intestino delgado. Allí es donde la microbiota intestinal —nuestra población de microorganismos intestinales— empieza a aumentar, y se da un poco más de absorción antes de que el alimento pase al intestino grueso.

El colon, la parte más larga del intestino grueso, es un elemento importante del proceso digestivo. El alimento digerido puede tardar hasta treinta horas en recorrerlo. El colon absorbe el exceso de agua del alimento digerido para transformarlo en heces, pero en esa parte la microbiota intestinal también es más abundante. Allí las bacterias se alimentan de la fibra que no hemos podido digerir.

El recto ejerce de punto de reunión de las heces, que se acumulan hasta que el siguiente movimiento intestinal las expulsa a través del ano. Y, de ese modo, entre veinticuatro y sesenta horas después de haberlo ingerido, termina el viaje del alimento.

El aparato digestivo humano

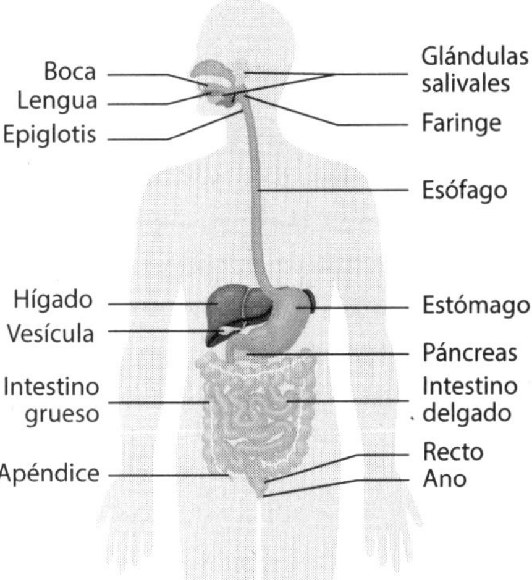

El eje aparato digestivo-cerebro

Al principio del libro descubrimos que los sentimientos de nerviosismo o de preocupación a menudo aparecen como sensaciones en el vientre. Podemos notar mariposas, sentir náuseas o incluso necesitar ir corriendo al cuarto de baño. Eso es porque el aparato digestivo, como el corazón, también tiene rasgos distintivos que facilitan la comunicación bidireccional constante con el cerebro.[12]

Los seiscientos millones de neuronas que regulan la función del tracto gastrointestinal componen el sistema nervioso entérico, una red similar a una malla que a menudo recibe el sobrenombre de segundo cerebro. Esas neuronas son las responsables de enviar señales de apetito y hambre al cerebro real. En su mayoría, esas señales se desplazan a través del nervio vago, pero los mensajes de apetito y hambre también se desplazan como señales hormonales a través del flujo sanguíneo. La cantidad de comida que ingerimos depende de nuestra sensibilidad a esas señales de saciedad, así como de las señales interoceptivas, la situación social en la que nos encontremos y los estresores.[13]

Los circuitos neuronales del sistema nervioso entérico controlan el flujo sanguíneo y las secreciones de mucosa e incluso regulan las funciones inmunitarias y endocrinas (sistema hormonal). Eso significa que el aparato digestivo puede funcionar con cierta independencia del cerebro y que no tiene que involucrarlo en la complicada rutina diaria de la digestión y la excreción; de ahí el sobrenombre de segundo cerebro.

Otro de los rasgos distintivos del aparato digestivo son las células neurópodas, células sensoriales especiales que revisten el estómago y los intestinos. Recopilan información de las paredes del aparato digestivo —por ejemplo, el estiramiento cuando el estómago está lleno o la presión que podemos notar si algo nos oprime el aparato digestivo— y manda esos mensajes al cerebro tanto a través del nervio vago como de señales hormonales.[14] Una vez que el cerebro ha procesado esa información, responde con señales que envía a los órganos pertinentes (consulta las páginas 145-146 para obtener herramientas con las que fortalecer el eje aparato digestivo-cerebro).

El nervio vago desempeña un papel importante al ayudar a los sistemas simpático, endocrino, inmunitario y nervioso entérico y a la microbiota intestinal a trabajar conjuntamente y a comunicarse con el cerebro para mantener el crucial estado de homeostasis. Pero también ayuda a vincular las áreas emocionales y cognitivas del cerebro con la salud del aparato digestivo.[15] El cerebro también responde a estímulos del aparato digestivo activando sistemas y órganos concretos.

Del mismo modo que el aparato digestivo puede transmitir sensaciones de apetito y saciedad al cerebro, este puede comunicar mensajes relacionados con la digestión al aparato digestivo. En el tracto gastrointestinal, un proceso conocido como peristalsis —en el que los músculos se contraen y se relajan para crear movimiento— permite que el alimento avance por el sistema. El nervio vago desempeña un papel clave en esa operación. En primer lugar, permite tragar el alimento desplazándolo por el esófago. Después, la rama ventral del nervio vago relaja los esfínteres esofágicos —las válvulas situadas entre el esófago y el estómago— para que la comida pase al estómago.[16]

Esta rama vagal también relaja el esfínter pilórico —la válvula que hay entre el estómago y el intestino delgado—, de manera que el alimento pueda pasar al intestino. Un prometedor estudio reciente demuestra que la estimulación del nervio vago puede mejorar el vaciamiento gástrico del estómago al aumentar la abertura del esfínter pilórico.[17]

La microbiota intestinal

De los billones de microorganismos (bacterias, virus y hongos) que conviven pacíficamente dentro de nosotros, la mayoría viven en los intestinos. Son pequeños pero poderosos, y hasta el más diminuto desempeña un papel en nuestro bienestar general. En conjunto, esos microorganismos se conocen como la microbiota intestinal, y durante la última década, las investigaciones sobre la microbiota han aumentado exponencialmente a medida que se ha puesto de manifiesto el importantísimo papel que desempeña en muchos sistemas, incluido el sistema inmunitario, y en nuestro bienestar emocional y mental.

Estos microorganismos intestinales realizan diversas tareas esenciales como proteger de las enfermedades. También producen neurotransmisores (sustancias químicas como la serotonina, la dopamina o el ácido gamma aminobutírico) que transmiten mensajes al cerebro e influyen en su química a través de varias vías, incluido el nervio vago.[18] Estos microorganismos son tan imprescindibles para el funcionamiento óptimo del cuerpo que se ha considerado que la microbiota intestinal es un nuevo órgano.[19]

Al igual que el sistema nervioso, la microbiota —especialmente, la del interior del intestino— es exclusiva de cada uno de nosotros. Aunque la composición básica de la microbiota está bastante asentada a los dos años, sigue cambiando a lo largo de nuestra vida, ya que es producto de varios factores biopsicosociales como la predisposición genética, el entorno, los patrones de sueño, el ejercicio que hacemos y los medicamentos que tomamos. También depende mucho de lo que comemos, ya que algunas dietas contienen más bacterias beneficiosas (probióticos) y alimentos que nutren la microbiota intestinal y la mantienen floreciente y variada (prebióticos). En el capítulo 11 estudiaremos más detenidamente la dieta y la microbiota.

Como sucede con el resto de los órganos del cuerpo, la desregulación del aparato digestivo puede provocar importantes cambios en las condiciones del tracto digestivo. El estrés crónico puede alterar el equilibrio del pH en el interior del aparato digestivo y también influir en la motilidad y las secreciones de mucosa, cambios que afectan a la salud de la microbiota.

El eje cerebro-aparato digestivo-microbiota solo es una de las formas en que la microbiota influye en nuestra salud.[20] Como ocurre con el resto de los sistemas, la comunicación fluye en los dos sentidos. Del mismo modo que los microorganismos pueden influir en nuestra salud y en nuestro comportamiento, los estados psicológicos en que nos encontramos pueden alterar nuestra salud digestiva. Por ese motivo, los cambios en este eje suelen asociarse con los trastornos gastrointestinales, la depresión, la ansiedad o el deterioro de las capacidades cognitivas.[21]

Cuando no cuidamos de la salud digestiva o descuidamos la relación entre el cerebro y el aparato digestivo, la microbiota intestinal puede sufrir un desequilibrio, que se conoce con el nombre de disbiosis intestinal y puede provocar cambios en los compuestos liberados por la microbiota y dar lugar a respuestas inmunitarias adversas.[22] La disbiosis también puede afectar a cómo transmite el nervio vago señales al cerebro.

La falta de sueño y de ejercicio, una dieta deficiente y muchos otros factores pueden provocar disbiosis y desencadenar una respuesta inmunitaria como la inflamación, que contribuye enormemente a trastornos de la salud mental como la ansiedad y la depresión, y se vincula a trastornos gastrointestinales como el SII y la enfermedad inflamatoria intestinal (EII).

Podemos imaginarnos los microorganismos del intestino como semillas en la tierra. La clave para la regulación es mejorar la tierra con el fin de crear un intestino más sano y modular el eje aparato digestivo-cerebro. Del mismo modo en que podemos regularnos utilizando los demás sistemas del cuerpo, nos es posible reequilibrarnos y regular la microbiota intestinal mediante la plena conciencia autónoma y mediante cambios en la vida cotidiana como los que aparecen en el capítulo 11.

El sistema inmunitario y el intestino

Antes se creía que el intestino solo emitía respuestas inmunitarias locales para abordar los problemas del sistema digestivo —por ejemplo, el mantenimiento y la reparación del tejido intestinal—, pero no es así. Actualmente hay un consenso generalizado sobre que la microbiota intestinal afecta al sistema inmunitario entero. Hasta el 70-80 por ciento de las células inmunitarias se encuentran asociadas al intestino.[23] La microbiota intestinal determina el desarrollo de la inmunidad y, a cambio, el sistema inmunitario determina la microbiota intestinal.[24] El sistema inmunitario ha desarrollado una relación simbiótica con los microorganismos del intestino, y la microbiota intestinal desempeña de ese modo un papel fundamental en la función inmunitaria.

El nervio vago ayuda a mantener el sistema inmunitario bajo control estimulando la liberación de un neurotransmisor como la acetilcolina, que se utiliza en el cuerpo entero, incluido el sistema nervioso entérico. La acetilcolina reduce el ritmo del corazón después de un episodio de estrés y ayuda a mantener las células inmunitarias rebeldes a raya; eso significa que evita que el sistema inmunitario reaccione exageradamente ante las amenazas percibidas, como suele ocurrir con las alergias, las hipersensibilidades o enfermedades autoinmunitarias como la artritis reumatoide.[25]

Pero cuando nos encontramos en un estado desregulado y nuestro tono vagal ha disminuido, puede que el sistema inmunitario no nos funcione bien y se vuelva o hiperreactivo o hiporreactivo. Si padecemos ansiedad crónica y nos hallamos en un estado de pánico, o totalmente bloqueados y deprimidos, es posible que nuestros anticuerpos (proteínas que nos protegen cuando nos entra en el cuerpo una sustancia no deseada) no consigan detectar los microorganismos extraños con la misma efectividad, y no se active el sistema inmunitario para que repela esos patógenos lo bastante rápido. Por ese motivo, un periodo de estrés crónico a menudo da lugar a un periodo de enfermedad. Si la desregulación hace que nuestro sistema inmunitario se vuelva excesivamente activo, podemos padecer enfermedades cutáneas e inflamación. También es posible que nos volvamos más susceptibles a las enfermedades.

El estrés y la alimentación desregulada

La alimentación desregulada y el estrés pueden operar en un bucle de retroalimentación como el resto de nuestros sistemas. Si has sufrido estrés, es posible que sepas un par de cosas sobre la alimentación desregulada. Cualquiera que haya tenido un día estresante en el trabajo probablemente pueda verse reflejado en esa incapacidad para advertir las señales de hambre. Tener que ir corriendo de acá para allá, realizar tareas y contestar correos electrónicos nos impide fijarnos en las señales de nuestro cuerpo. Más tarde, cuando nos damos cuenta de que no hemos comido, podemos decir que no nos ha dado tiempo a comer, pero esa no es toda la verdad. Es más probable que no nos hayamos percatado de las señales de hambre mientras nos encontrábamos en ese estado de hiperactivación.

Cuando padecemos estrés crónico, se desequilibran los niveles de hambre y de grelina y leptina, las dos principales hormonas de la saciedad. Producimos más grelina, que hace que nos apetezcan alimentos con alto contenido en azúcar y grasa, pero menos leptina, que regula el apetito.[26]

Si la química de nuestro cuerpo se altera de esa forma, también experimentamos cambios en la interocepción. Al cuerpo le cuesta más reconocer la saciedad y el hambre. Al consumir los tipos de comida ricos en calorías que la grelina nos hace desear, recibimos una descarga de dopamina, la hormona de la felicidad, que nos permite no sentir ansiedad momentáneamente. Pero se trata de una forma artificial de autorregulación, y, como no aborda el auténtico problema de fondo de un sistema nervioso desregulado, no puede hacernos volver a nuestra ventana de tolerancia.

La comida reconfortante no reconforta a largo plazo

Créeme, no pretendo juzgar los hábitos alimentarios de nadie, y menos en momentos de estrés crónico o desregulación. Todos hemos echado mano de una bolsa de patatas fritas o de una tarrina de helado después de un mal día. No obstante, es muy importante que seamos conscientes de que utilizar la comida como recurso para hacer frente al estrés no es una estrategia sostenible ni saludable a largo plazo.

Comer los alimentos ricos en calorías con alto contenido en grasas y azúcares que nos apetece ingerir cuando estamos desregulados es un mecanismo de afrontamiento que garantiza que ese patrón alimentario desregulado continúe. Y si sentimos la vergüenza que suele acompañar a esos patrones de alimentación, la desregulación del sistema nervioso empeorará y fomentará ese círculo vicioso.

Los métodos destinados a controlar esos patrones alimentarios desde el cerebro, como establecer objetivos o emplear la fuerza de voluntad, pueden dar resultado de vez en cuando, pero si las señales del cuerpo al cerebro son abrumadoras —como acostumbran a serlo cuando estamos desregulados—, es probable que acaben imponiéndose.

Comemos para hacer frente a nuestras emociones y para satisfacer nuestra auténtica necesidad, que es sentirnos seguros y regulados. Por eso la regulación del sistema nervioso es la mejor forma de afrontar a largo plazo la necesidad de comer por estrés. Activando el nervio vago para aplacar nuestros sistemas podemos regresar a nuestra ventana de tolerancia y, a medida que los niveles de las hormonas se estabilicen, nos costará cada vez menos retomar nuestros patrones alimentarios normales (véase el ejercicio de las páginas 145-146).

La historia de Damien: por qué es importante tener el aparato digestivo regulado

Damien era un hombre de treinta y seis años sano y animoso al que le encantaba su trabajo. Llevaba diez años trabajando en la misma empresa, desde que se había licenciado en la universidad. Tenía un buen sueldo, un estilo de vida holgado y una pujante red de contactos. Había conocido a la mayoría de sus mejores amigos en el trabajo, de modo que formaba parte de su identidad.

A los pocos meses de la crisis económica, su empresa despidió al 30 por ciento de los empleados, incluidos Damien y varios de sus amigos. La pérdida de su empleo lo dejó devastado, y sintió una gran ansiedad por primera vez en su vida. No esperaba que prescindieran de él, y no tenía tanto dinero ahorrado como le habría gustado. La indemnización por despido le duraría unos meses, pero pasado ese tiempo no estaba seguro de cómo podría pagar la hipoteca y los préstamos que había solicitado para ir a la universidad. Empezó a buscar un nuevo empleo de inmediato, pero su empresa no era la única que estaba haciendo recortes. El mercado laboral estaba lleno de candidatos, y los puestos de contable escaseaban.

Con el fin de ahorrar el máximo dinero posible, Damien sustituyó las salidas nocturnas con sus amigos por fines de semana a solas jugando a videojuegos o viendo películas. Se dio de baja a regañadientes del gimnasio y canceló el viaje a la nieve que había reservado con su hermano. En esa época, Damien empezó a notar molestias en el aparato digestivo, un malestar que era raro en él. Como no había cambiado de dieta y no tenía antecedentes de problemas intestinales o dolor en la zona, empezó a fijarse más en su rutina diaria y se dio cuenta de que hacía de vientre con mucha menos frecuencia. Sin saber a qué podía deberse, decidió beber más agua y supuso que estaba relacionado con que no comía tanto como antes de perder el empleo. No es que evitase comer; simplemente no tenía tanta hambre.

Cuando uno de sus amigos se comprometió, Damien y sus amigos hicieron planes para salir de noche. Él estaba deseando verlos a todos, pero poco después de llegar al pub, empezó a sentirse hinchado, incluso con náuseas. Trató de hacer caso omiso de esas sensaciones, pero persistieron. «No quiero vomitar delante de mis amigos», pensó buscando con la vista el servicio. Aunque intentaba seguir el ritmo de las conversaciones que tenían lugar en la mesa, no podía concentrarse debido a los pensamientos que lo asaltaban. Le preocupaba que le pasase algo grave. ¿Y si había contraído un virus? ¿Y si se ponía tan enfermo que no podía buscar trabajo durante el próximo mes?

Distraído por los pensamientos que se agolpaban en su mente y por los dolorosos espasmos que notaba en las tripas, Damien se excusó y buscó el baño. Para decepción suya, no hizo de vientre, aunque se dio cuenta de que el cuerpo se le relajó un poco. Se reincorporó al grupo, pero al ver que no podía parar de pensar en lo que le ocurría, se inventó una excusa y volvió a casa. Una vez en su piso, se sintió bien y pensó que debía de haber comido algo en el pub que le había sentado mal.

A la semana siguiente, cuando a Damien se le empezó a revolver el estómago camino de una cita con un amigo en un restaurante, tuvo una sensación de *déjà vu*. A los pocos minutos de llegar, se sintió otra vez hinchado y con ganas de vomitar, y aunque esta vez consiguió aguantar un poco más, las molestias le arruinaron la velada. Al día siguiente, pidió cita urgente con su médico, quien sospechó que tenía ardor de estómago o quizá SII. Incapaz de precisar una causa concreta, el médico recomendó a Damien que comprase una caja de antiácidos al volver a casa.

Para entonces, Damien llevaba casi tres meses en paro, y los problemas económicos del desempleo, junto con una vida social que se había reducido drásticamente, habían debilitado su sistema inmunitario. La ansiedad y las preocupaciones por el futuro habían alterado su sistema nervioso y lo habían sumido en un estado demasiado caliente, y esos mensajes de peligro habían llegado al intestino, que había respondido obedientemente a la inminente «amenaza» pasando al modo de supervivencia. Había disminuido su motilidad intestinal, y las señales de hambre de su organismo se habían atenuado. Las secreciones mucosas del intestino se habían reducido, junto con el vaciamiento gástrico, y el flujo sanguíneo al aparato digestivo se había desviado a las extremidades.

Ese estrés crónico sin duda también había afectado a la microbiota intestinal de Damien. Es probable que los cambios en la peristalsis causasen el estreñimiento, y ello, combinado con la mala alimentación, hacía que su microbiota no recibiese los nutrientes que necesitaba para funcionar bien. Al pasar el tiempo, el estreñimiento, el dolor y la hinchazón fueron las señales interoceptivas que alertaron a su sistema de detección de amenazas.[27] Cuando su cerebro recibía el mensaje de que algo no iba bien, determinaba (neuroceptaba) que esa suposición era correcta y desencadenaba respuestas al estrés que alimentaban todavía más el torbellino de pensamientos que le ocupaba la mente y que, a su vez, desencadenaba una respuesta al estrés más intensa.

Los patrones alimentarios desregulados de Damien eran un síntoma clásico de estrés crónico, ya que los cambios en la interocepción pueden hacer que las señales internas sean «demasiado suaves» o «demasiado fuertes». Debido al periodo de tiempo prolongado que pasó en ese estado caliente de activación simpática fuera de su ventana de tolerancia, Damien empezó a no reparar en las señales de hambre, lo que le llevó a perder el interés por la comida. Cuando los mensajes de hambre se vuelven demasiado sordos para interoceptarlos, es posible que nos saltemos comidas sin darnos cuenta y que nos sorprendamos sintiéndonos agitados o incluso mareados. Las señales externas, como ver a otras personas comiendo o darnos cuenta de que es la hora de la comida, pueden recordarnos que nos hace falta alimentarnos, pero no necesariamente tendremos hambre.

Por otra parte, cuando las señales de hambre son demasiado fuertes, podemos volvernos excesivamente sensibles a ellas, e incluso estar inquietos o sentirnos abrumados, lo que puede hacernos comer en exceso. Lo bueno es que tenemos la capacidad de trabajar con ese sistema y volver la interocepción más precisa.

Si el difícil año de Damien lo hubiese sumido en el estado frío o vagal dorsal, sus síntomas habrían sido muy distintos. En un estado de colapso, el cerebro de supervivencia se habría comunicado con el intestino a través del nervio vago para vaciar el vientre y, en lugar de sentirse estreñido, puede que hubiese tenido episodios de diarrea. Desde un punto de vista primario, expulsar el contenido de los intestinos puede ser una respuesta útil, ya que despojarnos del exceso de peso nos haría sentir un poco más ligeros y nos permitiría movernos más rápido y escapar.[28]

Sin intervención de ningún tipo, los cambios en el bucle de retroalimentación entre el cuerpo y el cerebro de Damien, cada vez más lejos de la homeostasis, son un ejemplo de bioplasticidad en la que su cerebro y su aparato digestivo se volvieron más sensibles al estrés, y disminuyó su tolerancia al dolor o a la ansiedad. Además, es posible que su cerebro de supervivencia «aprendiese» a responder a situaciones parecidas en el futuro con los mismos síntomas de ansiedad y motilidad intestinal reducida.

Eso significa que incluso cuando todo ese estrés hubiese quedado atrás, Damien podría sentirse mareado en una noche de juerga con sus amigos sin ningún estímulo aparente. Podría empezar a inquietarse y a preocuparse por si enferma en público o tiene que encontrar el servicio, o incluso por si el dolor empeora.

Una interocepción precisa y la movilización apropiada de los recursos idóneos pueden garantizar que no experimentemos esa respuesta a largo plazo. Claro que eso no significa que el dolor de Damien deba desestimarse. Es un dolor real y debe ser contemplado como parte de un rompecabezas más grande. El aumento del tono vagal y la mejora de la precisión interoceptiva ayudarían a Damien a separar los pensamientos y las emociones de las señales corporales para no intensificar los síntomas y fomentar la desregulación.[29]

El camino a la regulación

La historia de Damien nos ayuda a visualizar la conexión entre el aparato digestivo y el cerebro en acción, pero si observamos su dolor físico y otros síntomas por separado, no veremos el caso completo. Para ello tenemos que adoptar un enfoque biopsicosocial y considerar los demás factores que intervienen en sus problemas de salud: es decir, su predisposición genética, su estado mental antes de esos episodios, su acceso a asistencia, su empleo y la salud de sus relaciones sociales. Todas esas variables pueden afectar a nuestro punto de ajuste e influir en el tipo de desregulación.

Algunos estudios demuestran que los trastornos gastrointestinales y la desregulación del sistema nervioso suelen ir de la mano, y que el índice de SII y de trastornos gastrointestinales es cuatro veces más elevado en las personas con ansiedad que en las que no la padecen. El índice de ansiedad también es cinco veces más elevado en las personas con SII que en las que no tienen la enfermedad.[30] Si el médico de Damien hubiese abordado su caso desde una perspectiva biopsicosocial y le hubiese hecho más preguntas sobre sus circunstancias, su bienestar emocional y sus niveles de ansiedad, es posible que Damien hubiese podido identificar antes la verdadera causa de su malestar.

Del mismo modo, si Damien hubiese tenido más conciencia autónoma y hubiese estado familiarizado con ejercicios interoceptivos como el de las páginas 145-146, podría haber conseguido que su sistema nervioso volviese a su ventana de tolerancia antes de caer en la desregulación. En un estado más sereno, su cerebro habría podido recibir mejor las señales de hambre del intestino e interpretarlas con exactitud, y eso le habría incitado a comer y probablemente habría evitado algunos de los problemas a los que acabó enfrentándose.

Lamentablemente, en un ejemplo perfecto (pero triste) del bucle de retroalimentación aparato digestivo-cerebro en acción, la salud psicológica de Damien se reflejaba en la función de sus órganos y viceversa. Si hubiese permanecido fuera de su ventana de tolerancia mucho más tiempo, puede que su inmunidad hubiese sufrido un cambio a largo plazo y se hubiese reducido su capacidad de repeler virus e infecciones.

Con el fin de regularse, Damien desarrolló la conciencia autónoma practicando periódicamente el entrenamiento interoceptivo de las señales cuerpo-cerebro para poder reconocer mejor lo que le pasaba a su cuerpo. Ello implicaba sintonizar a menudo con sus sensaciones para identificar señales de hambre y fijarse en cómo se sentía comiendo distintos alimentos, tanto mental como físicamente. Al ser consciente de las sensaciones de su aparato digestivo y prestar atención a cómo respondía a diferentes estímulos, además de usar recursos para salir del estado demasiado caliente cuando se preocupaba por el trabajo, fortaleció el tono vagal y aprendió a darse cuenta de cuándo se salía de su ventana de tolerancia. Eso le permitió regularse antes de que las cosas se descontrolasen demasiado.

Aunque tardó en conseguir un trabajo fijo, Damien firmó un contrato laboral por un año que alivió parte de la presión económica. Si bien la perspectiva de estar parado en el futuro le seguía preocupando, al emplear recursos de respiración para tranquilizarse e ir a nadar varias veces por semana, pudo descargar mejor la energía ansiosa y activar la parte lógica de su cerebro pensante, que sabía que encontraría otro trabajo mientras no dejase de buscar.

Los ejercicios de respiración y la descarga del exceso de energía mediante ejercicios suaves enviaron señales del cuerpo al cerebro de supervivencia e informaron a este de que no había ningún peligro. Como respuesta, el cerebro les dijo a los órganos (en este caso, al aparato digestivo) que no había problema en relajarse, y se restableció la motilidad una vez que Damien volvió a entrar en su ventana de tolerancia. Algunos estudios han evidenciado que usar ese tipo de entrenamiento en el que cambiamos las señales que se envían del cuerpo al cerebro puede reducir síntomas como el dolor abdominal, la hinchazón y las náuseas de algunas personas con SII en hasta un 70 por ciento.[31] Desde luego, ese fue el caso de Damien. Después de tres meses de trabajo constante con el sistema nervioso, manifestó que ya no sufría los síntomas y que se sentía mejor que en mucho tiempo.

El fortalecimiento del tono vagal permitió a Damien modular el eje aparato digestivo-cerebro en caso de necesidad, y gracias a ello por fin pudo abordar la verdadera raíz del problema: su sistema nervioso desregulado. Como hemos visto, vale la pena hacer ese trabajo, pues una mayor conciencia de la conexión entre el aparato digestivo y el cerebro mejora la función de determinadas áreas importantes:

- la motilidad intestinal
- la peristalsis
- las secreciones intestinales
- el vaciamiento gástrico
- el sistema inmunitario

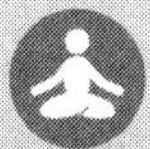

Ejercicio: El eje aparato digestivo-cerebro y la desregulación

Medita sobre las siguientes preguntas en tu cuaderno o en tu diario. Tus respuestas podrían servir de indicio de cambios fisiológicos de tipo sintomático o de un periodo prolongado de desregulación.

- ¿Tiendes a reconocer las sensaciones de saciedad y de hambre con facilidad o te cuesta?
- ¿Sueles pasar largos periodos de tiempo sin comer y no darte cuenta?
- ¿Te atraen a menudo las comidas ricas en calorías?
- Cuando te sientes estresado, ¿tiendes a un tipo de comida concreta?
- ¿Alguna vez tienes pensamientos obsesivos o sufres una enfermedad que estimula la desregulación?
- Cuando aparecen las sensaciones gastrointestinales, ¿reconoces una respuesta autónoma: por ejemplo, preocupación y miedo acompañados de rumiación sobre lo que has comido? ¿O sientes desconexión, desesperanza y piensas cosas como: «Esto no mejorará nunca»?

- ¿Padeces SII, EII u otros trastornos gastrointestinales?
- ¿Consideras que sufres estreñimiento o diarrea a menudo? ¿O solo te ha pasado en momentos concretos de tu vida?
- ¿Notas dolor intestinal a menudo? ¿E hinchazón?
- ¿Reconoces algún patrón entre tus síntomas y el termostato de tu sistema nervioso?

LA FASCIA Y EL SISTEMA NERVIOSO

La red fibrosa que cubre los músculos, los vasos sanguíneos y los nervios, conectando unos con otros, recibe el nombre de fascia. La fascia abarca todas las estructuras y sistemas del cuerpo y tiene aproximadamente 250 millones de terminaciones nerviosas, un dato que lo convierte en uno de los órganos sensoriales más grandes del cuerpo.[32] Eso significa que la fascia es una parte decisiva del sistema cerebro-cuerpo, y transporta mucha información vital con origen y destino en el cerebro. A pesar de ello, muchas personas no saben lo que es ni por qué es importante.

Aunque la fascia contiene los órganos y otras estructuras, también se estira y se desliza suavemente para darnos libertad de movimiento. Tenemos varios tipos de fascia: las capas superficiales situadas justo debajo de la piel, y también capas más profundas que envuelven los huesos, los músculos y los órganos.[33] La capa de fascia superficial que se encuentra debajo de la piel tiene los mismos receptores que la piel. La fascia profunda que envuelve órganos como el corazón, los pulmones o el aparato digestivo está llena de nervios del sistema nervioso autónomo, lo que la convierte en una capa importante para la interocepción.[34] Influye en la capacidad del cuerpo para enviar hormonas por el cuerpo —como la adrenalina cuando se encuentra en el estado caliente, o la oxitocina (la hormona del afecto y la vinculación emocional) cuando se encuentra en el estado perfecto—, además de neurotransmisores como la serotonina, la dopamina, el ácido gamma aminobutírico o la acetilcolina. La fascia profunda también desempeña un papel en la propiocepción: el sexto sentido que nos indica dónde está el cuerpo en el espacio en un momento dado.[35]

Aunque por naturaleza la fascia se estira y se contrae adaptándose a los movimientos físicos de la vida cotidiana, cuando sufrimos una herida física o un trauma emocional —por ejemplo, cuando entramos en shock y experimentamos una crisis o nos quedamos paralizados—, el movimiento tiende a volverse limitado, lo que garantiza nuestra supervivencia en el momento; sin embargo, se considera que cuando se dan patrones continuos de crisis y paralización y de disociación del cuerpo, la restricción del movimiento combinada con el estrés emocional, el daño físico y el trauma histórico puede afectar a la fascia, aunque hacen falta más investigaciones para que podamos saber con seguridad cómo le afectan el estrés y el trauma.[36]

Los estudios evidencian que las personas que han experimentado hiperactivación a largo plazo o como consecuencia de un trauma en la infancia suelen manifestar una sensibilidad más elevada al dolor.[37]

La fascia y el dolor persistente

El cerebro está evaluando continuamente los mensajes procedentes de las terminaciones de los nervios sensoriales (nociceptores) que recorren la piel y la fascia, porque son los primeros órganos en detectar los estímulos del tejido dañado o potencialmente dañado. Si después de considerar las experiencias del pasado, los pensamientos y las señales del entorno, el cerebro llega a la conclusión de que existe un peligro físico real, desencadena una sensación de dolor.

El dolor es un admirable mecanismo de protección creado por el cerebro para impedir que nos hagamos más daño. En situaciones de lesiones agudas, esa señal de dolor es conveniente, pero si el cerebro se queda estancado en un estado de protección, los nociceptores pueden volverse más sensibles que antes y hacernos más susceptibles al dolor, la ansiedad, la depresión y multitud de males.

La manera de experimentar el dolor es totalmente personal. Al igual que el trauma, es muy subjetivo: una sensación que una persona percibe como dolorosa puede ser percibida como incómoda, no dolorosa o incluso agradable por otra. Por ejemplo, dos personas pueden ir al mismo terapeuta para que les dé un masaje, y a una la presión puede resultarle dolorosa y excesiva, mientras que a la otra puede aliviarle y parecerle increíblemente relajante.

Del mismo modo que contamos con la neurocepción como sistema de detección de amenazas interno que predice el estado en el que entraremos, la relación con las posibles amenazas que tiene la información sobre el dolor también es importante: el contexto importa.[38] Y nuestra experiencia del pasado también influye en cómo experimentamos el dolor.[39] Las emociones pueden volver más desagradable la experiencia del dolor, y los pensamientos, la atención, las expectativas y la revaluación pueden disminuir o aumentar la intensidad con que experimentamos el dolor.[40] Por eso, conocer el sistema cerebro-cuerpo puede afectar directamente al dolor físico y a la activación del sistema nervioso.

No existe un área concreta del cerebro dedicada al dolor, sino que implica a distintas redes que atraviesan varias regiones del cerebro. Lo mismo es aplicable a las emociones. Estas estructuras se conocen como red del dolor y red interoceptiva respectivamente (véanse las páginas 154-157). La red del dolor se encuentra dentro de la red interoceptiva.

Las señales interoceptivas y del dolor procedentes del cuerpo ascienden hacia el bulbo raquídeo por las mismas vías aferentes (la médula espinal y el nervio vago), y a continuación pasan al resto del cerebro. Cuando el cuerpo habla con el cerebro, se produce una «comunicación cruzada» entre las neuronas, y por el camino se influyen unas a otras. Puedes imaginártelas como distintos aviones rumbo a los mismos aeropuertos, cuyos pilotos se comunican por radio entre ellos para informar de su situación y de cuándo aterrizarán. Gracias a esa red, los aviones que entran provenientes de los órganos, los músculos y las articulaciones, más los aviones que tienen que ver con los pensamientos, las creencias y las expectativas, determinan cómo experimentamos tanto las emociones como el dolor.

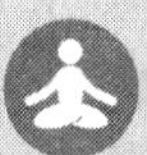

Ejercicio: Visualiza la fascia

Para que entiendas mejor la conexión entre la fascia y el dolor, aprieta el puño mientras lees este pasaje. Imagina que todos los músculos de tus dedos y de tus brazos se ponen tirantes, circunstancia que se da (inconscientemente) cuando el sistema nervioso pasa al estado simpático de lucha o huida y hay más tensión. Eso es lo que le pasa a la fascia cuando estamos en guardia o listos para enfrentarnos a una amenaza o huir. Es evidente que ese tipo de tirantez en todo el cuerpo durante meses o incluso años puede provocar dolor y otros problemas.

Hagamos otra prueba. Deja la mano totalmente flácida e imagina que esa flacidez se extiende a todos los músculos de tu cuerpo. De los hombros a la mandíbula, todo se relaja por completo. Básicamente, eso es lo que le ocurre a la fascia cuando te encuentras en el estado vagal dorsal frío. Ahora piensa en lo difícil que sería seguir con tu vida cotidiana —hacer recados, quedar con amigos, recoger a los niños en el colegio— estando en ese estado vagal dorsal de flojedad y laxitud.

La importancia de trabajar con la fascia

Para sentirnos lo mejor posible, es prioritario que restablezcamos la relación con nuestro cuerpo; saber en qué lugar del espacio está nos ayuda a regularnos; ser capaces de desbloquear la rigidez que experimenta cuando nos quedamos paralizados o nos ponemos tensos, o volver a aportar estructura cuando estamos laxos también puede volver a regularnos. Al trabajar con la fascia, accedemos a todo el sistema nervioso autónomo, lo que nos ayuda tanto física como mentalmente.[41]

Podemos activar la conexión entre el sistema nervioso autónomo y la fascia, e influir en el sistema cerebro-cuerpo de manera positiva usando recursos de bioplasticidad orientados a la fascia y centrar la atención en los músculos, los órganos y los latidos del corazón (propiocepción + interocepción). Respirando hondo, estirándonos, ejerciendo presión y contacto sobre los distintos receptores sensoriales repartidos por el cuerpo y empleando recursos como los que tratamos en los capítulos 9 y 10, podemos restablecer y fortalecer esa conexión entre la mente y el cuerpo. Pero antes conviene entender la manera en que el cerebro «percibe» el cuerpo.

Mapa del córtex sensorial del cerebro

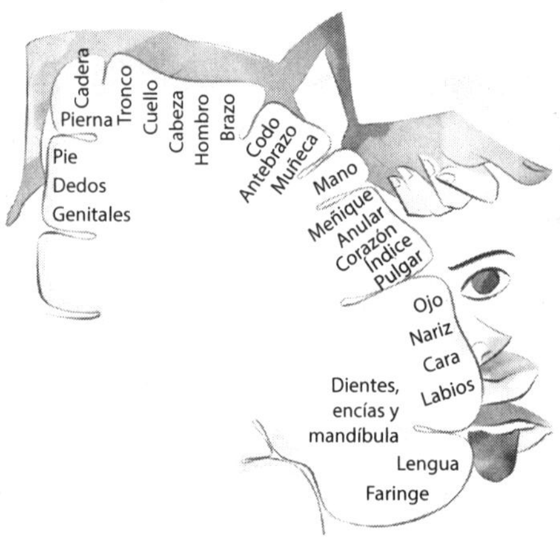

Ya sé que este diagrama tiene un aspecto raro, pero nos permite hacernos una idea bastante aproximada del «mapa» que traza el cerebro de las distintas partes del cuerpo y que usa para comunicarnos en qué punto del espacio está nuestro cuerpo. La imagen muestra un corte transversal del cerebro desde la parte superior de la cabeza hasta la oreja. Si vuelves a observar la ilustración, verás que las áreas más sensibles del cuerpo abarcan más espacio. Los labios y la lengua, por ejemplo, ocupan más espacio en el dibujo que la cabeza y los hombros, y eso es porque nos resulta más fácil reconocer sensaciones en esas zonas del cuerpo que en el tronco o los hombros.

Las manos también aparecen dibujadas de una forma que muestra cuánta información de procesamiento sensorial recopilan para el cerebro, al que comunican exactamente dónde están y qué hacen. Podemos saber cuándo las están tocando o cuándo ellas están tocando otra cosa, y la capacidad de mover los dedos con precisión nos permite efectuar tareas complejas como operaciones de cirugía o servir platos galardonados con estrellas Michelin. Nuestras experiencias vitales siguen dando forma a ese mapa. Por ejemplo, es probable que la representación de los dedos y las manos en el mapa del cerebro de un violinista muestre que ocupan más espacio que los de una persona normal. Se trata de otro ejemplo de cómo la bioplasticidad nos da forma durante toda la vida.

El dolor del miembro fantasma, que es cuando notamos dolor en una parte del cuerpo que no existe, puede enseñarnos mucho sobre el modo en que el cerebro traza un mapa de las partes del cuerpo, así como sobre la red del dolor del cerebro.[42] Puede que nos falte una pierna, pero la pierna y su relación con el resto del cuerpo sigue representada en el mapa dentro del cerebro y en áreas de todas las redes del cerebro. Por increíble que parezca, alguien que nazca sin brazos y piernas también puede notar el dolor del miembro fantasma, lo que nos indica que existe un mapa sensorial de las extremidades desde el nacimiento. Para el cerebro son totalmente reales tanto esas extremidades inexistentes como el dolor en ellas. Y el dolor no solo parece real, sino que puede empeorar con el estrés.[43]

Estudios realizados mediante imágenes del cerebro han demostrado que ese mapa cerebral se halla considerablemente alterado en casos de dolor del miembro fantasma. El mapa no solo es menos claro, sino que la zona que representa el miembro que falta también es menos definida, y es posible que aparezca en forma de «manchas». El dolor de esa zona también se puede percibir en otras áreas del cuerpo, como la cara.

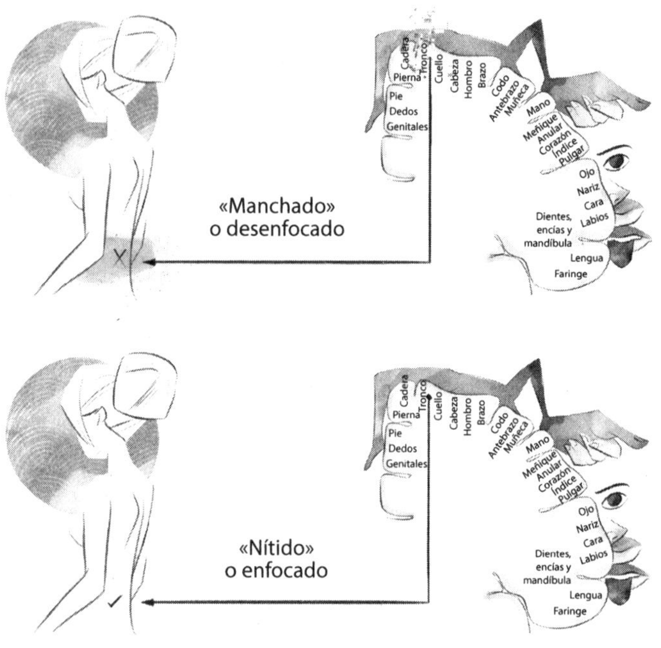

Las «manchas» aparecen cuando la imagen del cuerpo en el cerebro se «desenfoca». Se cree que provoca conciencia corporal reducida (interocepción). La imagen inferior muestra el esquema del cuerpo intacto («enfocado»).

El fenómeno de las «manchas» también lo experimentan muchas personas que padecen dolor persistente como la fibromialgia. El nombre técnico de estas manchas es «sensibilización central», y puede dar lugar a mensajes de dolor procedentes del cuerpo que se vuelven borrosos y poco claros, por lo que al cerebro le resulta más difícil entender qué área necesita protección.

Supongamos que te rompes el dedo índice de la mano izquierda y que tienes que llevarlo vendado, pegado al dedo corazón, durante cuatro semanas hasta que se cure. En el curso de esas semanas, la representación de la mano izquierda en tu cerebro se adaptará para reflejar que esos dedos están pegados el uno al otro. A corto plazo, ese mecanismo de protección puede resultar muy útil, pues impedirá que uses demasiado el dedo lesionado mientras se cura. Lo normal es que al quitarte la venda, no notes dolor en el dedo y vuelvas a usar la mano con normalidad. A las pocas horas, el mapa del cerebro volverá a ser como antes.

Sin embargo, si notas dolor en el dedo índice al quitarte la venda y sigues limitando su movimiento, es posible que tu cerebro concluya que esos dos dedos necesitan protección adicional y pida ayuda a las partes cercanas de la mano. En esta circunstancia, el mapa cerebral no volverá a ser como antes. Puede que incluso cambie aún más si la situación se prolonga bastante. En ese caso, es posible que empecemos a no poder distinguir un dedo del otro ni a usarlos con precisión o por separado. El dolor de ese dedo puede que incluso empiece a manchar otras zonas de la mano y otras partes del cuerpo.[44]

Un método biopsicosocial para tratar el dolor

Cuando tenemos una idea más clara de cómo cambia el cerebro de las personas con dolor persistente, contamos con más posibilidades de tratar ese dolor de manera eficaz adoptando un enfoque biopsicosocial. En lugar de buscar la fuente de dolor persistente como si fuese una herida, a menudo es preferible adoptar un planteamiento integrador con la ayuda de un profesional de la salud.

Las sensaciones, ya sean señales corporales abrumadoras, angustia emocional, dolor físico o incluso dolor social como el rechazo, conllevan cambios tanto en el procesamiento de las señales que emite el cuerpo en dirección al cerebro, y viceversa, como en la red interoceptiva que se encuentra dentro del cerebro.[45] Cuando se produce el efecto de las manchas, suele deberse a la intensificación de las señales de dolor en el cerebro y no a una herida o lesión concretas. Las reacciones del sistema inmunitario pueden provocar dolor, y en esos casos cualquier cosa que aplaque el sistema inmunitario puede ser de ayuda. Como analizaremos en el capítulo 11, ello incluye pasar tiempo dentro de nuestra ventana de tolerancia, reforzar la microbiota intestinal, hacer ejercicio y dormir bien.

La integración de todos los sistemas cuerpo-cerebro

Hace años, cuando estaba formándome como fisioterapeuta, estudiaba libros de texto con diagramas de colores que detallaban los pormenores de cada sistema corporal, y esos conocimientos me resultaron útiles durante muchos años. Sin embargo, todas esas piezas no acabaron de encajar hasta que no me informé más concienzudamente sobre el nervio vago y el sistema nervioso.

Para mí fue un momento de revelación en el que todos los elementos se combinaron. Fue como si todos los diagramas en dos dimensiones que había estudiado se superpusiesen de repente unos a otros y se volviesen tridimensionales. Vi con absoluta claridad que todos nuestros sistemas, del cerebro y el aparato digestivo a la fascia y los nervios, encajaban entre sí para formar un sistema sensible e interconectado. Esa es la esencia de la salud centrada en la «persona en su totalidad».

Una vez que esos elementos dispares hubieron convergido en una entidad, me resultó imposible volver a verlos como antes. Tratar problemas por separado ya no tenía sentido cuando era evidente el efecto en la salud de las decisiones, las experiencias anteriores, los comportamientos y las dificultades. Al comprender lo mucho que tu funcionamiento psicológico depende de tu red interoceptiva, resulta innegable que los patrones de conducta que has aprendido también se pueden desaprender, y eso es muy emocionante.

Imagina que hay distintos aeropuertos situados por todo el sistema cerebro-cuerpo.

Ahí es donde se encuentran los grupos de neuronas con una función específica.

Por ejemplo, en el aparato digestivo se encuentra el sistema nervioso entérico, también conocido en conjunto como el «segundo cerebro».

Los mensajes (aviones) que se desplazan del cuerpo al cerebro pueden viajar a través de los nervios (sobre todo, el nervio vago y la médula espinal), o a través de señales hormonales o inmunitarias.

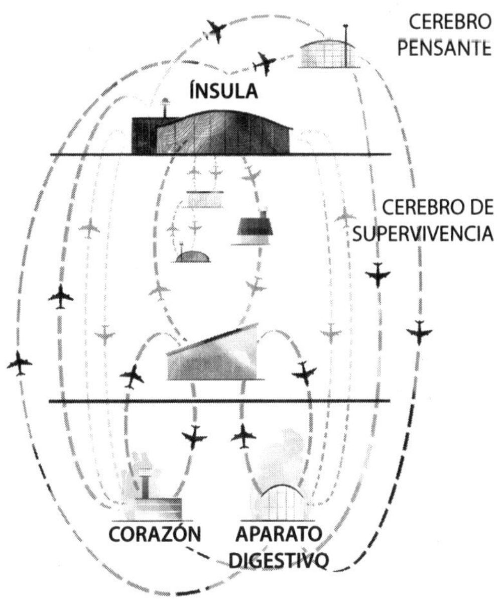

Dentro del cerebro, los aviones pueden aterrizar en «aeropuertos» situados en los centros inferiores del cerebro, como el bulbo raquídeo, y luego hacer su «vuelo de regreso» para mantener la homeostasis. Aunque puede que no seamos conscientes de mucha de esa información, lo cierto es que crea un bucle de retroalimentación que mantiene el equilibrio y la estabilidad internos. Es como volar a una ciudad y luego coger el vuelo de regreso a casa y a la vida normal.

Algunas señales del cuerpo sí que alcanzan nuestra conciencia, sobre todo cuando aterrizan en uno de los aeropuertos más grandes, la ínsula. Podemos contemplarlo como el aeropuerto de

Heathrow, uno de los más concurridos del mundo. No solo tiene vuelos de regreso al cuerpo, sino también vuelos de conexión con otros aeropuertos de todo el cerebro que influyen en cómo experimentamos las emociones, el dolor o la angustia.

En el siguiente diagrama puedes ver los «aeropuertos» más importantes.

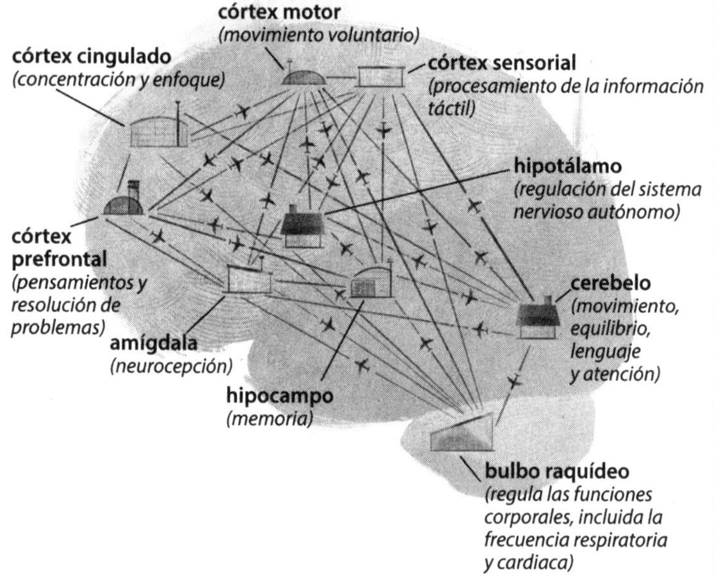

Cuando los aviones vuelan de la ínsula al lóbulo frontal, los pensamientos que tenemos, el lenguaje que usamos y las creencias que albergamos influyen en el siguiente punto del cuerpo al que van los aviones. Si experimentamos sensaciones de miedo y nuestros pensamientos y convicciones son algo así como: «Todo se va a ir al garete», el avión que vuelve al cuerpo puede inhibir el efecto regulador del nervio vagal en el corazón y sumirnos en un estado de ansiedad y de lucha o huida.

Eso no es lo mismo que intentar controlar las sensaciones corporales a través de vuelos del cerebro al cuerpo con pensamientos de minimización como: «No es tan grave», negaciones como: «Estoy bien» o esconder, apartar o hacer caso omiso de lo que pasa.

Para propiciar la regulación del cerebro sobre el cuerpo, nos conviene tomar conciencia de lo que pasa y ver en qué estado nos encontramos; solo así tendremos la oportunidad de revaluarlo. Al hacerlo, veremos la realidad tal como es y nos aliaremos con nuestro sistema nervioso. Se trata de algo muy distinto a esa otra «gestión» del cerebro que trata de controlar, negar y desestimar.

También sabemos que las sensaciones que viajan al cerebro se comparan allí con experiencias anteriores, y esos recuerdos corporales pueden convertirse en detonantes: el cerebro predice que la situación es idéntica a la del pasado y el vuelo de regreso sigue la misma ruta que la vez anterior.

A medida que practicamos la neuroplasticidad (cosa que haremos en la segunda parte), cambiamos la ruta del avión y la influencia que tiene en esa red. La neuroplasticidad es la increíble capacidad de las redes neuronales del cerebro y del sistema nervioso de cambiar mediante el desarrollo y la reorganización.[46]

Siempre es útil que nos recordemos que la red que mantiene la homeostasis también afecta a las emociones y al estado del sistema nervioso en un momento dado.

El entrenamiento interoceptivo para el bucle cerebro-cuerpo

Cuando se trata de provocar cambios, el aprendizaje debe ser práctico y experiencial, motivo por el que te invito a hacer este ejercicio de interocepción. Una vez que lo realices, y a medida que lo practiques a lo largo del tiempo, descubrirás que puedes usarlo en tu vida cotidiana para mejorar la comunicación dentro del eje aparato digestivo-cerebro.

Empieza determinando cómo te sientes en este preciso instante. Si sospechas que te encuentras en el estado simpático caliente —inquieto, nervioso, irritable, etc.—, puede que te interese relajarte en una silla o tumbarte antes de seguir con el ejercicio. Si te hallas en el estado vagal dorsal frío, caracterizado por una mayor inmovilidad, y te sientes desanimado o desconectado, trata de sentarte con la columna erguida o ponte de pie para regular el sistema nervioso. Si ya te sientes tranquilo y a gusto, una posición sedente es perfecta. Relaja la mirada y baja la vista al suelo aproximadamente un metro por delante de tus pies. Vuelve tu atención y tu conciencia hacia dentro.

Ejercicio: Sintoniza con tus señales corporales

Primero ten en cuenta los preparativos que hemos detallado más arriba.

1. Empieza el ejercicio fijándote en las sensaciones relacionadas con los ojos, especialmente con los pequeños músculos que los rodean. Trata de acceder a las señales corporales. ¿Desprenden tus ojos una sensación de hormigueo? ¿Los percibes tensos? Toma nota de las sensaciones.
2. Centra la atención poco a poco en tu boca. ¿Qué sensaciones notas en los labios? ¿Y en la lengua? Desplaza la atención de ahí a la mandíbula. ¿Está relajada o tensa? Si te cuesta sintonizar con las señales corporales, prueba a abrir y cerrar la boca varias veces para aumentar el aporte sensorial.
3. Desvía la atención a la garganta y procura no perder el interés por todas las sensaciones en las que repares.
4. Sigue descendiendo poco a poco por el cuerpo y dirige la atención más hacia dentro a medida que avances. Hasta la más mínima sensación es digna de mención. Esta práctica se centra en las zonas clave del bucle cuerpo-cerebro, de modo que a medida que la realizas, imagina que andas paso a paso por tu sistema interno.
5. Conforme te diriges más hacia dentro, fíjate en las sensaciones que notas entre el esternón (que une las costillas en el pecho), la columna y las costillas, de una en una. A ver si puedes notar los latidos del corazón. Haz una pausa y dedica más tiempo a esta fase. Si no notas los latidos, puede que simplemente percibas sensaciones en la zona del pecho.

A continuación dirige la atención hacia fuera, al pecho, una vez más, y a los hombros y las costillas, reparando esta vez también en los músculos y la fascia. ¿Notas alguna rigidez, tirantez o tensión? ¿Te notas flojo y pesado como si te costase sostener la cabeza en alto? Observa si te resulta fácil conectar con esas partes del cuerpo, o si te sientes desligado o insensible con respecto a alguna de ellas.

Tu mente puede distraerse con historias sobre el significado de cada sensación, o quizá notes que tienes la sensación general de experimentar varias emociones. Ve un poco más despacio y prueba a escudriñar esos pensamientos y emociones e identificar alguno de ellos o reconocer las señales corporales asociadas a ellos. Puede resultar incómodo centrarse en esta área tan intensamente, pero detente si puedes y presta atención a si alguna señal varía o cambia.

6. Desplaza la atención hacia abajo, por debajo del diafragma. ¿Te resulta fácil conectar con las señales corporales de esa parte o te parecen lejanas, vagas o confusas?
7. Cuando llegues al estómago, fíjate en las sensaciones. ¿Son fáciles y claras de reconocer o es una zona que notas insensible? Te invito a que poses una mano encima de la barriga. Mientras respiras, relájate contra la palma, notando el calor de la piel en contacto con la mano. ¿Te ayuda tocar esa parte del cuerpo a conectar con las señales corporales de esa zona?

De nuevo, quizá notes una mezcla de sensaciones o emociones en el cuerpo. ¿Puedes centrar una atención selectiva neuroceptiva solo en las señales corporales del aparato digestivo? Es posible que también surjan pensamientos y emociones; no hay ningún problema. A ver si puedes dejar que se desvanezcan al fondo mientras sigues prestando una atención selectiva a las señales corporales.

Fija la atención en la barriga e imagina que el calor de la mano representa una sensación de tranquilidad y alivio que se extiende por debajo de la piel del vientre. Visualiza que ese calor y esa estabilidad recorren tu tracto digestivo. Presta una atención selectiva a las sensaciones de calor, tranquilidad y alivio. Al hacerlo, envías deliberadamente señales del cuerpo al cerebro.

Una vez más, puede que broten pensamientos, historias o emociones, pero sigue centrando la atención en las señales interoceptivas de la barriga, incluidos el calor, el alivio y la tranquilidad que emanan de tu mano. Sigue ahí y fíjate en las variaciones que pueda experimentar tu sistema nervioso.

8. Cuando estés listo, levanta poco a poco la vista y vuelve a la habitación.

¿Qué te ha enseñado este ejercicio de interocepción?

Después de realizar el ejercicio de interocepción, te animo a que dediques unos minutos a reflexionar sobre las siguientes preguntas. Si te es posible anotar las respuestas en un cuaderno o en un diario, mejor aún. Puedes repasarlas luego cuando tengas más práctica; te darán una idea aproximada de lo lejos que han llegado tus habilidades de interocepción.

- Cuando empezaste la práctica, ¿qué sentiste al desviar la atención de una zona del cuerpo a otra?
- ¿Te costó más conectar con algunas áreas del cuerpo que con otras? En caso afirmativo, ¿qué áreas eran?
- En las partes del cuerpo con las que era difícil conectar, ¿qué sensaciones notaste?
- ¿Qué historias acudieron a tu mente cuando estabas centrándote en las áreas con las que te costaba conectar?
- ¿Surgió alguna creencia sobre las sensaciones o sobre cómo notabas el cuerpo, como «Tengo el hombro roto»?
- ¿Qué sensaciones se hallaban presentes en las partes del cuerpo con las que conectaste fácilmente?
- Mientras recorrías el cuerpo y prestabas atención a las distintas partes, ¿experimentaste alguna reacción física? De ser así, ¿cuál fue?

- Cuando centraste la atención en la barriga, ¿qué sensaciones surgieron?
- ¿Te costó conectar con la barriga? En caso afirmativo, ¿qué notaste?
- ¿Qué pensamientos te vinieron a la mente mientras hacías el ejercicio?
- ¿Cómo notas tu energía ahora, después de haber realizado el ejercicio? ¿Igual? ¿Distinta? ¿En qué sentido?

Aunque este ejercicio puede ser una herramienta diaria útil para el entrenamiento interoceptivo, también es posible emplearlo como método independiente para desarrollar la conciencia autónoma en momentos de desregulación o dolor. Cuando somos capaces de prestar atención a nuestro cuerpo de esa forma, aprendemos a regular el sistema nervioso y mejoramos muchos procesos biológicos.

Hasta ahora gran parte de lo que hemos aprendido se ha centrado en entender el sistema nervioso y cómo conecta el nervio vago con algunos de nuestros sistemas y órganos más cruciales. Aunque para conseguir cambios en nuestra vida es imprescindible entender eso y aprender a reajustar el sistema nervioso, es igual de importante reconocer cómo pueden ayudar a regularnos también nuestros amigos, nuestros compañeros o incluso los extraños. O bien cómo pueden provocarnos desregulación.

En el próximo capítulo estudiaremos el tercer elemento del modelo biopsicosocial: nuestra relación con los demás. Como animales sociales que hemos evolucionado para formar parte de un grupo, nacemos predispuestos a conectar con nuestros semejantes. Y, si eso no ocurre, sufrimos.

6

El sistema de interacción social y la corregulación

El sistema de interacción social se compone principalmente de ramas del nervio vago que forman un vínculo entre la cara, la voz y el corazón, y, como el resto de los sistemas de los que hemos hablado, también envía y recibe continuamente información que influye en lo seguros que nos sentimos y en nuestra capacidad para conectar con aquellos que nos rodean. Si te pones una mano en el corazón y otra en la mejilla, podrás visualizar por dónde se mueve el sistema de interacción social, además de otras conexiones que inervan la cara y el oído medio. Esas tres áreas del cuerpo se comunican entre sí en un bucle de retroalimentación constante. Las señales de este bucle también se transmiten al cerebro, y pueden regularnos o bien llevarnos a la desregulación.[1]

Cuando estamos con alguien que experimenta elevados niveles de activación por estrés, su tono de voz, junto con sus expresiones faciales, sus gestos y su lenguaje corporal, pueden excitar los «circuitos resonantes» de tu sistema cerebro-cuerpo.[2] Esos circuitos resonantes nos impulsan biológicamente a corresponder a las emociones de la otra persona. Puede que nos dirijamos a alguien con la intención de conectar con él, pero si su respuesta no es acogedora, nuestro circuito interno se adapta a ella.

Este sistema de interacción social tiene su origen en nuestro pasado remoto. Los primeros humanos se necesitaban unos a otros para sobrevivir, y el sistema evolucionó para recopilar inconscientemente las señales de seguridad o peligro que se transmitían en las voces, las expresiones corporales y el lenguaje corporal de los demás. Esas señales nos ayudan a descifrar con rapidez si una relación o una situación es segura o peligrosa, lo que nos permite huir del peligro, buscar conexiones tranquilas y, en última instancia, sobrevivir.[3]

Cada parte del sistema de interacción social —cara, voz y corazón— transmite «amabilidad» a través de elementos como la inclinación de la cabeza, el tono de voz, la relajación de la mirada y muchos más factores inconscientes. La amabilidad hace pensar en seguridad, y ello comunica al cerebro que podemos abordar a esa otra persona y conectar con ella. La falta de amabilidad nos indica lo contrario, y ese es el motivo por el que la amabilidad percibida es la cualidad más importante que se tiene en cuenta a la hora de decidir cómo responder a los demás y cómo los demás nos responden a nosotros.

El sistema de interacción social constituye una vía más para desarrollar el tono vagal. Utilizándolo como herramienta, podemos enviar señales de seguridad o de peligro al sistema cerebro-cuerpo. Nuestra capacidad de conectar, captar señales de seguridad o de amenaza, e incluso de estar en sintonía con los que nos rodean depende del correcto funcionamiento del nervio vago. El sistema de interacción social reacciona a todos los cambios del estado de nuestro sistema nervioso, y viceversa.

La corregulación

Desde una perspectiva emocional y psicológica, las relaciones con otras personas son indispensables para nuestro bienestar, pero también lo son desde un punto de vista biológico. Nacemos con esa necesidad de conexión, de modo que si te preocupa que desear amistad, afecto y apoyo de los demás haga de ti una persona necesitada, dependiente, sentimental o excesivamente sensible, no es así. De hecho, sentirte parte de un grupo y tener relaciones en las que sientes que te ven y te aprecian de verdad se encuentra entre los indicadores más importantes de la calidad y la esperanza de vida.[4]

Las personas que te rodean son uno de los factores que más influyen en tu sistema nervioso, ya que las interacciones que tienes con ellas afectan a tus emociones, a tus pensamientos y a tu psicología de maneras que te nutren o te empobrecen. Sentirse solo o aislado puede provocar angustia al sistema nervioso y, sin conexiones saludables, experimentamos un cambio a la energía defensiva o agresiva, o nos bloqueamos y desconectamos por completo.[5] Aun así, recuerda que eso no quiere decir que no debas pasar tiempo solo.

La segregación, la marginalización, la falta de apoyo social, la soledad y la pobreza pueden desencadenar ese tipo de respuestas de supervivencia, que, si no se controlan, pueden provocar ansiedad, depresión, desregulación, enfermedad cardiovascular, inflamación, dolor persistente, funcionamiento inmunitario defectuoso y trastornos gastrointestinales.[6] En cambio, tener relaciones estimulantes puede ayudar a nuestro sistema nervioso a volver a un estado de seguridad, especialmente después de un trauma.

Cuando estamos con personas a las que nos sentimos unidos y que se encuentran en un estado regulado, nos cuesta menos pasar a un estado de seguridad y arraigo. En ese estado vagal ventral perfecto, tienen cabida el descanso, la recuperación y la reparación del sistema cerebro-cuerpo. Las investigaciones demuestran que las redes sociales de apoyo pueden impedir que contraigamos enfermedades.[7] El fortalecimiento de tu red de relaciones y la capacidad de apoyar a otra persona en las suyas crea comunidades saludables y te hace más resiliente. El bienestar no es algo que se consiga en soledad.[8]

El poder de la corregulación

Cuando utilizamos las señales que transmiten los demás para recobrar el equilibrio, lo llamamos «corregulación», término que describe cómo cambia y se adapta el sistema nervioso en función de las personas que nos rodeen.[9] Las relaciones que tenemos con las personas que nos cuidan en la infancia determinan lo bien que podremos autorregularnos de adultos.[10]

La corregulación se produce automáticamente cuando los padres o los cuidadores satisfacen las necesidades de sus hijos al momento. Cuando el niño llora, los cuidadores anticipan la necesidad que expresa la criatura y le proporcionan calor, comida y/o consuelo físico y emocional como respuesta. Cuando un niño está angustiado o desregulado, hablar tranquilamente y brindarle afecto normalmente sirve para satisfacer su necesidad de seguridad. Ese fenómeno también funciona a la inversa: la angustia del niño puede angustiar al padre.[11] Pese a parecer un proceso instintivo, en realidad tiene un efecto duradero en cómo crecerá el niño y cómo se desenvolverá con el tiempo.[12]

La corregulación proporciona los cimientos que permiten que se desarrollen otros sistemas. Del mismo modo que la instalación eléctrica y de saneamiento de una casa tiene que construirse en torno a unos suelos y unas paredes estables, si los cimientos emocionales desarrollados en los primeros años de vida no son sólidos, habrá menos estabilidad en el sistema nervioso autónomo y en las áreas del cerebro que controlan la regulación y el apego social.[13]

Aunque las primeras relaciones de nuestra vida no fuesen seguras o saludables, podemos mejorar ese ámbito con el entrenamiento, pues no toda la corregulación formativa tiene lugar en la infancia. La corregulación se produce cada día, a menudo con extraños y sin que nos demos cuenta de que ocurre. Una sonrisa de un desconocido o un cumplido deseado pueden regularnos con la misma rapidez con que la mirada de desaprobación de un compañero de trabajo puede desregularnos.

Cuando sintonizamos con otra persona y dejamos que nuestro estado interno entre en consonancia con su estado de equilibrio y lo refleje, nos corregulamos. La capacidad de corregulación es una de las principales funciones del sistema de interacción social, ya que es en ese estado regulado donde más saludables nos encontramos y donde mejor aprendemos, creamos y trabajamos.

La base de nuestra capacidad de autorregularnos está en la corregulación.

Aunque nos lo pasemos bien solos, desde el punto de vista biológico anhelamos la conexión y queremos relacionarnos con aquellos que nos rodean. Si tiendes a aislarte en momentos difíciles, la corregulación puede ayudarte a volver a sentirte a gusto y centrado.

Por supuesto, las relaciones más importantes de nuestra vida también tienen la capacidad de regularnos y desregularnos. El tiempo pasado con un amigo puede enviarnos señales de seguridad y afecto e influir activamente en nuestro sistema nervioso. Y, a su vez, las sensaciones de afecto que hemos percibido en un buen amigo nos hacen enviarle a él o a ella señales de seguridad y afecto también. Claro que de igual modo ocurre lo contrario: una experiencia negativa con un amigo o un ser querido que envía señales de amenaza (como descubriremos más adelante) puede desregularnos.

La investigación empírica ha demostrado que los jefes y los directivos pueden tener grandes repercusiones en su entorno social y afectar profundamente a los niveles de regulación (o de falta de ella) de otras personas.[14] Además, cada vez existen más estudios empíricos que destacan que el bienestar de los jefes y los directivos puede ejercer de «centro neurálgico» de equipos enteros. A través del estrés y el contagio emocional, los directivos pueden transmitir estrés percibido a los trabajadores. De ese modo, las empresas se arriesgan a provocar un «efecto dominó» de desarrollo del estrés entre sus empleados.

La corregulación se distingue de la codependencia en que mantenemos la noción de nosotros mismos, mientras que con la codependencia es posible que perdamos la conciencia interoceptiva y la conexión con nuestro mundo interior y nos obsesionemos con el exterior. Sabemos que si perdemos la conexión con nuestro mundo interior, la conciencia de nosotros mismos (cómo estamos) vendrá de una fuente externa, lo mismo que la sensación de la seguridad.[15]

Ejercicio: Las vías a la corregulación

En este ejercicio buscarás tu medio actual de corregulación y descubrirás cómo puedes desarrollarlo más. Saca el cuaderno o el diario y anota tus respuestas a las siguientes preguntas.

¿Quién te ayuda a experimentar una sensación de pertenencia?
Puede ser un amigo, un pariente, un entrenador, un profesor, un bibliotecario, un camarero, un peluquero, un profesional de la salud, el dueño de una tienda, un mentor, un compañero de clase o del gimnasio, un colega del trabajo o un compañero de equipo.

Si sientes que no encajas o no tienes muchos contactos, ¿cómo puedes cultivar esas parcelas?

- Busca gente nueva en el trabajo que te acompañe a la hora de comer.
- Haz trabajo voluntario en tu comunidad (por ejemplo, en una protectora de animales o un hospital).
- Apúntate a clase de pintura.

Cuando te apetece aislarte y apartarte de la gente, ¿qué podrías hacer para que te costase menos interactuar con otras personas?

- Ve un parque o una playa donde haya gente.
- Ve a un centro comercial.
- Trabaja en una cafetería concurrida o una biblioteca.

La corregulación en acción

Para hacerte una idea más aproximada de qué forma adopta la corregulación en la realidad, imagínate en las siguientes situaciones.

Te has pasado el día corriendo de una tarea a otra en el trabajo porque tenías varios plazos que cumplir, y te pusiste tan nervioso con los comentarios críticos de tu jefe que te dejaste casi toda la comida en el plato. A las 5 de la tarde estás agotado y no ves el momento de marcharte de la oficina, pero en lugar de irte directo a casa, decides quedar con una amiga para ponerte al día y charlar.

¿En qué situación preferirías estar?

- **Situación A:** Llegas al pub y ves a tu amiga sentada a una mesa. Se levanta y te da un abrazo, pero evita el contacto visual. Vas a por una bebida y te sientas a charlar, pero mientras estás hablándole del día horrible que has tenido, te fijas en que deja escapar varios suspiros. Tiene los hombros caídos, como si no reaccionase a tus anécdotas. Fija la vista en la carta que hay sobre la mesa. Te quedas una hora, pero ella levanta pocas veces la mirada de su bebida, y parece que recae en ti la responsabilidad de llevar el peso de la conversación. Se pasa toda la cita completamente encerrada en sí misma.
- **Situación B:** Entras en el mismo pub y ves a tu amiga saludándote con la mano y con una sonrisa de oreja a oreja. Cuando llegas a donde está, te da un fuerte abrazo, establece contacto visual contigo y se sienta, impaciente por que le cuentes tu día «de pesadilla». Asiente con la cabeza mientras tú te quejas de tu jefe y se muestra comprensiva con tus problemas de plazos. «¡Pasa de ellos! —dice agarrándote la mano—. ¡Eres demasiado bueno para esa empresa!». Los dos os reís.

Resulta bastante fácil ver que la situación A te pondrá de malhumor, triste e incluso estresado, mientras que la situación B te haría sentir más centrado, optimista, a gusto y sociable. ¡La opción B para mí, por favor!

Comparemos dos situaciones más:

1. Te encuentras en la calle con un amigo al que no ves desde hace mucho y lo llamas. Te sale una voz un poco aguda al intercambiar saludos y daros un abrazo. Estableces contacto visual con él mientras sonríes y hablas.
2. Andando por esa misma calle ves a un borracho que se acerca gritando a los peatones. Inconscientemente, evitas el contacto visual con él, tensas el torso y levantas los hombros.

Los dos ejemplos demuestran lo rápido que las demás personas pueden influir en tu sistema cerebro-cuerpo, inhibir el nervio vago y modificar tus sistemas internos. Cuando somos conscientes de que los demás influyen en la forma en que nos sentimos y actuamos —cómo reacciona nuestro cuerpo físico ante ellos, y el de ellos ante el nuestro—, podemos reequilibrarnos mejor, tener más empatía con quienes nos rodean e incluso forjar relaciones más satisfactorias.

La conciencia autónoma y la corregulación

Cuanta más conciencia autónoma desarrollamos, más nos damos cuenta de cómo nos afectan determinadas personas. A medida que recabamos esa información, podemos tomar decisiones voluntarias sobre con quién pasamos el tiempo y cuáles son nuestros límites sociales. Eso no quiere decir que debas evitar a alguien o apartarlo de tu vida si está pasando por un mal momento. Las relaciones son necesarias para nuestro bienestar físico y psicológico, y pueden ser difíciles y complejas. Ahora bien, si te das cuenta de que una determinada relación carece de reciprocidad y conexión, o te hace sentir abrumado o agotado, puede tratarse de una señal de que conviene distanciarte un poco y establecer ciertos límites.

Si sabemos cuáles son nuestros límites neurobiológicos, nos percataremos mejor de cuándo los alcanzamos y nos resultará más fácil cuidar de nuestro sistema nervioso porque podremos comunicar esas fronteras a los demás. Si las relaciones se rompen, algo que forma parte de la vida, podemos reparar esas rupturas mediante el sistema de interacción social enviando señales de «afecto» a la otra persona para reabrir los canales de comunicación.

La calidad y la cantidad de nuestras relaciones están vinculadas a lo bien que funcione nuestro cuerpo físico, que, a su vez, puede afectar a nuestra salud emocional. Por ese motivo, poseer conciencia autónoma en lo referente a los contactos sociales nos sitúa en mejor posición para evaluar las relaciones que mantenemos con la gente, y si tenemos o no suficientes contactos adecuados.

La «descortesía» biológica

Un aspecto de la corregulación en la edad adulta en el que no se hace mucho hincapié es el de la «descortesía» biológica. Acuñada por el doctor Stephen Porges, se trata de cuando nuestro comportamiento y nuestro lenguaje corporal resultan descorteses: es decir, transmiten una frialdad o una indiferencia que puede desembocar en una ruptura de la conexión con otros. La descortesía biológica no siempre es intencionada, pero es importante destacarla porque puede despertar en los demás reacciones automáticas ante lo que consideran amenazas y provocar problemas en las relaciones.

Supongamos que has salido a cenar con tu pareja sentimental después de un día ajetreado. Estabas deseando verla, sobre todo porque el desacuerdo que has tenido a principios de semana con tu mejor amigo te ha tenido muy preocupado. Tienes muchas ganas de saber la perspectiva de tu pareja y sus consejos sobre la situación.

A medida que empiezas a relatar la discusión, te sientes vulnerable porque fue culpa tuya y sabes que tu amigo hizo bien enfadándose contigo. En mitad de la anécdota, a tu pareja se le ilumina el móvil cuando recibe un mensaje y, después de darle la vuelta para echar un vistazo a la pantalla unos segundos, vuelve a centrar la atención en ti y dice: «Adelante, te escucho». Sabes que no ha mirado el teléfono para hacerte daño, pero ese pequeño momento de «ruptura» provoca una reacción automática en tu sistema nervioso.

Tu respuesta emocional es inmediata y viene de un lugar tan profundo de tu interior que casi resulta instintiva. Y es que a tu sistema nervioso no le importan tanto las intenciones de tu pareja como su lenguaje corporal y su comportamiento. Si, cuando ocurre este acto, entras en un estado simpático más caliente, puede que se te ponga el cuerpo rígido y quizá te cruces de brazos o respondas con palabras o críticas, acusaciones o incluso ira. Si pasas a un estado vagal dorsal más frío, es posible que sientas una punzada de vergüenza y pienses que tu pareja no considera importantes tus sentimientos o tu anécdota. Puede que tu postura se desarme, o quizá te desanimes y te retraigas, no quieras contestar a tu pareja y te niegues a hablar.

El estado del sistema nervioso y la corregulación

Puesto que la corregulación afecta básicamente al sistema cerebro-cuerpo, veamos cómo nos influyen quienes nos rodean en cada estado de nuestro sistema nervioso. Entender cómo damos y recibimos señales de seguridad y peligro (a menudo sin ser conscientes de que lo hacemos) puede ayudarnos a adoptar un papel más sólido en el cultivo de relaciones seguras y saludables. Las siguientes interacciones entre Jane y su madre ilustran qué forma adopta la corregulación y la desregulación en la práctica.

Situación 1

Jane ha tenido una semana un poco estresante, pero está muy contenta de que por fin sea sábado. El único plan que tiene es tomar café en el centro con su madre, una actividad habitual que a las dos les encanta. Cuando Jane llega a la cafetería, los estados de sus respectivos sistemas nerviosos tienen un fuerte impacto en lo seguras que se sienten cada una de ellas y en su interacción.

	Neurocepción de seguridad	**Neurocepción de amenaza**
Estados del sistema nervioso	Jane (perfecto) + Su madre (perfecto)	Jane (perfecto) + Su madre (demasiado caliente)
Primeras impresiones	La madre de Jane la recibe en la cafetería con los brazos abiertos de par en par y una sonrisa. Mientras Jane habla de su semana, su madre ladea la cabeza y escucha, y asiente ante las anécdotas de su hija. Tanto Jane como su madre tienen conectado el sistema de interacción social, que las predispone al afecto.	Cuando Jane llega a la cafetería, su madre parece muy enfadada. No saluda a Jane y se queda sentada sin establecer contacto visual. Una vez que Jane está sentada, su madre le grita, indignada por que su hija se olvidó de su cumpleaños la semana anterior.
Resultado	Jane neurocepta señales de seguridad de su madre (sonrisas, inclinación de cabeza, escucha) que le permiten afianzarse en el estado perfecto y disfrutar de la compañía de esta. Comparten anécdotas y risas, y Jane se marcha de la cafetería sintiéndose tranquila y centrada. En ese estado, segrega oxitocina y experimenta una agradable sensación de conexión y pertenencia.	Como el estado nervioso de Jane es de serenidad y ella se encuentra en el estado perfecto, sabe que puede recurrir al sistema de interacción social hablando tranquilamente al tiempo que establece contacto visual con su madre. Asiente mientras su madre explica por qué está enfadada. Al disculparse, Jane alarga el brazo hacia la mano de su madre y la agarra. Al final de la cita, su madre se ha calmado y ya no está enfadada.

Dinámica de la relación	La saludable dinámica existente entre ellas muestra la elevada reciprocidad de su relación. Hay un toma y daca en la comunicación, la misma atención y preocupación concedida a cada una de las dos y, por consiguiente, una mutua reconfiguración positiva del sistema nervioso de cada una.	Mediante la reciprocidad, el afecto y el sistema de interacción social, Jane logra convencer al sistema nervioso de su madre para que se encamine a la regulación. Eso no siempre es posible.

Situación 2

A Jane le hace mucha ilusión ver a su madre en su cita en la cafetería. Está deseando darle dos grandes noticias: la semana pasada la ascendieron en el trabajo, y se ha comprometido con la pareja con la que lleva desde hace tiempo.

	Neurocepción de seguridad	**Neurocepción de amenaza**
Estados del sistema nervioso	Jane (estado de juego combinado) + Su madre (perfecto)	Jane (estado de juego combinado) + Su madre (demasiado caliente)
Primeras impresiones	Jane corre al encuentro de su madre en la cafetería y le suelta las noticias. Las dos se abrazan e incluso se ponen a saltar, agitando las manos con entusiasmo. La madre de Jane grita de alegría y no puede contener la sonrisa.	Jane corre al encuentro de su madre en la cafetería y le suelta las noticias. Para sorpresa suya, su madre se enfada mucho porque Jane no se las ha contado antes. Usa un tono de voz duro y monótono y, cruzada de brazos, acusa a Jane de engañarla.

Resultado	Jane neurocepta señales de seguridad de su madre (sonrisas, afecto, movimiento y entusiasmo) y, como se encuentra en el estado de juego, que es un estado del sistema nervioso simpático, está llena de energía movilizadora y movimiento jubiloso. La energía se mantiene bajo control mezclada con la energía vagal ventral.	Las neuronas espejo de Jane reflejan las reacciones de su madre antes de que le dé tiempo a procesar lo que pasa. Jane reacciona bruscamente y, en lugar de sentirse conectada, experimenta la necesidad de protegerse. En el estado activado en el que se encuentra, le cuesta demasiado tranquilizarse para acceder a su sistema de interacción social.
Dinámica de la relación	Jane ya se encontraba en el estado de juego debido al entusiasmo que le producen las noticias, y su madre la acompaña en ese estado.	Jane se encontraba en un estado de energía simpática movilizadora, y, como la reacción de su madre le ha parecido amenazante, ha pasado al estado de lucha o huida.

Situación 3

Jane está agotada de las actividades de la semana. Ha visto a unas amigas; una de ellas la ha criticado por no mantener el contacto y la ha hecho sentirse bastante avergonzada. Su amiga no la ha invitado a otra cita, y Jane se siente aislada y excluida. A pesar del agotamiento, accede a quedar con su madre para tomar un café porque no quiere dejar escapar la oportunidad de ponerse al día con su madre.

	Neurocepción de seguridad	**Neurocepción de amenaza**
Estados del sistema nervioso	Jane (demasiado frío) + Su madre (perfecto)	Jane (demasiado frío) + Su madre (demasiado frío)
Primeras impresiones	Cuando Jane se reúne con su madre, se sientan y hablan de sus respectivas semanas. La madre de Jane, que normalmente es una presencia tranquilizadora en su vida, advierte que su hija está muy cansada de todos los compromisos sociales. Le acaricia el pelo, establece mucho contacto visual con ella, le aprieta la mano y le frota la espalda.	Cuando se sientan a la mesa, Jane se fija en que su madre parece triste. Está cruzada de brazos y evita el contacto visual con ella. Después de unos minutos de silencio incómodo, su madre dice que está molesta porque Jane no la ha llamado en toda la semana y se ha sentido sola. La acusa de estar «demasiado ocupada» y de no preocuparse por ella.
Resultado	Jane vuelve a casa sintiéndose cansada pero relajada, y con necesidad de una larga siesta. En el estado vagal dorsal frío, logra neuroceptar seguridad en la energía y el lenguaje corporal de su madre. Por lo tanto, se orienta a la regulación. Aunque al final de la cita no ha vuelto del todo a su ventana de tolerancia, se ha acercado a ella y ha entrado en el estado combinado de «calma»	Jane neurocepta amenaza en el lenguaje corporal y el tono de decepción de su madre, y, como ya se encuentra en el estado vagal dorsal de conservación de la energía, esa «amenaza» hace que sienta vergüenza, lo que la sume aún más en el estado frío. Se siente vulnerable y, como sufre un bloqueo emocional, pierde el acceso al sistema de interacción social. Por consiguiente, casi toda la

	que se asocia con el descanso y la reparación. Gracias a todo ello, se siente bien aunque con sueño.	comunicación se interrumpe. Su postura cambia, y se pasa el resto del encuentro hundida en la silla con la mirada gacha. Trata de escuchar a su madre, pero no puede responder.
Dinámica de la relación	Las caricias y el contacto de la madre de Jane la han apartado del sentimiento de vergüenza y de la sensación de no encajar que pueden darse en el estado vagal dorsal.	La sensación de aislamiento y rechazo de Jane, sumada a lo ocurrido con su madre, la hace sentirse aún más desconectada de sí misma y de los demás.

En cada situación, el estado del sistema nervioso en el que se encuentra Jane antes de ver a su madre afecta a la forma en que responde a las señales de seguridad o amenaza de esta. Si nos es posible identificar el estado del sistema nervioso ante el que reaccionamos, puede que seamos capaces de aflojar el ritmo y responder a los demás de forma distinta e incluso entender sus reacciones un poco mejor. Reconocer nuestro estado también nos ayuda a determinar qué clase de conexión necesitamos (o no necesitamos) en ese momento. Por supuesto, el objetivo es aprender a emplear el sistema de interacción social de una forma saludable y regulada para que podamos desenvolvernos fácilmente ante las señales de seguridad y amenaza.

Factores que dificultan la neurocepción de señales de seguridad

1. El trastorno de estrés postraumático (TEPT) puede afectar al acceso al sistema de interacción social y, por lo tanto, a nuestra capacidad de regularnos a nosotros mismos y a los demás en momentos de peligro o incluso de seguridad.
2. Las personas neurodivergentes pueden estar menos capacitadas que las neurotípicas para usar este sistema en su beneficio.
3. A quienes padecen hipersensibilidad auditiva o trastorno del procesamiento auditivo y otros problemas parecidos puede no resultarles tan fácil como a otros neuroceptar seguridad.

En muchos casos, conforme avanza el tiempo, el entrenamiento con distintas herramientas puede mejorar la capacidad de acceder al sistema de interacción social y de neuroceptar señales. Una buena forma de «ejercitar» ese sistema es practicar con esos instrumentos —sobre todo si se sigue un enfoque personalizado— mientras se está dentro de la ventana de tolerancia, en la que nos sentimos seguros.

Ahora que sabes cómo funciona tu sistema nervioso, los estados a los que puede llevarte y todas las cosas que pueden afectarle, estás preparado para la segunda parte, donde aprenderás a reactivar el sistema nervioso adoptando un papel más activo en los mensajes que envía.

SEGUNDA PARTE

Cómo reactivar el sistema nervioso

La reactivación del sistema nervioso en la práctica

Esta parte del libro está dedicada a proporcionarte los recursos que necesitas para reforzar la precisión interoceptiva y cambiar la forma en que tu cerebro neurocepta información. Cada vez que sintonices contigo mismo o uses una de las técnicas que te muestro, volverás a entrenar el sistema cuerpo-cerebro para responder con precisión al momento actual. Del mismo modo que ese sistema aprendió a afrontar las dificultades de manera excesiva o defectiva en el pasado, puede reaprender a vivir en el presente. Descubrirás cómo alcanzar la conciencia interoceptiva para ser capaz de transitar por los tres estados internos —caliente, perfecto y frío— y sintonizar con ellos, y también cómo colaborar con el sistema nervioso para regularte.

Recuerda, el 80 por ciento de los mensajes que pasan a toda velocidad por tu nervio vago, que es una parte importante de la red interoceptiva, se envían del cuerpo al cerebro.[1] Entrenándote con los ejercicios centrados en el uso de la respiración, la postura y el tacto, aprenderás a utilizar el cuerpo para enviar al cerebro los mensajes que quieres que reciba. También sabemos que las señales que el cuerpo envía al cerebro influyen en la neurocepción, que es una labor del cerebro de supervivencia. Para simplificar, he dividido estos recursos según el resultado buscado:

1. **El paquete de herramientas 1** (capítulo 9) contiene ejercicios para sacarte del estado simpático 🔥

2. **El paquete de herramientas 2** (capítulo 10) contiene ejercicios para sacarte del estado dorsal ❄

Al organizar los ejercicios así, te resultará más fácil encontrar los recursos adecuados para el estado en el que te encuentres.

La neuroplasticidad

Mientras realizas estos ejercicios, estarás aplicando uno de los conceptos más importantes en cualquier contexto de reaprendizaje y reactivación: la neuroplasticidad. Se trata de la capacidad de las neuronas del sistema nervioso —sobre todo del cerebro— de aprender nuevas respuestas. Cuando introducimos una nueva experiencia de manera repetida, como harás entrenando con estos recursos, animamos a nuestras neuronas a modificar su estructura, sus funciones y sus conexiones para que se reorganicen de una forma nueva (y, a ser posible, mejor).[2]

El fenómeno de la neuroplasticidad resulta más evidente durante la infancia y la adolescencia, mientras las neuronas crecen rápidamente y se incorporan muchas habilidades nuevas a nuestra manera de ser. Las relaciones y las experiencias que tenemos en esos primeros años abren caminos en el sistema nervioso y forman reacciones particulares que se vuelven automáticas en la edad adulta. Si has crecido con un padre irascible que gritaba mucho, es posible que te asustes o te acalores cuando otros levantan la voz delante de ti. Sin embargo, esa no tiene por qué ser la forma en que reacciones siempre.

Hasta hace relativamente poco no ha empezado a verse claro que la neuroplasticidad no termina cuando nos hacemos adultos. Es posible modificar el cerebro y el sistema nervioso durante toda la vida gracias a factores como las expectativas, las creencias o las convicciones. Si has oído hablar del efecto placebo, sabrás que creer que algo es cierto y esperar determinados resultados puede alterar realmente la fisiología del cuerpo.[3]

En anteriores capítulos estudiamos la parte negativa, o «más oscura», de la bioplasticidad, que tiene lugar cuando nuestros sistemas corporales mejoran sus facultades para protegernos, pero corrigen en exceso hasta el punto de que nos volvemos hipersensibles al peligro y desarrollamos una neurocepción defectuosa. Cuando ocurre esto, pasamos a un estado más extremo, y nuestros sistemas de adaptación vital —como el sistema emocional, el cognitivo, el inmunitario, el endocrino o el autónomo— se pueden activar de determinada manera durante largos periodos de tiempo. Como vimos en los ejemplos de Sophia (página 58), Tom (página 60) e incluso en mi caso particular (página 62), normalmente eso ocurre sin querer. Se trata de una consecuencia de la situación o las circunstancias difíciles en las que nos encontramos.

Pero así como tenemos la capacidad de corregir en exceso sin querer, también tenemos la capacidad de rectificar a propósito ese equilibrio actuando conscientemente. En un fascinante estudio sobre un grupo de taxistas de Londres, los encefalogramas realizados revelaban que tenían centros de memoria espacial (el hipocampo del cerebro pensante) más grandes que la población media. Esos taxistas no habían nacido con centros de memoria hipertrofiados, sino que las exigencias mentales de su trabajo habían hecho que se ampliasen.[4]

Para adquirir la codiciada licencia del icónico taxi negro, los taxistas deben pasar un examen conocido como *the knowledge*. La prueba exige que tengan conocimientos enciclopédicos de más de 25.000 calles de Londres, por no hablar de cientos de atracciones turísticas y la mejor forma de llegar a ellas desde cualquier punto de la ciudad. Con el fin de acumular esos conocimientos, los taxistas se pasan tres o cuatro años estudiando. Memorizan mapas y rutas, pero también dedican tiempo a conducir por la ciudad y a adquirir los importantísimos conocimientos «experienciales». Entre tanto, las neuronas cambian, y esa nueva información se incorpora y se vuelve automática. Es un caso de neuroplasticidad en acción. El hipocampo aumenta para hacer sitio a la nueva información.

La bioplasticidad

La palabra «bioplasticidad» la acuñó el fisioterapeuta Lorimer Moseley para reflejar el fenómeno de los cambios físicos que tienen lugar cuando aprendemos cosas nuevas.[5] Ya estemos aprendiendo a levantar pesas o a tocar un nuevo instrumento musical, nuestras neuronas cambian con el fin de que podamos aprender los patrones de movimiento necesarios para ejecutar un peso muerto o para interpretar una determinada secuencia de notas o un acorde. Pero mientras eso ocurre, otras partes de nuestra persona también se adaptan y aprenden. Cada sentadilla fortalece los huesos y altera los desequilibrios musculares poco a poco. Las tardes de ensayo con la guitarra desarrollan la fuerza de la mano y nos hacen callos en las puntas de los dedos, lo que nos facilita manipular las cuerdas. Después del suficiente entrenamiento, la forma correcta surge de manera natural, y la posición de los dedos en las cuerdas resulta automática porque se han ido formando nuevas vías neuronales a medida que íbamos aprendiendo. Gracias a la neuroplasticidad, sabemos cómo activar esos movimientos, y es posible que veamos que la representación de la mano en el mapa sensorial que presentamos en la página 150 aumente debido al entrenamiento, pero los cambios físicos que se producen en el proceso son resultado de la bioplasticidad.

En mi carrera de fisioterapeuta, esos procesos me proporcionaron las experiencias más gratificantes que tuve con pacientes. Vi cómo, gracias a la repetición y al entrenamiento, un paciente en los últimos años de su vida lograba recuperarse de un ictus y reaprendía importantes destrezas vitales: andar, hablar y volver a usar las extremidades afectadas. Como madre primeriza, la plasticidad se ha convertido en una parte más importante de mi vida de lo que había previsto. Mi hija no empezó en el mundo con buen pie, y se pasó varios de los primeros meses de vida entrando y saliendo del hospital. Ahora que está en casa, hago ejercicios diarios con ella y me asombra lo rápido que está desarrollando las vías neuronales necesarias para recordarlos. Pequeños movimientos que no podía realizar hacía pocas semanas se vuelven cada vez más fáciles hasta que un buen día me doy cuenta de que se han hecho automáticos. Los primeros años de vida de los niños se consideran los «años dorados» en materia de neuroplasticidad, porque están creciendo y «podando» neuronas; sus cerebros son sumamente adaptables.[6]

Aunque algunas lesiones del sistema nervioso central como el ictus, los traumatismos craneoencefálicos o las lesiones de la médula espinal pueden provocar discapacidad a largo plazo, la facultad del cerebro y el cuerpo humano de colaborar para reestructurarse y transformarse es uno de nuestros mayores superpoderes. Y del mismo modo que los huesos y los músculos pueden fortalecerse con el entrenamiento, también podemos entrenar el sistema nervioso para hacerlo más flexible, adaptable y resiliente. Puede que las circunstancias vitales te hayan predispuesto a reaccionar de determinadas maneras, pero eso no significa que no puedas librarte de esa predisposición. Mediante la bioplasticidad, puedes reajustar un sistema nervioso desregulado y sobreprotector y aprender a responder ante la vida de una forma más equilibrada y regulada.

El entrenamiento del sistema nervioso tampoco es complicado. Los ejercicios que te enseñaré son directos, accesibles y rápidos. Y, realizados con frecuencia, orientan poco a poco el sistema nervioso hacia la regulación para que aprenda a responder a lo que ocurre en el presente, en lugar de recaer en la reacción predeterminada de protección excesiva a la que habíamos recurrido en periodos de estrés crónico o traumático.

El auténtico aprendizaje no es pasivo; viene de la acción. Por eso a los taxistas de Londres no les basta con memorizar un plano; tienen que conducir por las calles hasta que los monumentos y las rutas se integran en su cerebro. Si quieres aprender a hablar un nuevo idioma, no basta con leer libros de vocabulario. Tienes que trabajar la práctica oral pronunciando esas nuevas palabras una y otra vez, de manera que tu lengua aprenda a moverse para emitir el sonido correcto.

El aprendizaje experiencial del que hablamos tendrá lugar cada vez que practiques los ejercicios de los próximos capítulos, que son la mejor vía para reactivar el sistema nervioso, y la única forma de ampliar tu ventana de tolerancia, fortalecer el tono vagal y reeducar tu cerebro.

Cuatro ingredientes para una reactivación eficaz del sistema nervioso

Los principios de la plasticidad nos dicen que si somos capaces de crear una nueva experiencia atractiva e integrada, podremos enseñarle a nuestro sistema cerebro-cuerpo a afrontar el estrés. Dominar una habilidad, ya sea hablar un nuevo idioma o aprender a esquiar, requiere entrenarse teniendo en cuenta cuatro elementos clave, y la reactivación del sistema nervioso no es una excepción. Mientras practicas con las herramientas de autorregulación, ten presentes estos cuatro elementos: la especificidad, la repetición, la intensidad y el tiempo. Si te das cuenta de que en la práctica concreta que estás realizando falta uno o más, pregúntate qué puedes modificar para incluirlos.

1. Especificidad

Los métodos que usamos para regular la conexión entre el cerebro y el cuerpo deben estar adaptados al estado actual de nuestro sistema nervioso. En pocas palabras, el método de curación y transformación debe ajustarse a los requerimientos concretos de nuestro sistema nervioso en un momento dado. En el contexto de la forma física, establecer objetivos muy específicos suele ser el primer paso antes de empezar el entrenamiento. En lugar de decirte que quieres desarrollar la fuerza, podrías decidir que te interesa descargar el trapecio para mejorar la postura de los hombros. Si ese es el caso, los ejercicios que practiques estarán dirigidos a esos músculos concretos. Del mismo modo, si te encuentras atrapado en un estado frío, tu meta podría ser concentrarte en la práctica de las herramientas y los ejercicios específicos que te permitan salir de ese estado frío y entrar en tu ventana de tolerancia.

Cuando yo me encontraba atrapada en un estado fluctuante entre el caliente y el frío, las habilidades de interocepción que había empezado a desarrollar me permitieron reconocer que pasaba la mayor parte del tiempo en el estado vagal dorsal. De modo que partí de ahí y me enfoqué en las herramientas que necesitaba para salir de ese estado concreto. Descubrí que el empleo de herramientas basadas en el movimiento, como andar o ir al parque cada vez que sentía que era incapaz de motivarme a mí misma, tenía la capacidad de sacarme de ese estado vagal dorsal al aumentar la frecuencia cardiaca y la tensión arterial y proporcionarme la necesaria inyección de energía. Cuanto más practicaba con esa herramienta, más fácil me resultaba salir del estado frío antes de quedarme demasiado atascada en él. Es posible que ese método no hubiese dado resultado cuando me encontraba en el estado simpático, pues no estaba adaptado a la situación de mi sistema nervioso.

Sin embargo, la especificidad no solo hace referencia a la herramienta; sino también a nuestra capacidad de detallar más pormenorizadamente lo que sentimos y pensamos. Mejorar las habilidades interoceptivas y aumentar la conciencia autónoma conlleva la capacidad de ir más allá de descripciones vagas y de reparar en sensaciones, impresiones y pautas más sutiles. En lugar de solo sentirte «mal», podrías notar que el estómago te ruge y que tienes la cara colorada. Cuanto más específicamente puedas precisar tus señales corporales, más probable es que halles la herramienta adecuada para regularlas.

2. Repetición

Desarrollar nuevas habilidades y abrir nuevas vías exige repetición, a ser posible diaria. El futbolista que se pasa una hora al día chutando balones a una portería tiene más probabilidades de crear una sólida memoria muscular, que a su vez hace más probable que marque bajo presión el día del partido que su compañero de equipo que solo practica unas pocas veces a la semana. Del mismo modo, establecer una práctica diaria en la que sintonices con tu cuerpo siguiendo una rutina de respiración relajante aumenta las probabilidades de que adoptes esa rutina en los momentos en los que más necesites sentirte calmado. En el ardor del momento, resulta de ayuda haber «ensayado» antes de que las cosas se pongan feas.

3. Intensidad

Intensidad incómoda

Aunque la repetición es imprescindible para abrir nuevas vías, cualquier actividad que hacemos con regularidad acaba volviéndose rutinaria. Para crecer, debemos «cargar» nuestro sistema realizando el mismo ejercicio de maneras que supongan un reto mayor. Un corredor que quiere mejorar la resistencia puede optar por cargar su sistema corriendo cuesta arriba en lugar de en una pista. Con el fin de fortalecer el nervio vago y aumentar el tono vagal, puedes cargar tu sistema nervioso empleando las herramientas que estés aprendiendo en los momentos críticos (es decir, cuando te sientas nervioso, enfadado, triste o hundido), así como en tu práctica habitual (es decir, cuando te encuentres en un estado regulado). Así aumentarás la intensidad de los ejercicios, que te llevarán a tu «zona de incomodidad». Pero ten en cuenta que la zona de incomodidad está en el límite de tu ventana de tolerancia, no fuera de ella.

Intensidad emocional

Los resultados del entrenamiento y el grado de transformación que se produzca en tu sistema cerebro-cuerpo dependerá de lo que el entrenamiento signifique para ti: tu porqué, por así decirlo. Esto es así porque las emociones pueden modular la intensidad del entrenamiento, así como la consolidación de la memoria. En pocas palabras, es más probable que te acuerdes de las cosas si tienen relación con algo que es importante para ti, sobre todo si tu sistema nervioso está ya sobrepasado. Un niño al que le encanta la naturaleza puede aprender a montar una tienda de campaña y a hacer una hoguera en un día, pero tardar semanas en dominar una simple escala de piano, porque no tiene un deseo profundo de aprender a tocar un instrumento.

Un paciente que haya perdido la fuerza en un brazo por un ictus puede tener motivación para recuperarla porque quiere volver a ser capaz de agarrar utensilios y cocinar con su familia. El deseo de hacer de nuevo una actividad que le gusta con personas que son importantes para él bien podría aumentar su disposición a esforzarse físicamente en las sesiones de rehabilitación. En ese contexto, es probable que la intensidad emocional estimule su determinación y ayude a su cerebro a consolidar la memoria muscular necesaria para determinados movimientos más rápido que en el caso de pacientes que no estén motivados emocionalmente.

Como dije al principio del libro, tus intenciones y objetivos —¿tu porqué?— desempeñan un papel crucial en la reactivación de tu sistema nervioso. Para lograr un cambio real y duradero, tu meta debe ser algo importante para ti.

4. Tiempo

Vivimos en un mundo de gratificación inmediata, pero de la misma forma que para desarrollar músculo, perder peso o mejorar en el deporte hace falta tiempo, también debemos aceptar y recordarnos que la plasticidad es un proceso a largo plazo y no un hecho aislado que podemos tachar rápido de la lista de cosas por hacer. El éxito depende de la regularidad, la paciencia y el tiempo.

Hacia una interocepción saludable

En el capítulo 7 desarrollaremos tus músculos interoceptivos para que puedas reconocer mejor cuándo te enfadas, te puede la ansiedad, te colapsas o te bloqueas. Tener esa conciencia te permitirá gestionar tus emociones adoptando medidas que impidan que caigas en la desregulación.

Una interocepción saludable nos permite tomar decisiones basadas en la lógica y las emociones.

Sin una interocepción saludable, tendríamos que pensar detenidamente ante cada situación cada posible reacción y consecuencia. Basar las decisiones solo en la lógica es sumamente agotador y contribuye a la rumiación, la sobrecarga, el bloqueo, el desgaste, la ansiedad y la depresión. Desarrollar unas fuertes habilidades interoceptivas tiene muchas ventajas. Con una mejor interocepción, tendrás acceso a:

- información equilibrada con respecto a lo que está pasando en el momento presente;
- información que puedes usar para que te oriente en tu vida actual;
- un sólido conocimiento interno, que favorece una mayor seguridad en uno mismo;
- una mayor confianza en tus capacidades, incluidos los momentos en que estés fuera de tu zona de confort;
- una forma más equilibrada de actuar;
- la comprensión de que tu responsabilidad no es ser perfecto, sino trabajar lo mejor que puedas;
- la capacidad de decir que no para ocuparte de tus necesidades;

- claridad sobre la realidad de cualquier situación y sobre cuáles son tus intenciones;
- la conciencia de en qué punto estás en relación con tus límites;
- voluntad y control.

Resulta esencial tanto el aprendizaje cognitivo como comprender la teoría, pero estar en nuestro cuerpo es igual de esencial, y puede que más. La ciencia indica que un exceso de conciencia interoceptiva cuando estamos desregulados puede exacerbar la ansiedad y la depresión.[7] En lugar de eso, ten en cuenta lo siguiente:

El objetivo es alcanzar un estado en el que podamos practicar la interocepción y sintonizar, y luego pasar con fluidez a la exterocepción para poder aportar más contexto a esas sensaciones y utilizar el cuerpo para responder o para regularnos.

Cuanto mejor capacitados estemos para volver a nuestra ventana de tolerancia, más capacitado estará nuestro cuerpo para mitigar parte del desgaste causado por el estrés de la vida. Nuestro equilibrio natural se restaurará, y nuestros sistemas funcionarán más óptimamente.

7

Empieza por donde estás: traza un mapa de los estados de tu sistema nervioso

Toda esta información sobre los estados del sistema nervioso y cómo fluctuamos entre ellos resulta abstracta y académica. Y aunque el conocimiento está muy bien, ya hemos dejado claro que no basta para crear un cambio significativo. Por eso, tenemos que aplicar lo que sabemos a nuestra realidad diaria. La única forma de reiniciar nuestro sistema nervioso, ampliar nuestra ventana de tolerancia y encontrar nuestro centro es a través del aprendizaje experiencial. Dicho de otro modo, tenemos que sentir cómo es estar dentro de cada estado y también cómo es alcanzar nuestro punto de ajuste. Eso será lo que nos ayude a establecer un punto de partida sobre el que construir una conciencia automática de las funciones internas de nuestro sistema nervioso. Llamaremos a este proceso «trazar un mapa de los estados».

El primer paso de este proceso conlleva utilizar habilidades interoceptivas para interpretar lo que ocurre dentro de ti y en qué estado te encuentras. Seguro que conoces esa sensación tan buena de cuando alguien entiende cómo te sientes y lo que te ha pasado. Bueno, pues cuando sintonizas con lo que sucede dentro de ti, también puedes tener esa misma sensación de arraigo y comunión.

Al igual que una huella digital, tu sistema nervioso es único, así que antes de intentar reiniciarlo, tienes que conocerlo. Cuanto más aprendas a escuchar ese sistema que se comunica consigo mismo, mejor se te dará interpretar con precisión los mensajes que envía. Y es algo muy potente, porque significa que se te dará mejor distinguir entre las amenazas reales y las amenazas percibidas.

Cuando cuesta sintonizar

La capacidad que tenemos de ignorar nuestros instintos o de desconectar las señales corporales para la supervivencia es una adaptación increíble. Pero si anulamos estas señales durante un periodo prolongado —para afrontar una crisis por la que estemos pasando en ese momento, por ejemplo—, podemos llegar a amortiguar nuestras habilidades interoceptivas y hacer que nos sea más difícil advertir esas señales en el futuro.

Si te has disociado de tu cuerpo durante bastante tiempo, puede que tardes en reaprender cómo sintonizar contigo mismo, y hemos de hacerlo con precaución, sobre todo si tenemos un historial de traumas. Empieza poco a poco y practica esa sintonía solo cuando estés en tu ventana de tolerancia. Usar recursos exteroceptivos como darte un golpeteo o tocarte también puede ser útil, ya que la información sensorial de la piel es menos abrumadora que la procedente de los órganos, que podría desbordarnos de emociones a nosotros y a nuestro cerebro de supervivencia. También podemos intentar notar sensaciones en zonas del cuerpo que resulten agradables o neutras, como las manos o los pies.

Las personas neurodivergentes pueden experimentar las señales corporales como sensaciones «demasiado fuertes» o «demasiado débiles». En consecuencia, puede costarles interpretar sus señales. Si este es tu caso, puedes usar el tacto y el movimiento para ayudarte a conectar con tus señales.

Por ejemplo, puede que te resulte fácil conectar con los latidos de tu corazón después de subir una cuesta. Los ejercicios de este capítulo son un buen comienzo. También puedes apoyarte en la corregulación o buscar la opinión de un profesional de la salud que te ayude a empezar.

TRAZA UN MAPA DE TU ESTADO PERFECTO

Empecemos trazando un mapa de tu ventana de tolerancia, ese estado perfecto. Explorar cómo te sientes cuando estás a gusto y en tu punto de ajuste te proporcionará una referencia desde la que ver los otros dos estados. Si nunca habías trazado un mapa de tu sistema nervioso ni lo habías evaluado de esta manera, no te pongas demasiada presión. Desarrollar una conciencia automática es importante, pero no es un proceso en el que debas correr. Puedes repasar los siguientes ejercicios una y otra vez mientras perfeccionas tus habilidades interoceptivas y mejoras en el reconocimiento y la interpretación de los mensajes que te envía el cuerpo.

Practicar la interocepción ayuda a cultivar el control y la voluntad, y a notar cuándo hemos superado nuestros límites y capacidades fisiológicas. Cuando ignoramos esas señales y continuamos adelante, anulamos nuestros límites neurobiológicos y la alostasis deja de funcionar correctamente, porque no regresamos a nuestro punto de referencia: este es el sello distintivo de la desregulación.

Si notas un aumento en la frecuencia cardiaca o que empeora tu ansiedad mientras trazas el mapa de un estado en particular, eso no significa que estés haciendo mal el ejercicio o que te pase algo. Las personas con un historial de traumas pueden sentirse a veces vulnerables cuando están sentadas en reposo. Por escrito, quizá suene raro, pero si nos fijamos en esta reacción desde un punto de vista biológico, tiene mucho sentido. Al fin y al cabo, si en reposo es como tu cuerpo le dice al cerebro que eres vulnerable, tu cerebro se ve obligado a responder gritando: «¡Tenemos que huir!». Si tienes estas sensaciones al estar sentado sin moverte mientras trazas el mapa de tu estado, forzarte a quedarte así no va a ayudarte a conocer tu estado, solo va a crear más pánico y disociación. Aprovecha esas señales como una indicación para buscar una manera de hacerlo que se ajuste mejor a ti. Puede resultarte útil trabajar con un profesional de la salud informado del trauma si al empezar con la interocepción te resulta demasiado difícil. O también podrías comenzar a fijarte tan solo en las posturas que adopta tu cuerpo (es decir, la información propioceptiva).

Ejercicio: Encuentra tu ventana de tolerancia

Saca tu cuaderno o diario y trabaja los siguientes nueve pasos. También puedes descargar la hoja de ejercicios que encontrarás en http://www.jessicamaguire.com/mapping

1. Crea un esquema para los tres estados

En una hoja de papel en blanco, traza líneas en horizontal para delimitar tres filas anchas. La de en medio debe ser la más ancha porque representará la ventana de tolerancia, así que etiquétala como «Perfecto». Titula la fila de arriba como «Demasiado caliente» y la de abajo como «Demasiado frío». Conforme vayas haciendo los ejercicios de las próximas páginas, escribe todo lo que sientas y percibas en cada estado. Merece la pena anotar cualquier cambio en las sensaciones corporales, las emociones, la postura, los gestos, los movimientos y los pensamientos. Si surgen historias internas mientras te encuentras en un estado determinado, apúntalas también. Toda la información forma parte del mapa de tu sistema nervioso, que es único.

2. Replica de forma activa tu estado perfecto

Puesto que estás ahora mismo leyendo (o escuchando un audiolibro) y probablemente estés sentado sin moverte, con suerte te encontrarás en tu ventana de tolerancia y te sentirás tranquilo, relajado y cómodo. Si no es el caso, vamos a intentar entrar ahora en ese estado. En primer lugar, ponte en una postura cómoda (túmbate o siéntate de manera que te encuentres relajado y a gusto). A continuación, visualiza un momento en el que sintieras una fuerte sensación de seguridad, confianza y conexión contigo mismo, con otros o con el entorno. Imagínate esa situación con el máximo detalle posible durante un par de minutos para darle tiempo a tu cuerpo a acostumbrarse a ese entorno. Si no te viene nada a la cabeza, utiliza una de estas situaciones para evocar una imagen al detalle:

- Un paseo con un amigo o un ser querido.
- Una conversación en la que sintieras que te escuchaban y te prestaban atención.
- Una excursión por el bosque, un día en la playa, bañarte en un lago o visitar un lugar donde sintieras una profunda sensación de conexión.
- El momento en que terminaste un proyecto que te hizo sentir conectado a tu esencia.

3. Reflexiona sobre tus sensaciones físicas

Deja que tu atención pase de imaginar esa situación a tu cuerpo. Empieza en un extremo y haz un inventario mental de cómo responde tu cuerpo al hallarse en ese estado perfecto. Considera estas preguntas:

- ¿Respiras profundamente y con facilidad?
- ¿Los latidos de tu corazón son lentos o rápidos?
- ¿Cómo está la mandíbula?
- ¿Cómo notas la lengua en la boca?
- ¿Tienes la barriga relajada?

4. Reflexiona sobre tus emociones

Date tiempo para identificar cualquier cosa que estés experimentando y luego anótalo en la fila más ancha de la hoja. Algunas personas usan los siguientes términos para describir lo que sienten:

- conectado
- cálido
- espacioso
- expansivo
- seguro
- a salvo
- en calma

5. Calibra tu energía

Fíjate en si notas la energía de tu cuerpo más activa o inactiva. Podría ser sutil:

- nervios
- ligera irritación
- sensación de confusión/ensoñación
- somnolencia

O podría ser más intenso:

- ansioso
- agitado
- hipervigilante
- colapsado
- agotado
- apático

6. Examina tu postura

- ¿Tu postura es abierta o cerrada? Si tienes los brazos cruzados y las rodillas se tocan, o si los músculos de los muslos están tensos, prueba a relajar las manos en el regazo. Luego, deja que te aguante el cuerpo la silla en la que estás sentado.
- ¿Tienes los hombros relajados o tensos? Si notas tensión, puedes levantar los hombros despacio y después bajarlos incluso más despacio, centrándote en la información cinestésica de esa relajación lenta. Puedes visualizar hielo derritiéndose en el agua.
- ¿Tienes la columna vertebral tensa o encorvada? Si está tensa, gírate a un lado y a otro antes de relajarla contra la silla. Si está encorvada, cambia a una posición en la que te encuentres alerta pero relajado. Enrollar una toalla pequeña y colocarla bajo los isquiones, en la parte de atrás de la pelvis, te ayudará a alinear la columna vertebral. La posición de los hombros y la columna vertebral es muy importante para la respiración, que también afecta al sistema nervioso.

 **7. Ve más allá**

Exagera cualquiera de los cambios corporales sutiles que acabas de notar para que puedas sentir cómo es entrar más en tu estado perfecto. Si has notado que se te ha aflojado la mandíbula, suéltala más. Si los hombros están relajados, ¿puedes relajarlos un poco más? Si has tenido una sensación de acoplamiento al ajustar la columna vertebral, continúa notándolo. Todos estos mensajes que el cuerpo está enviando al cerebro de supervivencia indican que las cosas van bien y que no hay ningún peligro en la situación, lo que te ayudará a avanzar hacia la regulación.

 **8. Observa tus pensamientos**

Puede que te resulte útil volver a imaginarte en la situación donde tenías una sensación de seguridad y conexión. Al profundizar en ella, pasa uno o dos minutos observando tus pensamientos y anotándolos. Responde a las siguientes preguntas si no estás seguro de por dónde empezar:

- ¿Tus pensamientos son manejables y no son agobiantes?
- ¿Están ralentizándose?
- ¿Se están haciendo más expansivos y optimistas?
- ¿Han empezado a disiparse las preocupaciones o los remordimientos?
- Si sentías confusión y estabas disociado del momento presente, ¿son ahora más claros tus pensamientos?

9. Pon un marcador en esta ubicación

Ahora que estás en tu ventana de tolerancia y operando desde un lugar tranquilo y sociable, escribe en otra hoja cómo te sientes física y emocionalmente. Toma nota de tu respiración y frecuencia cardiaca, y expresa lo mejor posible cómo te sienta estar en calma y centrado. Nombra esta descripción «Recurso para centrarse» y añade la información que vayas reuniendo en el futuro.

Intenta percibir a lo largo del día las sensaciones que tienes cuando estás dentro de esta ventana y trabaja en tu capacidad para advertir y nombrar las diferentes sensaciones con especificidad. Si notas una sensación cálida cuando intercambias una sonrisa con un camarero o saludas a tu vecino, apúntalo. Si charlar con alguien de tu oficina te provoca una sensación de conexión o pertenencia, anótalo y usa la información para que te ayude a acercarte a tu punto de ajuste la próxima vez que te sientas solo.

Dar estos pequeños pasos hacia la regulación puede tener unos efectos positivos duraderos en tu sistema nervioso. Cuanto mejor se te dé percibir y luego identificar cómo funciona tu cuerpo en tu estado perfecto, más fácil te será volver a él cuando pases demasiado tiempo en el estado caliente o el frío.

De la interocepción a la exterocepción: la clave del entrenamiento del sistema nervioso

Cabe reiterar que uno de los objetivos principales del entrenamiento del sistema nervioso es aprender a cambiar de forma dinámica entre la interocepción y la exterocepción cuando nosotros lo elijamos.[1] Un ejemplo de esto podría ser durante un momento de conflicto con otra persona que no esté regulada. Advertimos lo que está ocurriendo con la otra persona y después conectamos con nuestra experiencia interna, lo que puede ayudarnos a mantenernos centrados. Si la cosa se agrava y notamos que estamos a punto de pasar a la ira o que vamos a perder el control, nos marcharemos de la habitación y nos fijaremos en lo que notamos con los sentidos externos: lo que vemos, oímos, olemos, o los puntos donde nuestro cuerpo entra en contacto con una silla o el entorno. Trazar un mapa de tu sistema nervioso te ayuda a reconocer antes el estado emocional en el que te encuentras para poder gestionarlo de manera proactiva. Sin esta habilidad puede que no notemos que la irritación se transforma en enfado hasta decir o hacer algo de lo que nos arrepintamos.

Intentémoslo de nuevo ahora, pero esta vez en un estado más caliente y activado.

 TRAZA EL MAPA DEL ESTADO DEMASIADO CALIENTE

Ahora que ya has trazado el mapa de tu punto de ajuste, exploremos un territorio más turbulento. Nuestros sistemas corporales están vinculados inextricablemente, así que sentir respuestas físicas cuando entramos en este estado es totalmente normal.

Ejercicio: Encuentra tu estado demasiado caliente

1. Replica de forma activa tu estado demasiado caliente

Suponiendo que no estés ya en este estado demasiado caliente, intentemos replicarlo. Recuerda algún momento en el que esa parte más caliente de ti se activara. Empieza con algo que te pusiera nervioso, pero sin llegar a abrumarte. No servirá aquí elegir nada traumático. Estamos buscando algo con lo que empezar a trabajar para ayudarnos a conocer este estado. A lo mejor hace poco te has puesto a defender a una persona o un tema que te apasiona, o tal vez hayas vivido una situación estresante que te haya enfadado o te haya hecho discutir con alguien.

En cuanto lo tengas, pasa unos minutos recordando esa situación con el máximo detalle posible para retroceder a ese instante. Si no se te ocurre nada, piensa en situaciones futuras que puedan darse. Elijas lo que elijas, ponte en esa situación y trata de replicar lo mejor que puedas los sentimientos que te provoca.

 **2. Reflexiona sobre tus sensaciones físicas**

Examínate el cuerpo para ver cómo está respondiendo a este estrés percibido. Escribe cualquier cosa que notes en la fila superior del mapa que trazaste antes, encima de los apuntes que tomaste para tu estado perfecto. Utiliza las siguientes preguntas como guía y escribe cualquier cosa que adviertas:

- ¿Tienes la mandíbula apretada?
- ¿El entrecejo fruncido?
- ¿Cierras con fuerza los ojos?

- ¿Ha aumentado tu frecuencia cardiaca?
- ¿Notas calor u opresión en el pecho?
- ¿Notas que se te contrae el torso?
- ¿Cómo es la respiración?
- ¿Tienes tensión en las piernas y las caderas?
- ¿Notas una sensación de urgencia que hace que te cueste mucho quedarte quieto?

3. Reflexiona sobre tus emociones

Pasa unos instantes percibiendo qué emociones se despiertan en ti. Profundiza en lo que sea que estés sintiendo y sé lo más específico posible cuando nombres tus emociones. Escribe tus observaciones en la fila superior de la hoja de papel. ¿Qué emociones son las más preponderantes ahora que has entrado en este estado?

- irritación
- nerviosismo
- agitación
- ansiedad
- miedo
- enfado
- rabia
- resentimiento
- rebeldía
- rencor

Es frecuente tratar de apartar las emociones fuertes como estas, pero intenta dejar que simplemente ocurran. El objetivo no es hacerte sentir más incómodo, sino más resiliente. Desarrollar nuestra capacidad de no dar la espalda a los estímulos desagradables nos ayuda a mejorar el funcionamiento del cerebro de supervivencia durante la aparición del estrés y las emociones intensas. Si eres capaz de advertir pronto estas señales, podrás entonces dar pasos para cambiar cosas en tu vida.

Recuerda, las personas con un historial de traumas deben actuar con precaución. Cuando necesites parar, se recomienda que escuches a tu cuerpo.

 **4. Calibra tu energía**

En el estado del sistema nervioso simpático nuestra energía se moviliza. Pregúntate si alguno de los siguientes puntos describe la activación de tu sistema nervioso.

- muy tenso
- hiperactivo
- sobrestimulado
- agitado
- incapaz de permanecer quieto
- nervioso

 **5. Examina tu postura**

A veces cuando se da la reacción de lucha o huida no somos conscientes de los cambios automáticos que tienen lugar en nuestro cuerpo. Fíjate en qué postura tienes y considera estas preguntas:

- ¿Estás tenso?
- ¿Caminas de un lado a otro de la habitación o sientes ganas de hacerlo?
- ¿Tienes rígido el cuello?
- ¿Levantas los hombros?
- ¿Notas tensión en la caja torácica?
- ¿Aprietas los puños?
- ¿Se te encoge el estómago?

 **6. Ve más allá**

Ahora quiero que exageres algunas de las reacciones físicas que hayas notado. Cede a lo que tu cuerpo te está urgiendo a hacer y adopta con más fuerza la posición o postura que ya estabas manteniendo. Ve más allá. Exagera el cambio en la postura para poder fortalecer la conexión cerebro-cuerpo: aprieta más la mandíbula, tensa los hombros, aprieta los puños, levántate o abrázate con más fuerza.

Cierra los ojos o relaja la mirada y bájala. Mientras lo haces, céntrate en la situación de estrés que estés imaginando y considera las siguientes preguntas:

- ¿Tienes ganas de pelear o de expresar tu enfado?
- ¿Quieres huir o correr hacia algo?
- ¿Qué es lo que quiere hacer tu cuerpo para expresar lo que está ocurriendo?

Algunas reacciones físicas serán más evidentes que otras, pero merece la pena anotar incluso los cambios sutiles. Mientras prestas atención a estas sensaciones, te invito a llevar la mano a la zona donde están ocurriendo. El tacto puede ayudar a aumentar la conciencia interoceptiva de las sensaciones al centrar más incluso tu atención en esa zona.

7. Observa tus pensamientos

Todavía imaginando esa situación estresante, reflexiona sobre los detalles.

- ¿Con quién estás?
- ¿Qué estás haciendo?

Detente en el momento exacto que encuentres más difícil. Puedes incluso nombrarlo en voz alta o decirlo para tus adentros.

- ¿Qué creo?
- ¿Qué historias cuento de mí mismo? ¿Me las creo?
- Cuando me creo ese pensamiento o esa narrativa, ¿qué cambios advierto en mi cuerpo?

8. Pon un marcador en esta ubicación

En cuanto termines de examinar tus pensamientos, coge el cuaderno o el diario y, en una hoja nueva cerca de donde tengas apuntada la lista de recursos para centrarte, escribe unas cuantas frases describiendo cómo es para ti encontrarte en este estado demasiado caliente. Añade a ese párrafo las situaciones que te lleven a este estado. Cuanto más detallado sea tu mapa, mejor. Después de completar el ejercicio de trazar el mapa, puede que te resulte útil ir a dar un paseo rápido para descargar parte de la energía movilizadora que hayas llevado a tu sistema nervioso mediante esta actividad. Algo que te suba la frecuencia cardiaca durante 10 minutos será suficiente. Las hormonas del sistema neuroendocrino acaban de suscitar la liberación de glucosa para la generación de energía. Puede resultar útil quemar un poco para que vuelvas a la regulación. Como pronto descubriremos, el movimiento es uno de los recursos más efectivos para la regulación del cuerpo que envía señales al cerebro.

 TRAZA UN MAPA DE TU ESTADO DEMASIADO FRÍO

Ha llegado el momento de trazar el mapa de tu estado demasiado frío vagal dorsal. Puede que descubras que este es un estado frecuente en ti, por lo que es importante que conozcas cómo es.

Ejercicio: Encuentra tu estado demasiado frío

1. Replica de forma activa tu estado demasiado frío

Para experimentar tu estado demasiado frío, recuerda un momento, tal vez reciente, en el que te hayas sentido inútil e indefenso. Puede ser un momento en el que te hayas avergonzado o te hayas sentido solo y desconectado de los demás. Tanto si esta experiencia está relacionada con el trabajo como con la familia o algo totalmente diferente, te invito a adentrarte en ese instante y a sumirte en ese recuerdo. Como anteriormente, no quiero que elijas nada traumático como una muerte o un accidente, tan solo busca una experiencia que no fuera muy dolorosa para que puedas recaer en este estado y entenderlo.

Si necesitas ayuda para que se te ocurra una situación, aquí tienes ejemplos de experiencias que pueden llevar a alguien al estado vagal dorsal.

- Un amigo no te ha devuelto una llamada.
- No te han invitado a un evento social.

- Te han llamado la atención en el trabajo.
- Has tenido una pelea con tu pareja que te hizo sentirte solo.
- El banco te rechazó un préstamo que necesitabas urgentemente.

Una vez que hayas elegido el recuerdo, imagínate que vuelve a reproducirse como una película en tu cabeza. Cierra los ojos, visualiza la experiencia al detalle y ponlo en pausa un momento.

 **2. Reflexiona sobre tus sensaciones físicas**

Cuando hayas evaluado las sensaciones físicas en tu cuerpo, fíjate en lo que te provoca.

- ¿Quiere tu cuerpo que te encorves y distiendas por completo?
- ¿Quieres agachar la cabeza?
- ¿Quieres tumbarte?

 **3. Reflexiona sobre tus emociones**

Considera en este instante las emociones, las sensaciones a las que está dando lugar lo que estás experimentando. Esfuérzate por percibirlas e intenta ser lo más específico posible. Puede sentirte:

- abotargado
- triste
- solo
- avergonzado
- desconectado
- vacío
- sin esperanza

 **4. Calibra tu energía**

En el estado vagal dorsal nuestra energía está inmovilizada. Podría tratarse solo de la energía de la «laxitud» vagal dorsal o podría tratarse de paralización, un estado principalmente vagal dorsal, pero que también podría ser de activación simpática. Pregúntate si alguno de estos puntos describe la activación de tu sistema nervioso:

- laxitud
- agotamiento

- estancamiento
- paralización
- atrofia

5. Observa tu postura

- ¿Cómo se sostiene tu cuerpo?
- ¿Estás tirado en una silla o tumbado?
- ¿Te sientes pesado y que no puedes mantenerte derecho?
- ¿Tienes los hombros caídos?

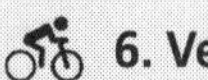

6. Ve más allá

Acentúa la posición en la que estés y exagera cualquier reacción física que hayas notado. Cede a lo que tu cuerpo te urja a hacer y exagera el cambio de postura para fortalecer la conexión cerebro-cuerpo. Deja caer la cabeza y que se te quede la cara totalmente inexpresiva, distiende por completo la columna vertebral. Si estás sentado, puede que quieras tumbarte en un sofá o en una cama.

Cierra los ojos o relaja la mirada y bájala. Mientras lo haces, céntrate incluso más en la situación de estrés en tu mente y considera las siguientes preguntas:

- ¿Te sientes impotente o te dan ganas de rendirte?
- ¿Notas que aparece una sensación de vergüenza?

7. Observa tus pensamientos

Por último, considera los pensamientos e historias que se te pasan por la cabeza mientras estás en este estado. Las historias y los pensamientos que tienes sobre ti giran en torno a…

- desesperanza y apatía
- fracaso y falta de arraigo
- soledad y aislamiento
- vergüenza

Puedes incluso mencionarlo en voz alta o decirlo para tus adentros:

- ¿Qué creo?
- ¿Qué historias me estoy contando sobre mí mismo? ¿Me las creo?
- Cuando me creo ese pensamiento o narrativa, ¿qué cambios advierto en mi cuerpo?

8. Pon un marcador en esta ubicación

Ahora que has considerado tus pensamientos y sentimientos, vamos a trazar el mapa de este estado. Mientras estabas en este estado:

- ¿Cómo ha respondido tu cuerpo?
- ¿Cómo ha cambiado tu postura?
- ¿Cómo eran tus pensamientos e historias?

Tómate el tiempo que necesites y escríbelo todo, por muy sutil e insignificante que creas que pueda ser la sensación o el pensamiento. Es esencial apuntar incluso cosas como la sensación de desconexión de lo que te rodea o la vaga impresión de irte flotando, porque los estados de supervivencia nos sacan del momento presente.

Igual que antes, el movimiento puede ser útil después de trazar el mapa de este estado, pero puedes elegir mecerte suavemente, un movimiento rítmico para regularte del todo hasta alcanzar el estado perfecto. Prueba a tumbarte boca arriba y mueve las rodillas de un lado a otro. Después ponte de pie y deja que el peso vaya de un pie a otro, meciéndote despacio.

Traza un mapa de tus estados secundarios

Recuerda, no estamos solo tratando con los tres estados principales, sino que también pasamos gran parte de nuestra vida entre estados, lo que llamamos estados secundarios o combinados (véanse las páginas 65-67). Como los estados primarios, los estados combinados son muy personales, así que es muy importante saber cómo te sientes en cada uno de ellos. Mientras trabajas en los ejercicios siguientes, anota en tu cuaderno o diario cualquier sentimiento o sensación física que despierten estos estados secundarios.

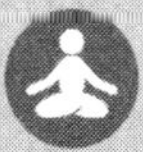

Ejercicio: Traza el mapa de tu estado de juego 👍 🔥

En este estado podemos sentirnos felices y seguros, o también excitados, motivados y preparados para la acción o en un estado de fluidez. Nos encontramos dentro de nuestra ventana de tolerancia, pero en el borde superior, con acceso a la energía del estado más caliente.

Para replicar de manera activa tu estado de juego, piensa en un momento en el que te sintieras movilizado y lleno de energía positiva. Trae ese recuerdo a la memoria e intenta sentir su influencia en tu sistema cerebro-cuerpo.

- ¿Qué señales corporales notas?
- ¿Qué emociones provocan esas sensaciones?
- ¿Adviertes algún cambio en tus pensamientos, tu concentración o tu claridad?

Toma nota de tus respuestas en el cuaderno o el diario para que puedas reconocer tu estado de juego la próxima vez que te encuentres en él.

La importancia del tono vagal

Si no tenemos un buen tono vagal, podemos perder la capacidad de entrar en el estado de juego y sentir excitación a la vez que permanecemos dentro de nuestra ventana de tolerancia. Cuando se da este caso, la chispa de excitación que debería ponernos en un estado de juego es más probable que nos lleve al miedo del estado caliente de modo que, en vez de sentirnos juguetones y llenos de energía, acabemos nerviosos y abrumados.

Para llevarnos a un estado de juego, podemos practicar el acceso a la energía movilizadora mientras estamos en una zona de «incomodidad» y dentro de nuestra ventana de tolerancia. Escribe una lista de actividades que encuentres divertidas y energizantes, y luego participa en ellas estando en tu ventana de tolerancia. Involúcrate lo suficiente como para dejarte llevar por la actividad mientras aún te sientas seguro. Podría ser jugar un partido de baloncesto o al tenis con amigos, correr por el parque con tu perro o jugar al Jenga con tu hijo.

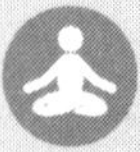

Ejercicio: Traza un mapa de tu estado de calma ❄ 👍

Para replicar de forma activa tu estado de calma, piensa en un momento en el que sintieras la energía inmovilizadora del estado demasiado frío, pero también tuvieras una sensación de seguridad y conexión.

Podría ser una situación en la que estuvieras muy relajado, como al final de un masaje o una clase de yoga, o estando casi dormido o dando el pecho. También podría ser un momento en que estuvieras tumbado cerca de alguien. Recuerda esa situación en la que estabas en el estado de calma, e intenta sentir su influencia en tu sistema cerebro-cuerpo.

- ¿Qué señales corporales notas?
- ¿Qué emociones provocan esas sensaciones?
- ¿Adviertes algún cambio en tus pensamientos, en tu concentración o claridad?

Dado lo tranquilo y relajante que es el estado en calma, podrías suponer que todo el mundo iba a recibirlo bien, pero, como hemos visto ya, no siempre es el caso. Una persona con un historial de traumas que se forzase a quedarse quieto en una supuesta actividad calmante podría experimentar pánico y disociación. No hay una práctica perfecta ni un ejercicio ideal que funcione para todo el mundo. Tan solo trazando el mapa de la topografía de tu propio paisaje interno podrás determinar las herramientas que te funcionarán mejor a ti y cuándo.

El mapa para la regulación de tu sistema nervioso

¡Felicidades! Ahora tienes un mapa bastante detallado de tu sistema nervioso único, tal y como es a día de hoy. Disponer de él por escrito te ayudará a reconocer los puntos de referencia de cada estado y a orientarte con más facilidad cuando te muevas entre ellos. Experimentando intencionadamente cada estado como acabas de hacer, empiezas a sentir de verdad los límites de tu propia ventana de tolerancia, y percibes cuando estás a punto de salirte de ella. Tener esta referencia te ayudará a mantener una ventana de tolerancia amplia y a reaccionar equilibradamente frente a acontecimientos estresantes o traumáticos.

Este ejercicio de replicar cada uno de los estados te ayuda a saber lo que está sucediendo en tu sistema nervioso y abre tu conciencia de una manera más corporal que cognitiva a los cambios sutiles que ocurren cuando pasas de un estado a otro. Puedes continuar mejorando esta capacidad a lo largo de tu vida; es la clave para recuperar el control y cambiar tus reacciones ante situaciones estresantes mientras ocurren.

Si no has sido capaz de replicar los estados, busca pistas

Si intentas trazar el mapa de tus estados, pero no eres capaz de replicarlos todavía, no está todo perdido. Ya lo harás con el tiempo y la práctica. Mientras tanto, puedes buscar pistas sobre el estado dominante (es decir, en el que pasas más tiempo) de tu salud, comportamiento y patrones de pensamiento. Si sospechas que no estás regulado, este diagrama puede ayudarte a averiguar si te encuentras en esa zona demasiado caliente o demasiado fría.

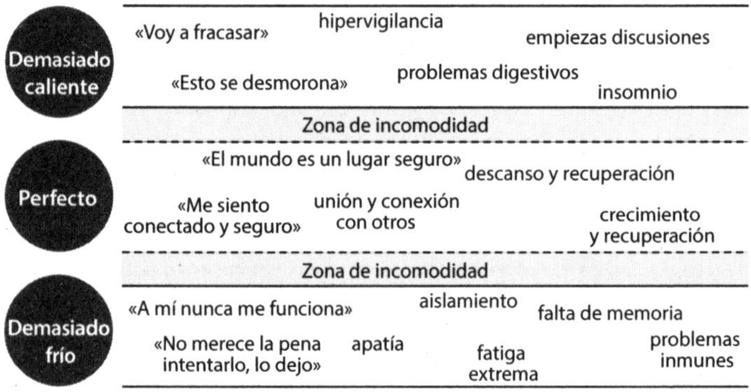

Demasiado caliente
«Voy a fracasar»
hipervigilancia
empiezas discusiones
«Esto se desmorona»
problemas digestivos
insomnio

Zona de incomodidad

Perfecto
«El mundo es un lugar seguro»
descanso y recuperación
«Me siento conectado y seguro»
unión y conexión con otros
crecimiento y recuperación

Zona de incomodidad

Demasiado frío
«A mí nunca me funciona»
aislamiento
falta de memoria
«No merece la pena intentarlo, lo dejo»
apatía
fatiga extrema
problemas inmunes

Ahora que tienes tu mapa, puedes valorar qué herramientas necesitarás para llevarte de vuelta a tu ventana de tolerancia. Pero antes echemos un vistazo a cómo elegir esas herramientas.

8

Elegir las herramientas adecuadas para el trabajo adecuado

La regulación del sistema nervioso es posible cuando escuchamos nuestras necesidades y luego las respetamos. Pero si no entendemos las funciones de nuestro sistema nervioso ni sabemos cómo descubrir lo que necesita, es probable que sigamos usando las herramientas inadecuadas para tratar de cambiar nuestro estado. Como ya hemos visto, los reguladores artificiales como el alcohol, las redes sociales, los videojuegos, las drogas o el sexo pueden hacernos sentir un poco mejor a corto plazo, pero no funcionan a largo plazo. Si nos aferramos a las herramientas equivocadas, es posible que nos alejen más de nuestro punto de ajuste y que incluso aumenten la desregulación de la que intentamos escapar.

Cuando no estamos regulados, es natural que busquemos la manera de sentirnos mejor. Por eso, todos desarrollamos estrategias de adaptación de un tipo u otro. Sin embargo, si estas estrategias nos hacen más mal que bien, sufrimos consecuencias negativas en muchos frentes, desde la microbiota intestinal y la salud mental y cardiaca hasta el estilo de vida. Y, como nos sentirnos mal, el ciclo continúa.

Ejercicio: Analiza tus reguladores emocionales

Si eres consciente de que estás utilizando reguladores emocionales artificiales para afrontar la vida, es un buen momento para que averigües por qué. Usa los ejercicios que tienes a continuación (o descárgatelos en www.jessicamaguire.com/regulators) para ayudarte a ver cuándo estás echando mano de esas «muletas», cómo te ayudan en ese momento, y qué necesidades podrían estar llevándote a acudir a tus mecanismos de supervivencia favoritos.

1. Identifica un hábito que uses para regular artificialmente tu sistema nervioso

Podría ser, por ejemplo, pasarte las horas muertas en las redes sociales. Responde a las siguientes preguntas:

- ¿En qué estado del sistema nervioso te encuentras?
- ¿Notas las señales corporales, las emociones, los pensamientos y los impulsos de ese estado?
- ¿Durante cuánto tiempo o con cuánta frecuencia usas esto como mecanismo de supervivencia? A lo mejor son tres, cuatro o cinco horas al día.
- ¿Qué es lo que desencadena que recurras a este mecanismo de supervivencia? ¿Son ciertas personas o situaciones, ciertos entornos o emociones los que te llevan a coger el móvil? Puede que te des cuenta de que esto ocurre, por ejemplo, por la noche, cuando te sientes solo.

2. Estudia los beneficios a corto plazo que te proporciona ese regulador artificial

Responde a las siguientes preguntas para guiarte:

- ¿Alivia o calma tu sistema nervioso?
- ¿Llena un vacío?

Por ejemplo, usar las redes sociales en el móvil puede ofrecer algunos beneficios: te puede ayudar a desconectarte por un momento de todo lo que tienes que hacer (bajar la energía de forma artificial). Si estás solo, te puede conectar con otras personas, o aportarte la sensación de que perteneces a algo. También podría constituir una distracción o traernos algún tipo de emoción si nos sentimos incapaces o desesperados en nuestra situación de trabajo actual (subir la energía de forma artificial).

3. Identifica la necesidad no satisfecha

Aquí es donde miras bajo la superficie y ves lo que pasa en la parte hundida del iceberg (véase la página 23). Lo más probable es que tus respuestas a esta pregunta estén vinculadas al estado en el que te encuentres.

Mientras analizas tus principales mecanismos de supervivencia, considera si hay otras cosas más positivas que podrías hacer para satisfacer las auténticas necesidades de tu sistema nervioso. Por ejemplo, si sabes que usas las redes sociales porque te hacen sentirte conectado a otras personas (y a veces te aportan esa sensación de pertenencia), podrías encontrarte en el estado más frío vagal dorsal, y sentirte solo y desconectado. ¿Llamar a un amigo mitigaría tal vez esa sensación de soledad? ¿Escuchar un pódcast interesante e ir a un parque donde te encuentres con gente de tu entorno te haría sentirte más conectado que estar las horas muertas en las redes? ¿Necesitas quedar con tus amigos para dar un paseo?

A lo mejor las redes sociales te dan un chute de entusiasmo que contrarresta una sensación de aburrimiento y vacío. Esto también podría indicar que te encuentras en un estado más frío y te iría bien alguna otra forma de regulación. Una manera más sana de satisfacer esa necesidad de sentirte realizado y entusiasmado podría ser cambiar el móvil por el torno de alfarería que tienes en el garaje para por fin conseguir esos ingresos extras con los que habías estado fantaseando. O podrías realizar una serie de movimientos suaves.

Tal vez utilices las redes sociales porque te distraen de las expectativas imposibles que te has impuesto y te ayudan a escapar de tu realidad. Una manera mejor de salir de ese estado más caliente de tu sistema nervioso simpático y regular la tensión que está generando tu perfeccionismo podría ser delegar trabajo en tus compañeros, ofrecerle a tu cliente unas expectativas más realistas o hablar con tu jefe de lo mucho que exige.

Para anotar tus descubrimientos en este ejercicio, haz una tabla como la que aparece a continuación. Tus necesidades no satisfechas te dirán lo que necesita de verdad tu sistema nervioso y qué parte de tu realidad no estás viendo porque te lo impide tu mecanismo de supervivencia artificial.

Hábito	**¿Qué tipo de beneficios a corto plazo proporciona?**	**¿Cuál es mi necesidad no satisfecha?**	**Medida que hay que tomar**
Redes sociales (3 horas los sábados)	1. Me ayuda a desconectar de todo lo que tengo que hacer.	Las expectativas que me he puesto en el trabajo son demasiado altas.	Revisar mis fechas de entrega, delegar, pedir ayuda, reducir mis expectativas.
	2. Conexión con los demás, sensación de pertenencia.	Desde que empecé a trabajar en casa, me siento solo y aislado.	Llamar a un amigo para ponerme al día con él o ella.
	3. Entusiasmo y distracción.	No me siento realizado en mi trabajo.	Investigar, escribir, hacer cerámica, apuntarme a cursos empresariales.

Por qué es tan importante encontrar la herramienta adecuada

Lo interesante de buscar recursos que te ayuden a reactivar tu sistema nervioso es que incluso herramientas que sí funcionan para la regulación pueden fallarte si las usas en un contexto que no es el adecuado. Por ejemplo, el *mindfulness*. Es un ejercicio magnífico y se ha demostrado científicamente que mejora el bienestar en varios aspectos. Sin embargo, no significa que sea la mejor herramienta para todo el mundo en cualquier situación. Si, por ejemplo, estás estancado en un estado vagal dorsal y experimentas la sensación de una fatalidad inminente, practicar *mindfulness* centrándote en esas sensaciones y obligándote a permanecer quieto podría llevarte a una disociación mayor de tu cuerpo. El cerebro de supervivencia podría interpretar el hecho de no moverte y de ser consciente de esa sensación de fatalidad inminente como una amenaza y aumentar más los niveles de estrés.[1] O, si te encuentras en el estado caliente del sistema nervioso simpático y empiezas a prestar atención a la sensación de que no puedes respirar cuando entras en pánico o de que el corazón se te va a salir del pecho, podrías amplificar la desregularización. Si te obligas a quedarte sentado quieto y a concentrarte cuando tu sistema quiere movilizarse y moverse, puede que no sea lo que más te convenga. Incluso quizá te frustrarías y te echarías la culpa, y dirías cosas como: «¿Por qué a esa mujer de Instagram le funciona tan bien la meditación y a mí no? Debo de estar haciendo algo mal».

Muchas veces recurrimos a las herramientas equivocadas, ya sea porque no entendemos el estado para el que se diseñaron o porque no hemos sintonizado con lo que realmente está ocurriendo dentro de nuestro cuerpo. Cuando no nos gusta cómo nos sentimos, si nos impacientamos y queremos resultados rápido, corremos el riesgo de echar mano de la primera herramienta prometedora que veamos.

Ese es el motivo por el que el primer paso para la reactivación de tu sistema nervioso será hacer un seguimiento del mismo con regularidad. Ser capaz de identificar qué temperatura tiene tu termostato en cualquier momento es la mejor manera que conozco de activar tu red interoceptiva y desarrollar la habilidad de hacerlo. Entre tanto, también estarás reuniendo los recursos que te ayudarán a volver a regular tu sistema nervioso. Al sintonizar contigo mismo con frecuencia, elegirás mejor las herramientas adecuadas para tus necesidades.

Después, el siguiente paso será aprender qué herramientas usar en qué estado. Hay muchísimas, y son fáciles de dominar y utilizar. Como ya he mencionado antes, al sistema nervioso le encanta poder elegir y no le faltarán opciones con lo que vamos a ver a partir de ahora.

Cuando se trata de plasticidad, cuantas menos herramientas, mejor

Dado que hay muchísimas formas de trabajar con el nervio vago, puede que te sorprenda leer que solo vamos a centrarnos en veinte de ellas, pero te aseguro que hay varias buenas razones para ello. En primer lugar, al practicar solo con un puñado de herramientas una y otra vez, en vez de veinte o treinta, estarás respetando los principios de la plasticidad, que requiere muchas repeticiones para que se dé el cambio.

La probabilidad de que practiques una gran cantidad de ejercicios (más de los que abarcamos) con la frecuencia suficiente para crear nuevas vías neuronales es bastante escasa. Con menos herramientas, tendrás tiempo para aprender a usarlas correctamente, comprender cómo funcionan y repetir la que te vaya mejor con la frecuencia suficiente para que se convierta en un acto instintivo, algo que llega a ser muy importante durante los momentos de estrés.

Cuando te encuentres en un estado activado, una herramienta que hayas utilizado una y otra vez te aparecerá enseguida en la cabeza y accederás a ella con más facilidad que a ejercicios que apenas sabes cómo hacer. Esto no quiere decir que no puedas dominar todas las herramientas de este libro y luego añadir más a tu kit en un futuro (de hecho, puedes visitar mi página web para encontrar más: www.jessicamaguire.com/reset). Sin embargo, para empezar, créeme, menos es más.

A diferencia de los recursos externos de amigos, colegas o miembros de tu comunidad, las herramientas de los próximos capítulos son recursos internos que puedes utilizar en cualquier momento y en cualquier lugar para gestionar y regular tu sistema nervioso. Estas herramientas contribuirán a entrenar tu sistema cerebro-cuerpo para reactivar tu sistema nervioso y transformar tu salud.

Si queremos conseguir una resiliencia y una regulación óptimas, necesitamos recursos que nos den resultados apreciables y tangibles. Como sabes, tu sistema nervioso está vinculado inextricablemente a tus síntomas y sensaciones físicas. Por eso, cuando la desregulación te saque de tu punto de ajuste natural, las herramientas que puedan ayudarte a alterar esas sensaciones y a enviar señales corporales que calmen tu sistema son esenciales para llevarte de vuelta a tu ventana de tolerancia.

Herramientas de bioplasticidad

Muchas de las herramientas que utilizamos para volver a nuestra ventana de tolerancia implican usar el cuerpo de formas que generen ciertas respuestas desde el sistema cerebro-cuerpo. El término «herramientas de bioplasticidad» engloba la manera en la que integran el cuerpo y el cerebro como un sistema interconectado para crear un cambio duradero. Como ya hemos visto, la neuroplasticidad tan solo se refiere a los cambios neuronales, mientras que se transforma mucho más cuando recalibramos nuestro punto de ajuste, como hemos descubierto al analizar el sistema inmune, el endocrino, el digestivo o el cardiovascular, por nombrar solo unos pocos. También se trata de algo más que solo herramientas corporales: si no tenemos en cuenta los mensajes que el cerebro manda al cuerpo, pasaríamos por alto el panorama general de un sistema nervioso reactivado y de cómo transforma el sistema de memoria implícita. Como también descubrimos al tratar la red interoceptiva, nuestros pensamientos y creencias repercuten en cómo experimentamos las emociones y el dolor físico.

Estos recursos están diseñados para mandar señales de seguridad desde el cuerpo al cerebro, y entrenan tanto el cuerpo como el cerebro para que respondan a las situaciones con precisión. Además del entrenamiento interoceptivo que realizarás cada vez que sintonices con tus señales corporales, aprenderás ejercicios que se corresponden con las siguientes cuatro categorías:

1. Respiración
2. Postura
3. Contención (golpeteo o tacto)
4. Corregulación

Mientras realizas estos ejercicios de aprendizaje empírico, recuerda que no hay una única solución para todos. Ni mucho menos. El ejercicio que saca a tu amigo del mal humor de forma infalible puede que no tenga el mismo efecto en ti. Las distintas etapas de tu vida te llevarán a estados diferentes. Si estás pasando por un divorcio, por ejemplo, quizá estés mucho tiempo afligido y encerrado en ti mismo, en el estado vagal dorsal. O bien podrías sentir mucha ansiedad o estar enfadado. Incluso podrías oscilar entre ambos estados. En este caso, puede que no te funcione algo que te calmaba los nervios en el primer trabajo que tuviste al salir de la universidad. Si pruebas un ejercicio que no te sirve de mucho ahora, no lo descartes del todo. Guárdatelo en la recámara y reconsidéralo de vez en cuando, sobre todo cuando tus estrategias favoritas dejen de funcionar. Dentro de unos años, quizá incluso décadas, esa herramienta podría pasar a ser la que sí te funcione.

Cuando nos salimos de nuestra ventana de tolerancia, muchos utilizamos ciertos recursos sin darnos cuenta de que lo estamos haciendo. Si estás preocupado, tal vez te frotes las manos en los muslos o te entren ganas de salir a hacer *footing*. Puede que cuando estés nervioso te hagas crujir lo nudillos o juguetees con la cadena que llevas al cuello. Estos comportamientos son tu manera de intentar calmar tu sistema nervioso.

A medida que avances por los ejercicios de esta parte del libro y vayas valorando cómo respondes a ellos, probablemente descubras unos cuantos recursos de bioplasticidad esenciales a los que darás buen uso y que formarán parte de tu «caja de herramientas». Cuanto más las utilices, más naturales te resultarán. Y te sentirás más resiliente y centrado.

1. *Respirar para mantener el sistema nervioso* 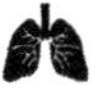

Recuerda: si tienes problemas respiratorios, una enfermedad cardiovascular (ECV) o cualquier otro problema de salud, consulta con un médico si es adecuado en tu caso utilizar herramientas de respiración para reactivar tu sistema nervioso.

Cambiar conscientemente nuestra respiración altera la comunicación del sistema respiratorio con el cerebro, e influye en las zonas cerebrales que regulan las emociones, los pensamientos e incluso el comportamiento. Las investigaciones indican que también puede cambiar la actividad eléctrica cerebral. La respiración lenta, por ejemplo, da lugar a la sincronización de las ondas cerebrales, lo que permite una integración de distintas zonas del cerebro para que puedan comunicarse de forma más eficaz.[2]

Asimismo, sabemos que se nos acelera el corazón cuando inhalamos y que lo ralentizamos cuando exhalamos, así que respirar siguiendo un patrón específico también nos permite enviar desde el corazón señales que avisan al cerebro de que estamos bien y no en peligro. Podemos regresar a nuestra ventana de tolerancia aplicando los recursos que explicaremos más adelante para modificar la variabilidad de nuestra frecuencia cardiaca (VFC). Y cambiar de manera consciente cómo respiramos puede desempeñar un papel muy importante en el fortalecimiento del crucial freno vagal, y la mejora de la eficacia del nervio vago.

Aunque normalmente sucede sin que seamos conscientes, cambiar nuestra respiración para regular nuestro sistema nervioso mejora tanto la VFC como el tono vagal. También puede llevarnos de vuelta a nuestra ventana de tolerancia en momentos de estrés agudo o crónico, o ayudarnos a movilizar energía cuando tengamos que actuar bajo presión. Los estudios indican que practicar ejercicios de respiración diarios diseñados para aumentar la VFC pueden disminuir el estrés, la ansiedad, la depresión y la ira.[3]

Al modificar la respiración de determinadas maneras, estamos haciendo uso de las señales que manda el cuerpo al cerebro para propiciar la regulación mediante la integración del cerebro pensante y el cerebro de supervivencia. Cuando alteramos el tipo de respiración, su velocidad y frecuencia, activamos las vías vagales que influyen en los latidos del corazón y los mensajes que se envían al cerebro. Dicho de otro modo, podemos influir en nuestro estado psicológico para mejorar los síntomas de ansiedad, depresión y trastornos de estrés postraumático asociados con la frecuencia cardiaca.

Normalmente:

- Una respiración más lenta con exhalación prolongada aumenta la actividad vagal y nos lleva de vuelta a nuestra ventana de tolerancia. Igualar la inhalación y la exhalación (como hacemos al principio del ejercicio 2:1 de la página 279) nos ayuda a mantener un equilibrio autónomo.

- Una respiración rápida e irregular, con fuertes inhalaciones o exhalaciones, aumenta la actividad simpática y puede o bien sacarnos del estado vagal dorsal y devolvernos a nuestra ventana de tolerancia o bien generar más energía simpática caliente, que, siempre que el freno vagal la mantenga a raya, nos proporciona concentración, fuerza y claridad.

Recursos respiratorios en caso de trauma

Antes de iniciar el aprendizaje corporal y empírico, que sabemos que es esencial para transformar nuestro sistema nervioso, es importante reconocer las relaciones entre la respiración y el trauma, ya que nos ayudará a decidir si las herramientas respiratorias son el mejor recurso para nosotros en caso de encontrarnos extremadamente desregulados.

Es probable que hayas visto publicaciones en las redes sociales que aseguran que lo único que tenemos que hacer para calmar el sistema nervioso es respirar más lentamente. Este es un consejo muy popular y, si le preguntas a diez personas por la calle cuál es la mejor manera de tranquilizarse, la mayoría seguro que responde algo así como: «Siéntate, quédate quieto y respira profundamente».

Lo más probable es que a muchos nos hayan enseñado de pequeños, cuando llorábamos o estábamos enfadados, que respirar de forma más lenta era la mejor manera de tranquilizarnos. Y aunque la respiración lenta y profunda y concentrarnos en ella puede volvernos a regular en algunas circunstancias, no es un tratamiento que sirva para todos los estados ni para todas las personas. Esto se aplica especialmente cuando:

- **Ya nos encontramos estancados en un estado frío.** Nuestros sistemas corporales ya están funcionando más lentamente de lo normal: por eso quedarnos sentados y respirar para bajar la frecuencia cardiaca no nos va a centrar. En todo caso, nos hará adentrarnos más en el estado frío, sobre todo si prolongamos la exhalación más que la inhalación. En esta situación, es preferible realizar un ejercicio de respiración que active la energía para poder regresar a nuestra ventana de tolerancia.
- **Tenemos dificultades respiratorias.** La enfermedad pulmonar obstructiva crónica (EPOC), el asma, la COVID persistente u otros problemas respiratorios pueden hacer que resulte muy difícil regular la respiración. En estos casos, intentar regular la respiración podría provocar una reacción de pánico, por lo que sería mejor buscar otro tipo de recurso.

- **Existe un trauma del pasado no resuelto.** Si la situación negativa que sufrimos nos hizo hiperventilar, quedarnos paralizados o sin aire, un ejercicio de respiración podría resultar abrumador e incluso reactivar reacciones a aquella experiencia.
- **Sufrimos dolor persistente.** En función de dónde esté el dolor y de cómo le afecte la respiración, esta clase de recurso podría adentrarnos más en un estado frío e incluso empeorar el dolor. En este caso, prestar atención a las pistas interoceptivas sobre cómo está influyendo la respiración en el cerebro determinará si debemos continuar o probar algo distinto.
- **Nos sentimos inquietos y asustados.** Aunque este tipo de ejercicio puede tranquilizarnos, si ya estamos respirando rápido y notando que nos falta el aire, centrarnos en la respiración podría enviar pistas peligrosas al cerebro de supervivencia y aumentar el pánico, justo lo contrario de lo que deseamos.

2. *La postura*

Ya hemos visto que el sistema propioceptivo (nuestro sexto sentido) nos ayuda a evitar el peligro manteniéndonos en equilibrio y orientándonos en el espacio. Sin embargo, al igual que nuestros otros sistemas, puede aprender lecciones «incorrectas» que lleven a una neurocepción defectuosa. En concreto, pueden existir recuerdos o experiencias que hayamos reprimido en el cerebro y asociado a posturas automáticas y patrones de movimiento. Cuando hablamos de postura aquí, no nos estamos refiriendo a ponernos rectos con los hombros hacia atrás, sino a la manera automática en la que el cuerpo se tensa o se distiende cuando se enfrenta a una adversidad. Dicho con otras palabras, el modo en que se mueve el cuerpo en respuesta a un trauma o al estrés, sobre todo de maneras de las que ni siquiera somos conscientes.

Tomemos como ejemplo a Lisa, a la que conocimos en la página 27. Su cuerpo aprendió a tensarse y adoptar una postura encorvada de protección cuando estaba cerca de cierto tipo de hombres. La historia que su cuerpo cargaba desde la infancia continuó teniendo un efecto físico y psicológico en ella sin que fuese consciente de este problema.

Cuando aprendemos el idioma de nuestro cuerpo al conectar con el sistema propioceptivo y fijarnos en su relación con la postura del cuerpo, podemos empezar a destapar lo que ha aprendido implícitamente y cómo influye en las predicciones automáticas del cerebro. Varias de las herramientas que aprenderemos a usar están relacionadas con la postura porque el modo en que nos sostenemos puede configurar nuestros pensamientos, por no mencionar nuestra salud emocional y psicológica.

Si no habías experimentado antes con ejercicios posturales, tal vez te sorprenda descubrir la influencia que pueden ejercer. Recordarás lo que hablamos sobre las cuatro redes que recopilan información para el cerebro. Dos de ellas (los sistemas propioceptivos y vestibulares) envían información constante al cerebro sobre lo equilibrados que estamos y en qué lugar del espacio se encuentra cada parte del cuerpo. La información sobre la manera en que nos sostenemos y lo relajados o tensos que estamos se incorpora a los mensajes que el cerebro recibe sobre lo seguros o amenazados que nos encontramos. Por eso, sintonizar con nuestra postura y luego movernos conscientemente o mantenernos de cierta manera para enviar señales de seguridad desde el cuerpo al cerebro nos servirá para regularnos, desarrollar resiliencia y empezar a vernos (y curarnos) holísticamente.

3. *Contención (golpeteo o toque)*

Los recursos de contención pueden ayudarnos a reconectar con el momento presente y con nuestro cuerpo, sobre todo si estamos estancados en un estado más frío en el que nos sintamos desconectados o atrapados en un bucle de rumiación. Este tipo de recursos están basados en la idea de que el cuerpo es un recipiente que guarda todo lo que experimentamos, incluidos los pensamientos, las emociones, las sensaciones, los recuerdos e incluso las esperanzas y los sueños. Cuando nos damos golpecitos o nos tocamos para aumentar la información sensorial, somos capaces de sentir ese recipiente físico del cuerpo y volver a conectar con él.

Tocarnos o darnos unos golpecitos en determinadas partes del cuerpo puede desviar la atención de los pensamientos acelerados y las preocupaciones que tengamos en la cabeza al centrarnos en las sensaciones físicas que estamos experimentando. Del mismo modo que envolver a un bebé angustiado puede calmarlo, abrazarte con fuerza puede provocar una sensación de seguridad que le recuerde al cerebro que no estás en peligro y le ayude a aferrarse a esa seguridad del momento presente, lo que regulará el sistema nervioso. También ayudará a mantener activas zonas clave del cerebro cuando entramos en disociación, como la ínsula o el área de Broca.

4. *Corregulación*

La corregulación (véase la página 164) es una potente herramienta que requiere pensar poco. Estar con personas (incluso con animales) que se encuentran en calma es una forma rápida de modular el cerebro de supervivencia sin tener que conectar necesariamente con el cerebro pensante. Estas señales evitan el cerebro pensante y nos dan acceso a la regulación emocional incluso cuando estamos estresados o agobiados, o nuestros pensamientos son caóticos y cuesta encontrarles sentido.

Si el cerebro de supervivencia recoge indicios de seguridad en el entorno, podemos volver enseguida a nuestra ventana de tolerancia de la misma manera que los animales salvajes que van en grupo. Cuando un antílope que escape de un león sea capaz de volver con su manada, la energía tranquila del grupo le regulará lo suficiente como para salir del estado de supervivencia y continuar pastando.[4]

Encontrar la mejor herramienta para el momento presente

Ahora ya sabes lo importante que es encontrar la herramienta adecuada para tu estado actual. Estos dos pasos te pondrán en marcha.

Paso 1: Tómate la temperatura

Puesto que no se puede prescribir un tratamiento eficaz a menos que se sepa lo que se está tratando, tu primera tarea es identificar en qué estado te encuentras actualmente sintonizando con tus señales y sensaciones internas mediante tus habilidades interoceptivas. Sin la información crucial que se recoge en esos instantes de sintonización, podríamos elegir la herramienta equivocada y terminar sintiéndonos peor.

Cada uno necesitamos desarrollar nuestras prácticas interoceptivas y convertirlas en una parte habitual de nuestra rutina. Mi práctica interoceptiva está tan integrada en mi rutina diaria que se ha convertido en algo tan automático como lavarme los dientes. Mientras me preparo por la mañana y me lavo la cara, repaso cómo me encuentro y observo cualquier pensamiento o sensación que aparezca.

Escuchar lo que el cuerpo me está diciendo probablemente me lleve menos de un minuto. Además, comprobar cómo estoy unas cuantas veces a diario me ayuda mucho a cortar cualquier momento de desregulación que esté empezando a surgir. Si, por ejemplo, noto que estoy cansada a pesar de haber dormido mucho la noche anterior, podría hacer el esfuerzo de salir a dar un paseo rápido durante la comida o llamar a un amigo para charlar un rato, porque sé que esas dos cosas me levantarán el ánimo y me darán energía.

Tomarme la «temperatura» con regularidad de esta manera también me ha ayudado a darme cuenta de cuándo empiezo a sentirme activada. En vez de permanecer tensa o irritada, como habría sucedido en el pasado, utilizo una herramienta reguladora para traerme al momento presente. He usado estas herramientas tantísimas veces que ahora son casi instintivas: mi cerebro ha relacionado esas sensaciones de tensión y miedo con el uso de herramientas calmantes. Durante una reunión tensa, si me doy cuenta de que he subido un poco los hombros, relajo la espalda contra el respaldo de la silla y me centro en las sensaciones a lo largo de mi columna vertebral, o dirijo mi atención a la solidez del suelo que estoy pisando.

Nadie en la sala advertirá estos actos pequeños y sutiles, pero al redirigir mi atención a sensaciones exteroceptivas durante unos segundos, a menudo desaparece la tensión de mi cuerpo, y puedo volver a entrar en mi ventana de tolerancia y pensar con más claridad. Si aprendemos a responder a los estresores de formas diferentes, y las integramos, seremos capaces de darnos alcance (la mayoría de las veces, al menos) antes de alejarnos demasiado de esa ventana. Eso es lo bueno de entrenar al sistema nervioso.

Aprende a matizar y detallar las emociones

Podemos influir en las señales que manda el cuerpo al cerebro y viceversa usando lo que llamamos «atención selectiva interoceptiva», que es una forma elegante de decir que no solo vamos a prestar atención a nuestras señales corporales, sino que vamos a fijarnos en ellas de una manera detallada. Esto nos remite al elemento de especificidad que hemos mencionado más arriba. Al ser más específicos sobre las sensaciones que estamos experimentando, podemos empezar a desvincularlas del pensamiento o la emoción más amplios que nos están abrumando, lo que puede cambiar la red interoceptiva del cerebro, sobre todo entre la ínsula y la amígdala (véanse las páginas 101-104).

Sabemos que hacen falta dos o más señales corporales para crear una emoción. Por eso es importante entender que la conciencia interoceptiva no es solo ser consciente de estas señales y sensaciones, sino también poder describirlas. No tienes que describírselas a los demás, tan solo debes ser capaz de interpretar y encontrar un sentido a tus sensaciones, de forma detallada y precisa, para poder autorregularte y gestionar tus emociones y las respuestas del sistema nervioso de manera proactiva.

Por ejemplo, decir que te encuentras mal para describir cómo te sientes es vago e impreciso. Deberías poder identificar las señales que están creando esa sensación, como que te suene el estómago o se te tense. O tal vez notes que te sube la bilis por la garganta. También podrías sentir la piel fría y sudorosa, y los huesos doloridos.

Si dices que tienes hambre, puede que también te suene el estómago y lo notes tenso, pero esas sensaciones serán muy distintas a las que te hacen encontrarte mal. Quizá también notes tensión en los músculos y en el cuerpo porque estés empezando a enfadarte a causa del hambre.

Matizar va más allá de una simple descripción. Si te sientes «ansioso», intenta escribir una lista de todas las señales corporales que estén contribuyendo a esa sensación. Quizá te des cuenta de que tienes un nudo en la garganta o de que tu respiración es superficial y limitada, o notes tensión en el pecho.

Ser capaces de matizar nos beneficia en muchos sentidos. Veamos dos ejemplos para ilustrarlo:

1. Después de cenar con una amiga, te sientes «mal» o «rara», pero no sabes por qué. No le das demasiada importancia, pero sigues sin sentirte muy bien. Más adelante, esa misma semana, te das cuenta de que tu amiga no ha contestado a tus mensajes y eso te molesta. Te preguntas si has hecho algo malo, y no estás segura de cómo actuar.
2. Después de cenar con una amiga, te sientes culpable. Reconoces la emoción porque estás familiarizada con las sensaciones que normalmente acompañan a la culpa: cara enrojecida, palmas sudorosas. Mientras notas esa sensación, te das cuenta de que dijiste algo hiriente y sabes que a tu amiga le molestó. Cuando llegas a casa, la llamas y le pides disculpas. Ella las acepta y habláis unos minutos. Después, te sientes aliviada y la sensación de culpabilidad disminuye hasta desaparecer completamente. Vuelves a

> tu estado regulado y también te has asegurado de que tu amiga ya no esté molesta. Es agua pasada.

En el segundo ejemplo, has detallado tus sentimientos con un alto nivel de especificidad y eso significa que has sido capaz de manejar la situación eficazmente. Nuestras señales corporales son los componentes básicos de lo que se ha dado en llamar granularidad emocional, que es la capacidad de experimentar emociones de una manera precisa y teniendo en cuenta el contexto específico. Esta capacidad nos permite reconocer en qué estado de nuestro sistema nervioso nos encontramos y qué puede estar dirigiendo nuestro comportamiento.

La neurocientífica y psicóloga Lisa Feldman Barrett acuñó el término «granularidad emocional» para describir la capacidad de ser específicos sobre nuestra experiencia emocional. Lo describe como la habilidad para entender y diferenciar emociones específicas. Las personas con una granularidad emocional alta son capaces de regular y afrontar mejor el estrés y otras emociones negativas, mientras que los individuos con una granularidad emocional baja tienen menos éxito reduciendo sus emociones negativas. La diferenciación emocional nos lleva a una mejor comprensión de nosotros mismos y a ser más precisos cuando nos enfrentamos a retos.[5]

A algunas personas este proceso descriptivo les sale de forma natural, mientras que otras manejan conceptos emocionales más amplios. Por ejemplo, al describir nuestro estado emocional, muchos usamos palabras vagas y decimos cosas como «estoy estresado» o «estoy muy enfadado» o «me pone triste». Aunque sean puntos de partida útiles, cuanto más específicos seamos, más fácil será modular nuestras emociones en vez de reaccionar ante ellas. Si investigamos un sentimiento vago como la ira, por ejemplo, probablemente encontremos que nos «enfadamos» por un montón de cosas y situaciones.

A veces, la ira (que es una respuesta más caliente) podría estar encubriendo vergüenza, pena o dolor (que son emociones que sentimos cuando estamos en el estado más frío). Separar este tipo de «ira» del tipo que sentimos cuando alguien nos roba el coche es importante, porque si intentamos afrontar la pena del mismo modo que el enfado, nuestra respuesta no va a ser apropiada para la situación ni va a calmar nuestro sistema nervioso. Las emociones existen para ayudarnos a decidir qué paso inteligente debemos dar a continuación, y cuanto mejor se nos dé comprenderlas, más fácil será satisfacer nuestras necesidades y tomar decisiones con seguridad. Todo ello da lugar a una trayectoria positiva en la que nos sentimos empoderados y con capacidad de actuar, justo lo contrario a lo que nos ocurre cuando estamos desregulados.

La próxima vez que sientas algo desagradable o doloroso, usa la rueda de las emociones para ayudarte a ser más específico sobre lo que sientes.

Rueda de las emociones

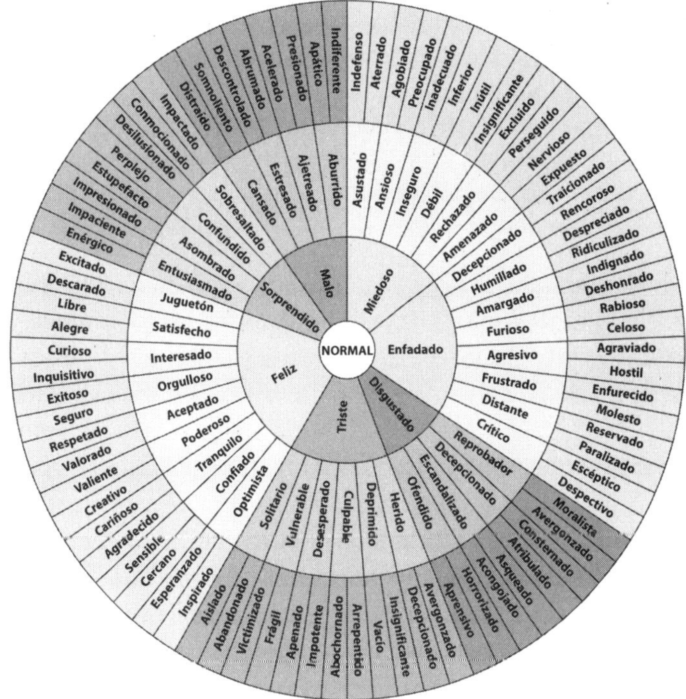

Si estás «depre», profundiza: ¿Estás aburrido, atareado, estresado o cansado? En cuanto identifiques la siguiente sensación, indaga más. Si dices «aburrido», ¿te sientes apático o indiferente? Si dices «solo», ¿es porque te sientes aislado o abandonado?

Ejercicio: Siente y luego interpreta

1. Describe cómo te sientes

Este ejercicio es uno de mis favoritos para mejorar la precisión interoceptiva. Es muy potente. Requiere práctica alcanzar esta precisión, pero es algo que puedes aprender.

Escribe en tu cuaderno o diario cómo te sientes sin utilizar palabras que describan tus sentimientos o emociones, sino tus sensaciones corporales internas. Por ejemplo, si estás cansado, identifica las partes de tu cuerpo que están enviando las señales que interpretas como cansancio. Si se te caen los párpados, si te pesa el cuerpo o si no dejas de bostezar, anótalo.

2. Identifica tus emociones

Una vez que hayas determinado las señales que tu cuerpo te está enviando, repasa la lista y usa esas pistas para guiarte hacia las emociones que estás sintiendo. Si tienes tensión en la garganta y el pecho, y las manos sudorosas, ¿qué emoción asocias a esas sensaciones? ¿Es lo que estás sintiendo ahora?

Y ahora te pregunto: ¿Qué emoción representa eso?

Si quieres descargar una hoja de ejercicios para este proceso, ve a www.jessicamaguire.com/amotionalgranularity.

Interocepción: sintoniza con tu estado

Sintonizar con las sensaciones de nuestro cuerpo nos permite pasar de la predicción al momento presente, y esa es una de las mejores maneras de volver a entrenar nuestro sistema interoceptivo, lograr la regulación emocional y fortalecer la capacidad del sistema nervioso. Puesto que hasta las emociones complejas empiezan como sensaciones en el cuerpo, centrar nuestra atención en esas sensaciones, contenerlas y después seguirles la pista mientras cambian es el antídoto de la angustia.[6] Las experiencias que hemos tenido hasta la fecha han entrenado nuestro sistema cerebro-cuerpo para relacionar ciertas sensaciones corporales con ciertos recuerdos implícitos, pensamientos e historias. Al desvincularlos, podemos ver las sensaciones de forma más objetiva, difuminar emociones muy cargadas, así como el dolor físico, y ayudarlas a convertirse fluidamente en sentimientos basados en sensaciones.

Primero identifica el estado en el que te encuentras para que puedas usar el ejercicio interoceptivo adecuado. Puedes recordar cómo te sientes en ese estado revisando los ejercicios para trazar mapas y otras notas que tomaste en el capítulo 7.

Como ya he dicho más de una vez, a nuestro sistema nervioso le encanta elegir, así que tener opciones a mano cuando selecciones los recursos puede facilitarte mucho la regulación. Afirmaciones del tipo: «Si…, entonces…» nos pueden ayudar mucho.

Por ejemplo, antes de probar estos ejercicios interoceptivos, podrías decir cosas como:

- Si me agobio cuando practique la interocepción, abriré los ojos.
- Si estoy ausente, distraído o desconectado de mi cuerpo mientras hago esto, me levantaré y me moveré.
- Si me pongo más nervioso, dejaré de hacer lo que esté haciendo y probaré con un ejercicio exteroceptivo.

Escribe ahora algunas frases «si…, entonces…» en tu cuaderno o diario para que puedas volver a tomar las riendas de tu sistema nervioso.

Si practicas la interocepción y notas que te desregulas más, puedes adaptar tu entrenamiento como se ha mencionado antes, usando los recursos que hemos expuesto en los capítulos anteriores para afianzarte, y la corregulación para ayudarte.

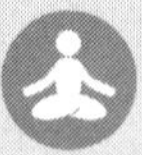

Ejercicio: Sintoniza con tu estado demasiado caliente

1. Ponte cómodo

Empieza sentándote en una postura cómoda. También puedes cerrar los ojos o relajar y bajar la vista para que tu atención se centre en tu interior. Sigue tu respiración y deja tu atención allí, en el espacio entre el esternón y la columna vertebral.

2. Sé consciente de las sensaciones en el pecho

- ¿Qué sensaciones notas en esta zona? Anótalas mentalmente o dilas para tus adentros.
- ¿Te resulta fácil o difícil conectar con tus señales corporales?
- ¿Notas la parte izquierda del cuerpo igual que la parte derecha?

3. Presta atención a esas sensaciones

Fíjate en si te es posible prestar atención a las sensaciones que son neutras o cómodas, con las que es fácil conectar.

- ¿Estas sensaciones se mueven y cambian?
- ¿Puedes notar las sensaciones tal como son, aunque sean incómodas?

Si, por otro lado, una sensación es desagradable, puedes colocar una mano sobre la parte donde parece que tiene su origen. Imagina que el calor y la atención van de tu mano hacia dentro, a ese lugar vulnerable de tu interior. Nota cómo cambian esas sensaciones al prestarles atención.

Quizá te sientas tentado a perderte en tus pensamientos con una historia sobre lo que significan las sensaciones, pero intenta no dejarte llevar por eso. ¿Puedes dejar que se produzca la sensación y acompañarla sin unirla a una historia?

4. Nota cualquier cambio

¿Notas un cambio en cualquiera de las sensaciones de activación que has sentido al principio de este ejercicio? Si te estás acercando más a tu ventana de tolerancia, tal vez notes tus emociones menos cargadas, y que tus sensaciones están moviéndose a diferentes partes del cuerpo o convirtiéndose en otras totalmente distintas.

Estas son algunas señales que indican que se está descargando estrés y que el cuerpo está regulándose:

- Suspirar o bostezar.
- Cambios en la respiración.
- Sensaciones corporales en el vientre, como un borboteo reconfortante.
- Se empiezan a relajar los músculos.
- Los pensamientos se acallan o se reducen.
- El calor se aleja del pecho.
- Incluso se puede tener ganas de reír, gritar, retorcerse y sacudirse.

5. Presta atención al vientre

Una vez que notes cambios en las sensaciones que experimentabas cuando estabas activado, céntrate en la zona del vientre y fíjate en las sensaciones entre el ombligo y la columna vertebral.

- ¿Cómo son?
- ¿Puedes nombrarlas?
- ¿Notas las sensaciones tal como son, aunque sean incómodas?

Si una sensación es desagradable, coloca una mano sobre esa parte e imagina que el calor y la atención van de tu mano hacia dentro, a ese lugar vulnerable de tu interior. Nota cómo cambian esas sensaciones al prestarles atención.

Quizá te sientas tentado de perderte en tus pensamientos con una historia sobre lo que significan las sensaciones, pero intenta no hacerlo. ¿Puedes permanecer conectado al presente?

A veces simplemente sintonizar con un ejercicio interoceptivo como este basta para devolvernos al centro de nuestra ventana de tolerancia. Si ese es tu caso, ¡felicidades! Acabas de regular tu sistema nervioso. Sin embargo, si centrarte en tu estado interno ha aumentado tu desregulación, ve al capítulo 9, donde encontrarás un kit de herramientas con recursos de bioplasticidad para ayudarte a salir de ese estado.

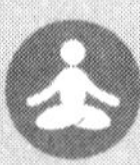

Ejercicio: Sintoniza con tu estado demasiado frío ❄

1. Ponte cómodo

Siéntate en una postura cómoda. Cierra los ojos o baja la vista para centrar la atención en el interior. Si no conectas con tu cuerpo, acerca la columna vertebral al respaldo de la silla para aumentar la información que le llega al cerebro. Es una forma de «subir el volumen» que ayuda a integrar regiones cerebrales como la ínsula. Si sigues insensible, deja el puño suelto y date unos golpecitos en el pecho. Cuando las sensaciones son pequeñas, este truco ayuda. Sigue la respiración y deposita tu atención en el espacio entre el esternón y la columna vertebral.

2. Sé consciente de las sensaciones en el pecho

- ¿Qué sensaciones notas ahí?
- ¿Te resulta fácil o difícil conectar con tus señales corporales?
- ¿Notas la parte izquierda del cuerpo igual que la parte derecha?

Si aún te sientes entumecido o desconectado de esta zona de tu cuerpo, vuelve a apretar la columna vertebral contra el respaldo de la silla y date unos golpecitos en el pecho con el puño no muy apretado.

3. Presta atención a esas sensaciones
Fíjate en si puedes prestar atención a las sensaciones que son neutras o cómodas, con las que es fácil conectar.

- ¿Qué sensaciones notas?
- ¿Son sensaciones que se mueven o cambian?
- ¿Te sientes más conectado con tu cuerpo?

4. Nota cualquier cambio
Si te estás acercando más a tu ventana de tolerancia, fuera de tu estado frío, tal vez notes que puedes volver a pensar con claridad.

Estas son algunas señales que indican que estás llegando a la regulación de tu sistema nervioso:

- La respiración será amplia y completa, satisfactoria y menos vacía y débil.
- Puede que notes calor en las manos, los pies, el pecho y la mandíbula después de sentir frío.
- O, como el sistema vagal dorsal conserva energía, podrías notar que la sangre se te va a las extremidades.
- Quizá hayas empezado a ser consciente de tu sistema digestivo y eructes, o notes unos ruiditos agradables en el estómago o que aumenta la motilidad.
- Podrías ponerte a llorar o a reírte.

Si tienes sensaciones desagradables, como culpa o impotencia, puedes colocar una mano sobre la parte donde parece que tienen su origen e imaginar que el calor y la atención van de tu mano hacia dentro, a ese lugar vulnerable de tu interior.

5. Nota cómo cambian tus sensaciones

Fíjate en cómo cambian tus sensaciones cuando les prestas atención.

Puede que te sientas tentado de desconectar de estas sensaciones o que te vuelvas más impreciso. Pero ¿puedes dejar que la sensación sea tal cual y sintonizar con ella sin una historia, solo dándole atención? Si empiezas a desviarte hacia un estado vagal dorsal, puedes ponerte en pie para regular tu sistema.

6. Presta atención al vientre

Una vez que notes que las sensaciones en el pecho han cambiado, ¿puedes centrar tu atención en la zona del vientre.

- ¿Notas alguna sensación entre el ombligo y la columna vertebral? Si te sientes entumecido o desconectado, puedes acariciarte con suavidad la piel del vientre y luego dejar que tu atención vaya hacia dentro.
- ¿Qué sensaciones tienes?
- ¿Puedes nombrarlas?
- ¿Notas las sensaciones tal como son, aunque sean incómodas?

Si una sensación es desagradable, lleva una mano a esa parte e imagina que el calor y la atención van de tu mano a ese lugar vulnerable en tu interior.

Nota cómo cambian las sensaciones al acostumbrarte a ellas. Puede que observes que las sensaciones que identificaste en el estado vagal dorsal empiezan a cambiar mientras tu estado simpático entra en acción. Puede que notes más energía en las sensaciones, más movimiento e incluso otras sensaciones. Si te sientes impreciso o desconectado, presiona con suavidad los pies contra el suelo.

Si te has movido más hacia el centro de tu ventana de tolerancia, entonces habrás regulado tu sistema nervioso. Al descargarte del estrés, podrías experimentar que el cuerpo se te asienta, que suspiras o bostezas. También podrías notar que el cuerpo se te retuerce o se sacude. Empezarán a relajarse los músculos. Quizá notes que vuelves a pensar con claridad, como si se hubiera despejado una niebla en la habitación donde te encuentras.

Ponerte de pie aumenta la frecuencia cardiaca y proporciona más información propioceptiva e interoceptiva, que activará regiones cerebrales importantes que pueden haberse desconectado mientras estabas disociado de tu cuerpo.

Se ha demostrado que los toques ligeros activan un grupo de receptores especializados de la piel que comunican con la ínsula.[7] Esta es una gran intervención si te resulta difícil conectar con las sensaciones.

En el caso de que haya aumentado tu desregulación, ve al capítulo 10 para hacer unos ejercicios que pueden ayudarte.

Permanece en el estado perfecto

Cuando ya estés allí, o hayas vuelto a tu punto de ajuste, hay varias maneras de permanecer en este estado, algo que resulta beneficioso porque prolonga la cantidad de tiempo que pasas sintiéndote equilibrado y regulado.

El freno vagal: establece tu punto de ajuste natural

En el capítulo 5, hablamos del papel fundamental que desempeña el freno vagal en la regulación del sistema nervioso. Cuando activamos o soltamos el freno vagal de acuerdo con las distintas necesidades, y cambiamos con facilidad entre unos estados y otros, tenemos lo que se llama un buen rendimiento vagal.

Puedes entrenar el freno vagal y aumentar el rendimiento vagal mediante recursos respiratorios que aumentan la VFC, pero antes necesitas crear un registro básico para conocer tu frecuencia cardiaca natural y tu patrón de respiración cuando estás en calma y regulado. Si ahora te sientes tranquilo, sociable y a gusto, es un buen momento para averiguar tu referencia y establecer tu punto de ajuste natural.

Piensa en el ritmo de tu corazón:

- ¿Parece que bombea y va a una velocidad «regular»? Tal vez no puedas notarlo si te encuentras en un estado regulado.
- ¿Tu frecuencia cardiaca parece estable?
- ¿Respiras con facilidad y de forma completa?
- ¿Tienes pensamientos manejables que no te abruman?
- Si llevas un reloj inteligente con un monitor cardiaco, ¿qué datos te da?

Te animo a que escribas todas las respuestas a estas preguntas en tu cuaderno o diario para que vuelvas a ellas mientras practicas los ejercicios de respiración de los capítulos 9 y 10.

Movimiento

Cuando queremos quedarnos en el estado vagal ventral, el movimiento puede hacernos sentir seguros, aceptados y a gusto. Cualquier cosa que te haga sentirte bien, como cuidar el jardín, ir de excursión con tus amigos o hacer una clase de yoga relajada, está en esta casilla. En este estado, tenemos pleno acceso a nuestro sistema de interacción social y podemos regular a otros y conectar con ellos.

Vagal ventral: ¿Qué prolonga la experiencia o te hace quedarte aquí?	
Energía baja	**Energía alta**
Pasear por la playa Jugar con niños Tai chi Deportes de equipo con más personas	Un paseo agradable Cuidar el jardín Hacer senderismo con amigos Yoga/pilates Nadar

Recuerda un momento en el que estuvieras en este estado. ¿En qué actividades te apetecía participar que te mantuvieran sociable y contento? Escríbelas en tu cuaderno o en tu diario.

Si te cuesta moverte por el dolor persistente, imaginar o visualizar el movimiento puede ayudar a definir tu mapa sensorial e influir de manera positiva en tu sistema neuroinmune.[8]

Música

Si alguna vez has escuchado una canción con un ritmo rápido mientras te preparabas para jugar al fútbol, o durante una clase de *spinning*, ya sabrás que la música tiene la capacidad de ayudarnos a cambiar entre estados. Y si nos encontramos dentro de nuestra ventana de tolerancia, también puede ayudarnos a anclarnos allí. Probablemente sea porque entrenar los músculos del oído medio mejora nuestra neurocepción, lo que nos ayuda a sintonizar con señales de seguridad, en vez de señales de amenaza.

Se ha demostrado que la sonoterapia es una herramienta eficaz para mejorar la autorregulación y, por lo tanto, hace más accesible la interacción social.[9] En un estudio, se la relacionó con un aumento de la VFC, que mejora en el tono vagal.[10] La música, en determinadas frecuencias, trabaja directamente en los músculos del oído medio y en el sistema nervioso autónomo, potenciando la función de los nervios craneales (algunos de los cuales operan de forma interdependiente con el nervio vago para activar nuestro sistema de interacción social). Por lo tanto, la música puede ser una herramienta importante para reprogramar nuestro sistema nervioso. Escuchar música que te calma, te centra y te pone contento tendrá un efecto similar y te ayudará a permanecer en tu estado perfecto.

Si quieres entender mejor el efecto que tiene en ti física y emocionalmente escuchar música, te invito a hacerte tus propias listas de canciones para cada uno de tus estados. Tan importante es encontrar la música que nos ancla a nuestro estado más calmado, conectado y sociable como la que nos acelera o nos tranquiliza.

Imagina ver a un buen amigo y sentirte conectado con él. ¿Qué cinco canciones o piezas musicales te gustaría escuchar mientras quedas con esa persona o después? Escríbelas en tu cuaderno o diario para que recuerdes qué añadir a tu lista de reproducción.

En cada estado, especialmente en el estado vagal dorsal y el del sistema nervioso simpático, es importante escuchar música que nos haga sentir seguros. Seguros para permanecer en ese estado y seguros para movernos libremente entre estados como más nos convenga. Al igual que gran parte del entrenamiento de bioplasticidad del que hemos hablado hasta ahora en este libro, la música es una herramienta que podemos utilizar para crear resiliencia y para tener una vida más plena y satisfactoria en la que nos sintamos autónomos.

Ahora que sabes dónde estás y cómo abordar la reactivación de tu sistema nervioso, ha llegado el momento de pasar a los aspectos prácticos del libro, las herramientas que necesitas para encontrar tu punto de ajuste ideal y permanecer allí.

9

Kit de herramientas para salir del estado demasiado caliente

Como hemos visto a lo largo del libro, el nervio vago desempeña un papel integral en casi todas las funciones corporales y tiene un gran efecto en el sistema nervioso, el comportamiento, las emociones y los pensamientos. Ahora que sabemos mucho más acerca de la fisiología de los muchos sistemas del cuerpo y lo interconectados que están, ha llegado el momento de poner en práctica el entrenamiento de esos sistemas con las herramientas que más convengan a nuestro estado actual. Si determinas que te encuentras en un estado más caliente, las herramientas de este capítulo deberían llevar a tu sistema nervioso de vuelta a un estado de sociabilidad calmada.

Algunas de estas herramientas también se pueden poner en práctica en momentos de estrés extremo. Cuanto mejor se te dé advertir que entras en un estado activado y más te acuerdes de usarlas, más empezarán a ser instintivas. El entrenamiento aprovechará la bioplasticidad para que tu sistema cuerpo-cerebro vincule con sensaciones de activación las acciones que se indican en estos recursos.

Esa ha sido mi experiencia, al menos, y noto que hago ejercicios de respiración o relajación automáticamente cuando me encuentro en una situación difícil o de tensión. Normalmente, en un minuto me hallo de vuelta en mi ventana de tolerancia y soy capaz de pensar de forma racional. Cuando, a lo largo del curso de nuestras vidas, logramos recuperarnos como es debido del estrés o incluso de acontecimientos traumáticos, llegamos a ser mucho más resilientes emocionalmente, por no mencionar que mejoramos nuestra salud física y mental.

Volvamos a la metáfora que hemos usado en la primera parte del libro, en la que los mensajes que recorren el cuerpo son aviones que entran y salen de diferentes aeropuertos y existe un aeropuerto central con muchos vuelos de conexión: la ínsula. Si nos tropezamos con un detonante, pero somos capaces de enviar señales de seguridad a nuestro cerebro de supervivencia utilizando las herramientas de estos capítulos (que envían señales del cuerpo al cerebro), tendremos el poder de cambiar qué «aviones» despliega el cerebro en respuesta.

Cuando los nuevos aviones que hemos enviado al poner en práctica estas herramientas aterrizan en el aeropuerto del cerebro de supervivencia con sus mensajes de seguridad, los vuelos de conexión llevan estos mensaje al aeropuerto principal de la ínsula, que dijimos que era como Heathrow. Los aviones que estaban a punto de despegar siguiendo las órdenes de saltar a alerta máxima, de pronto se quedan en tierra y, en su lugar, despegan otros, con órdenes de mantener la homeostasis.

Como ya sabes, en este estado es probable que el corazón te lata más rápido, puede que tengas pensamientos acelerados, y a lo mejor quieres liberar de tu cuerpo un poco de energía, o mucha. Hay varias maneras de hacerlo. Para empezar, te recomiendo trabajar con las siguientes herramientas una a una. Su orden conlleva un método que te ayudará a desarrollar la capacidad de regularte con el tiempo. Si tiendes a sentirte ansioso y desregulado al notar señales corporales o centrarte en la respiración, empieza antes con las herramientas de los capítulos 9 y 10 para regularte y también para sintonizar con las sensaciones de fuera de tu cuerpo (exterocepción). Esta es una práctica que tiene en cuenta los historiales de trauma, y la siguiente tabla muestra las herramientas que pueden aplicarse a diversos grados de activación.

Elección de las herramientas para el estado caliente 

¿Qué siento al sintonizar con mi sistema nervioso?	¿Qué me ha llevado aquí?	¿Qué herramientas o estrategias me sacarán de aquí?
Ira, tensión, calor. No puedo estarme quieto. No paro de darle vueltas a la cabeza.	Leí los comentarios en las redes sociales donde alguien discutía conmigo.	Sacudirse (página 254). Respiración 1:2 (página 256). Hablar con un amigo. Establecer límites en las redes sociales.
Asustado, nervioso. No puedo estarme quieto. Pienso que voy a fracasar y que todo se irá al traste.	Me han dado trabajo extra y mi hijo necesita también ayuda en un proyecto. La casa está hecha un desastre. No puedo con todo.	Recursos de movimiento (página 252). Lista de música (página 265). Hacer una lista de tareas y delegar.
Calor y tensión en el pecho. Me late rápido el corazón. Temo el rechazo, como cuando me ocurría cuando mi padre no se presentaba.	Alguien con quien he empezado a salir no me responde a los mensajes.	Lista de música (página 265). Ejercicio de tocar (página 260). Llamar a un amigo para ir a dar un paseo.

Herramientas de bioplasticidad

Herramienta 1: Usa la postura para regularte página 247
Herramienta 2: Ejercicios exteroceptivos para los momentos de estrés máximo página 251
Herramienta 3: Sacúdete página 254
Herramienta 4: 1:2 Respira página 256
Herramienta 5: Tocar (ejercicio en compañía) página 260
Herramienta 6: Tocar (ejercicio solo) página 261
Herramienta 7: Más presión en tu zona de «incomodidad» página 262
Herramienta 8: Crea una lista de música para salir del estado caliente página 265

Herramienta 9: Crea una lista de música para encontrar tu estado de juego página 265
Herramienta 10: Localiza las zonas de neurocepción errónea página 267
Herramienta 11: Examina tus creencias limitantes y tus historias página 269

Herramientas posturales

Trabajar con la postura de tu cuerpo es una manera sencilla de cambiar la integración del sistema cerebro-cuerpo. Cambiar la forma en la que el cuerpo se ha colocado contra la gravedad influye en nuestra tensión arterial, lo que a su vez influye en nuestro estado autónomo.

Los barorreceptores (sensores de presión) cerca del corazón (véase la página 120) están ahí para ayudar al cuerpo a mantener la tensión arterial en un nivel relativamente constante, sobre todo cuando cambiamos la posición del cuerpo. Permiten mantener un bombeo sanguíneo constante al cerebro cuando pasamos de estar tumbados a levantarnos. El estiramiento de los barorreceptores como consecuencia de un aumento de la tensión arterial dará lugar a un cambio en la actividad del nervio vago, que, a su vez, modificará la frecuencia cardiaca y la tensión arterial, y llevará el sistema de vuelta a la homeostasis.[1]

Cuando notes que estás nervioso en ese estado más caliente, y quieras volver a tu estado perfecto, podría beneficiarte tumbarte boca arriba. La presión sanguínea está al mínimo cuando nos encontramos en esta posición y el corazón puede bombear sangre con facilidad al cerebro porque no está funcionando contra la gravedad como cuando estamos de pie. De esta manera, bajamos la presión sanguínea de forma automática, lo que disminuye la frecuencia cardiaca y ralentiza la respiración.

Volvamos a Laura, a quien conocimos en el primer capítulo. Estaba nerviosa por una fiesta para la que aún faltaban días y terminó acudiendo a ella en un estado de «huida». Como consecuencia, su lenguaje corporal en la fiesta era tenso, y la rigidez de su postura solo conseguía enviar más señales de peligro y estrés a su cerebro, alimentando ese estado caliente y reforzando la historia que estaba contándose a sí misma, que era que se sentía incómoda y tenía problemas para conectar y relajarse.

Aunque Laura intelectualmente quería ir a la fiesta y conocer gente nueva, su cuerpo le impedía relajarse lo suficiente para acceder a su sistema de interacción social, que le habría permitido disfrutar y entablar de conexiones genuinas. Si Laura no es capaz de desarrollar la conciencia autónoma para darse cuenta de cómo está influyendo su cuerpo en sus experiencias, permanecerá en este estado y esas historias que se cuenta sobre sí misma la perseguirán adondequiera que vaya.

En el siguiente ejercicio se usa información sensorial de los exteroceptores, los propioceptores y el sistema vestibular. Puede ser una manera potente de regularte mientras activas el nervio vago y fortaleces el tono vagal.

Herramienta 1: Usa la postura para regularte

En este ejercicio se usa el sistema propioceptivo y el vestibular. Pruébalo si te cuesta conectar con las señales sensoriales de la región abdominal. El estímulo sensorial adicional que recibirás en esta zona mientras realizas el ejercicio también es una buena forma de fortalecer el eje aparato digestivo-cerebro, porque aumenta las señales interoceptivas de esta región. Investigaciones recientes también han demostrado que reduce la ansiedad.[2]

Antes de empezar: necesitarás una esterilla de yoga (o algo similar donde tumbarte), una manta (de tamaño parecido al de una manta de yoga), dos cojines grandes y un bloque de yoga.

1. Ponte sentado de rodillas al final de la esterilla, con los glúteos apoyados en los talones.
2. Coloca el bloque de yoga o los cojines apilados delante de ti, más cerca del otro extremo de la esterilla.

3. 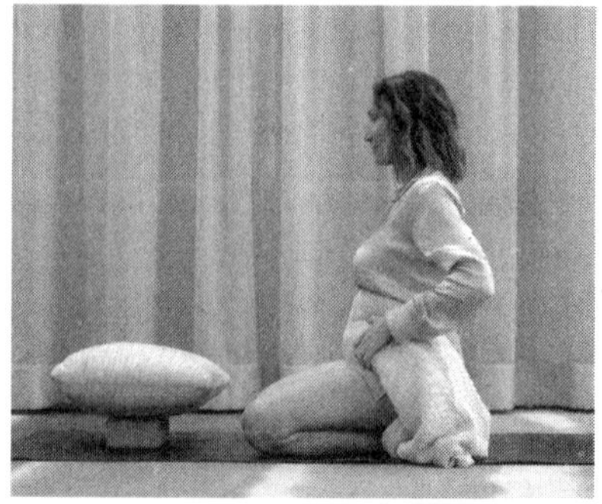

Dobla la manta por la mitad y luego otra vez por la mitad. Colócatela en el estómago bajo la caja torácica y por encima de las caderas. (Tal vez necesites ajustar la posición y calcular cuántos pliegues harán falta cuando añadas presión). Coloca las manos delante de ti y llévalas despacio hacia atrás (la manta debería ejercerte una suave presión en el abdomen). Si necesitas separar las rodillas, adelante.

4. 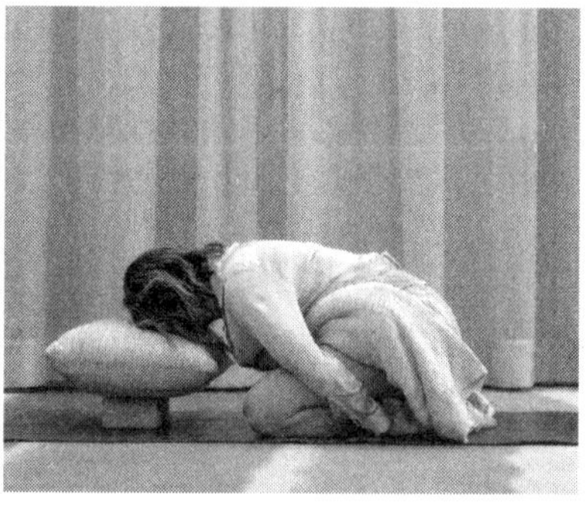

A continuación, apoya la frente en el bloque de yoga o en los cojines, con la presión distribuida sobre el hueso frontal. Si te resulta incómodo o te duelen las rodillas, puedes apoyar los brazos en un balón medicinal grande que pongas delante de ti, en vez de apoyar la cabeza sobre los cojines.

Deberías sentir la firme presión de la manta en la región abdominal, pero no debería ser doloroso (si lo es, desdobla un poco la manta para que no quede tan gruesa). Puedes mantener los ojos abiertos o cerrarlos para ayudarte a conectar con tu cuerpo, o simplemente baja la vista al suelo mientras centras la atención en tu cuerpo.

5. Analiza el estado de tu sistema nervioso en este momento, antes de seguir con el resto del ejercicio. ¿Cuál es la posición actual del termostato de tu sistema nervioso? Co-

mienza notando los puntos de tu cuerpo que están conectados con el entorno:

- Siente las piernas conectadas con el suelo y la diferencia entre el lado izquierdo y el derecho de la pelvis y la pierna derecha y la izquierda.
- Nota las zonas de presión de las partes del vientre que tocan la manta.
- Nota los brazos y las manos conectando con el suelo.
- Nota cualquier presión en la piel, incluso la presión de la ropa.
- Nota la presión sobre el hueso frontal del cráneo y las sensaciones que produce.

Ahora lleva la atención a los pies y la parte inferior de las piernas, que tocan al suelo. Aunque tu atención puede desviarse a las cosas que te rodean, procura por un momento concentrarte en las señales exteroceptivas de la información táctil de tu cuerpo que está en contacto con el entorno.

Céntrate ahora en la pelvis. ¿Puedes llevar suavemente el peso a la izquierda, notando como el tronco se mueve contigo? Siente la diferencia de presión en la pierna izquierda.

Vuelve al centro. A continuación, lleva el peso a la pierna derecha, siente que se levanta la parte izquierda de la pelvis y deja que el peso mueva también el tronco. Puede que notes cómo cambia el peso en los brazos y también en la cara.

Continúa moviéndote despacio de un lado a otro, buscando un ritmo que te sea cómodo y del que disfrutes, y nota cómo sintoniza con tu sistema nervioso. Puedes hacer los movimientos más cortos y rápidos. Puedes hacerlos más lentos y amplios. Igual que un padre mece a un bebé, imagínate que estás meciendo a tu propio sistema nervioso para tranquilizarlo.

Continúa centrando tu atención en los pies y en las pantorrillas, asimilando esta información exteroceptiva.

6. Vuelve a la posición inicial, sentado de rodillas, y nota las manos apoyadas en el regazo o la una sobre la otra, y asimila esa información exteroceptiva. Podría haber zonas de la piel que sea más fácil sentir y con las que se pueda conectar mejor. Junta las manos y apriétalas con suavidad la una contra la otra notando la información sensorial en la piel.

   Por último, lleva las manos a la parte externa de las rodillas. ¿Puedes apretar con suavidad las manos contra la parte exterior de las piernas sin dejar que las piernas se muevan? Esta contracción isométrica permite que la información sensorial de tus propioceptores se transmita al cerebro. Puedes relajarte y repetir despacio la presión tres o cuatro veces más, volviendo a notar lo que pasa en tu sistema cerebro-cuerpo.

 **¿Te ha ayudado este ejercicio a regularte?**

Cuando estés preparado, vuelve a quedarte quieto y analiza el estado actual de tu sistema cerebro-cuerpo.

- ¿Cómo notas el cuerpo?
- ¿Te sientes más «en» tu cuerpo?
- ¿Qué sensaciones percibes?
- ¿Cómo es tu respiración?
- ¿Qué impulsos te vienen a la mente?
- ¿Qué pensamientos notas?
- ¿Te sientes más presente «en» tu mente?
- ¿Cómo ha cambiado el termostato de tu sistema nervioso?

Herramienta 2: Ejercicios exteroceptivos para los momentos de estrés máximo

Aunque lo bien que gestionemos nuestras emociones estará influido por lo bien que se nos dé reconocer nuestras señales corporales y etiquetarlas con precisión, si estamos sufriendo un nivel máximo de estrés, sintonizar y usar la interocepción por lo general será desagradable y abrumador. Cuando estamos desregulados o experimentando pánico, a menudo definimos nuestra realidad basándonos en señales de los interoceptores (lo que sucede en nuestro interior), y en esos momentos pueden ser agobiantes: palpitaciones, estómago revuelto, la sensación de que no podemos respirar... Centrarnos en ellos no nos ayudará en nada a volver a regularnos.

En estos casos, las prácticas exteroceptivas que centran la atención en las señales que vienen de fuera de ti (por ejemplo, lo que ves, lo que oyes, lo que hueles) a menudo son mucho más eficaces.

Si estoy muy asustado, el corazón se me acelera y me mareo, puedo concluir (o neuroceptar) que mi entorno es peligroso. Pero si me detengo a usar mis sentidos exteroceptivos para asimilar lo que está ocurriendo en realidad en mi entorno, seré capaz de discernir mejor si estoy a salvo o no.

Aquí tienes una situación de ejemplo para que veas cómo sería usar tus sentidos exteroceptivos.

Has ido a una cafetería porque has discutido con tu pareja y has salido furioso de casa. Ahora te ha entrado el pánico al pensar que quizá se marche y rompa contigo. Notas que se te acelera el corazón y que te aumenta la frecuencia respiratoria, incluso te mareas un poco. Después de pedir una consumición, te sientas en un rincón. Recuerdas que usar tus sentidos exteroceptivos puede ser útil en momentos como este, así que te pones a mover los ojos para orientarte en el entorno, algo que ayuda a volver a activar el freno vagal y puede devolverte a tu ventana de tolerancia. Entonces empiezas a detallar mentalmente todo lo que observas a tu alrededor: «La mujer que está ahí delante lleva una bufanda rosa. La taza de café que tengo en las manos está caliente. Esta cafetería huele a chocolate. Suena música de jazz por los altavoces...».

Después de unos minutos haciendo esto, te sientes lo bastante calmado para mandarle un mensaje a tu pareja con una oferta de paz.

Indicador de estrés

Como el nervio vago está muy implicado tanto en el sistema de interacción social como en la manera en que afrontamos el estrés y nos recuperamos después, un indicio importante de que estamos teniendo dificultades para gestionar el pico de estrés es que nos costará mantener relaciones satisfactorias. Y puede darse tanto en nuestras relaciones personales como en las laborales.

Herramientas basadas en el movimiento

En el estado del sistema nervioso simpático, la mente y el cuerpo se encuentran en un estado de hiperexcitación. Podríamos sentirnos ansiosos, preocupados, irritados o incluso enfadados. Tenemos el cuerpo en tensión, constreñido. Ya sea consciente o inconscientemente, la mandíbula podría estar apretada; quizá sintamos ganas de correr o nos dé la sensación de no poder estarnos quietos. Los pensamientos, además, se centran en el miedo. Cuando nos encontramos en este estado, necesitamos descargar el exceso de energía que se ha activado y está alojada en nuestro sistema nervioso. El sistema simpático es un sistema movilizador que trae energía a nuestro cuerpo para que actuemos (lucha o huida), algo que resulta útil cuando necesitamos asumir retos y dar la talla. Sin embargo, esta movilización podría generar ansiedad si continúa aumentando.

Los recursos de movimiento pueden ayudarnos a descargar el estrés contenido, a menudo bastante rápido. Al igual que los patos sacuden las alas después de una pelea para descargar la energía, nosotros también podemos sacudir las extremidades un poco, e incluso con fuerza, pues nos ayudará a expulsar la energía acumulada que se ha generado al quedarnos estancados en el estado simpático. La cantidad de movimiento que necesitemos para recuperar la regulación dependerá de dónde nos encontremos en la siguiente escala de activación.

Simpático: Cómo usar la energía de movilización de manera organizada y sin riesgos	
Poca energía	**Mucha energía**
Usa juguetes antiestrés Sal y muévete Ve a yoga con un amigo Levántate y camina	Sacúdete sentado Ve a clase de *spinning* Baila Sacúdete de pie Ve a correr Nada

Si, por ejemplo, hay algo de activación simpática en tu cuerpo, pero es relativamente baja, un movimiento ligero como ir a pasear o incluso pasar el aspirador en casa podría bastar para descargar esa sensación. Si, por el contrario, tenemos mucha activación simpática —tal vez estamos inquietos o muy nerviosos—, será necesario realizar una actividad más rigurosa como correr o nadar, o incluso sacudirnos (véase el siguiente ejercicio) para descargar parte de esa activación.

Aprovechemos la experiencia de Laura en la fiesta del capítulo 1 como ejemplo de cuándo el movimiento puede ser una herramienta de regulación útil. Antes de la fiesta estaba muy nerviosa y mientras se dirigía a ella le sudaban las manos y el corazón le iba a toda velocidad. Si te sientes a gusto haciéndolo, piensa en algún momento en el que te encontraras así. No tiene por qué ser una fiesta, sino solo una actividad que te pusiera igual de nervioso. Ahora considera qué movimiento te pediría el cuerpo hacer en ese instante. ¿Qué movimiento te habría ayudado a descargar energía? Apunta cinco en tu cuaderno o diario.

Si Laura hubiera decidido salir a correr un poco o a nadar antes de arreglarse para ir a la fiesta, lo más seguro es que hubiera liberado parte de esa ansiedad acumulada y habría reconectado con su cuerpo.

Herramienta 3: Sacúdete 

Si necesitas realizar un movimiento vigoroso y no puedes reservar tiempo para hacer un poco de ejercicio, una buena manera de descargar energía es pasar unos minutos sacudiéndote. Este ejercicio es tan simple como sugiere su nombre. Dependiendo de cómo te sientas y de cuánta gente haya a tu alrededor, podría consistir en sacudir las manos de arriba abajo, o los brazos, las piernas o todo el cuerpo si te hace falta.

Quizá los movimientos pequeños te ayuden a sintonizar con lo que estás sintiendo. Si notas ira o emociones fuertes, tal vez movimientos más intensos y un aumento de la frecuencia cardiaca te permitan descargar esa energía acumulada.

1. Empieza de pie, con los pies separados el ancho de las caderas. Es recomendable tener espacio suficiente para mover los brazos.
2. Nota los pies en el suelo y los brazos a los costados, luego flexiona los codos y empieza a sacudir las manos. Puedes empezar poco a poco o a lo grande; fíjate en lo que te pida el cuerpo.
3. Alza los brazos y sacúdelos hasta alcanzar una velocidad que te haga aumentar la frecuencia cardiaca. Puedes probar a sacudir los brazos por turnos, si te apetece, o seguir sacudiendo los dos a la vez.

4. Fíjate lo que pasa con tus sensaciones corporales, tus emociones y tus pensamientos mientras te sacudes.
5. Si quieres, puedes también sacudir un pie. Luego el otro, si te apetece. Hazlo con suavidad o con fuerza durante unos instantes.
6. Observa qué pasa con las sensaciones en tu cuerpo.

   - ¿Notas alivio?
   - ¿Tienes más espacio en el pecho y en la cabeza?
   - ¿Está abandonando tu cuerpo esa sensación de opresión y restricción?

¿Sacudirte te ha ayudado a regularte?

Ahora siéntate y reflexiona sobre las siguientes preguntas:

- ¿Notas que respiras mejor o que te es más fácil respirar?
- ¿Se ha reducido la tensión en tu cuerpo?
- ¿Tienes tensión en los hombros o están más sueltos?
- Si rechinabas los dientes o apretabas la mandíbula, ¿sigues haciéndolo o ha cambiado algo?
- ¿Qué ha pasado con tus pensamientos después de sacudirte? ¿Todavía sigues dándole vueltas a algo en la cabeza?
- ¿Se han acallado tus pensamientos o tal vez se han reducido?
- ¿Te sientes más conectado con el momento presente?

Te recomiendo sacar el cuaderno y añadir tus observaciones bajo el título «Sacúdete» cerca de tu mapa de la ventana de tolerancia.

La herramienta de la respiración

Cuando nos encontramos en el estado del sistema nervioso simpático, el número de respiraciones por minuto normalmente es más alto que la media. Tal como hemos visto, el freno vagal se ha retraído para movilizar energía.

A fin de salir del estado del sistema nervioso simpático y volver a entrar en nuestra ventana de tolerancia, podemos empezar usando la respiración 1:1 y de ahí pasar a la 1:2.

> **Ve con cuidado**
>
> Recuerda que no todas las herramientas sirven para todos los casos. Si estás experimentando altos niveles de desregulación o pánico y notas que te falta aire o que te cuesta respirar hondo, prestar atención a la respiración podría enviar señales al cerebro de supervivencia de que existe una gran amenaza. De un modo similar, si te resulta difícil respirar y, de hecho, desencadena episodios de desregulación, te animo a que uses alguna de las otras herramientas. Es importante aprender a reconocer en qué estado del sistema nervioso te encuentras en cada momento y ser capaz de observar cómo cambia al usar antes el recurso de la respiración (véase el apartado «Recursos respiratorios en caso de trauma» de la página 223 para obtener más información).

Herramienta 4: Respiración 1:2

(Encontrarás una grabación de audio de este ejercicio en: www.jessicamaguire.com/breathe).

1. Empieza simplemente tomando nota de tu respiración cuando es neutra, agradable o fácil. Prueba a dejar que tu cuerpo respire solo, como lo hace tantas veces de forma natural a lo largo del día.

2. Ahora presta atención a tus inhalaciones. ¿Cuántos segundos tardas en inhalar?
3. Luego fíjate en las exhalaciones. ¿Cuántos segundos tardas en exhalar?
4. Observa cuál es más corta, si tu inhalación o tu exhalación.
5. Prueba a hacer una respiración completa de forma natural, sin crear tensión en el cuello, los hombros, el pecho o el diafragma, puesto que tensar esos músculos puede aumentar la activación del sistema nervioso simpático. Deja que la respiración se alargue con cuidado y poco a poco, priorizando la «relajación» de los músculos del cuerpo.
6. Prueba a que la parte de la respiración que sea más corta, la inhalación o la exhalación, se alargue cada vez un segundo más. Relaja el cuerpo y respira unas cuantas veces notando todo lo que ocurra en tu sistema cerebro-cuerpo mientras lo haces.
7. Ahora alarga la parte corta de tu respiración hasta que la inhalación y la exhalación sean iguales. No pasa nada si haces una pausa entre cada respiración o entre la inhalación y la exhalación. Simplemente deja que tu cuerpo encuentre su ritmo natural mientras entra en el patrón 1:1.
8. Fíjate en lo que le pasa a tu cuerpo y a tus pensamientos cuando cambias a este patrón respiratorio.
9. Relaja el cuerpo si es necesario, sobre todo el cuello y los hombros. ¿Dónde crees que está respirando, sobre todo, el cuerpo? Si es en la parte superior del pecho y en los hombros, ¿puedes colocar las manos a ambos lados de la parte inferior de la caja torácica e imaginar que cada inhalación la ensancha? No te olvides de mantener el cuello y los hombros relajados. Puedes probar a respirar de cinco a diez veces. Luego baja los brazos y apoya las manos en el regazo.

10. Invita a tu cuerpo a relajarse e inhala un poco más hondo, manteniendo la misma duración para la inhalación y la exhalación. Tal vez consigas que sean de unos tres segundos cada una. Mantén una postura relajada, aumentando poco a poco el ritmo. No hace falta que te apresures ni que intentes obligarte a respirar más hondo.
11. Si te sientes cómodo, puedes aumentar poco a poco la duración de la inhalación y la exhalación, y continuar relajando el cuerpo. Si te encuentras en el estado del sistema nervioso simpático, puede resultar útil alargar la exhalación, contando un tiempo más que la inhalación, para activar el freno vagal. Observa qué ocurre cuando alargas ligeramente la exhalación. ¿Puedes invitar a salir el aire para profundizar la exhalación en vez de forzarla? Continúa realizando unos pocos ciclos respiratorios más.

¿Te ha ayudado a regularte la respiración 1:2?

Ahora que ha terminado el ejercicio, anota cualquier cosa que haya cambiado en tu sistema cerebro-cuerpo:

- ¿Qué señales corporales notas?
- ¿Ha bajado tu frecuencia cardiaca? Si es así, ¿se corresponde más con tu punto de ajuste normal? (Repasa el ejercicio de referencia que hiciste en el capítulo 7).
- ¿Notas la respiración más amplia y menos restringida?
- ¿Sientes mayor comodidad en el cuerpo?
- ¿Qué emociones aparecen?
- ¿Se ha relajado y suavizado tu postura?
- ¿En qué se centran tus pensamientos?

Cuando regulamos nuestra respiración y la controlamos de esta manera, activamos el freno vagal y le indicamos al cerebro que no estamos en peligro. Si revisamos el ejemplo de Jenny del capítulo 5, cuya preocupación por su hermana y el aislamiento de la pandemia la mantenían en este estado caliente, podemos imaginarnos cómo la estabilizaría la respiración 1:2.

Al respirar de forma controlada y reducir la frecuencia cardiaca, Jenny le indicaría a su cerebro que no está en peligro, a pesar de lo que interpreta su cerebro de supervivencia. Tampoco sería necesario hacerlo todo el tiempo. Con tan solo 10 minutos al día saldría muy beneficiada, pues la práctica de este ejercicio la ayudaría a salir de su nuevo punto de ajuste en el estado más caliente para volver a la ventana de tolerancia o al estado vagal ventral, donde se sentiría tranquila y centrada. Con el tiempo, poco a poco iría aumentando la duración de los ciclos de exhalación para entrenar más su sistema, creando una reactivación de la bioplasticidad que le permitiría alcanzar de nuevo la regulación.

Una técnica respiratoria como esta bastará para que muchas personas vuelvan a su ventana de tolerancia y se sientan en calma. Sin embargo, para otras personas la respiración no será suficiente. Si no encuentras útil este ejercicio en tu estado actual, prueba otra de las herramientas de bioplasticidad de este capítulo.

Herramientas para trabajar con la fascia

Esta herramienta puede usarse en todos los estados, pero es útil para salir del estado demasiado caliente cuando tenemos miedo de nuestro dolor. Uno de los recursos que recomendaba a mis pacientes para ayudarles a conectar con su piel, fascia y tejido blando —y alcanzar la regulación— se centra en la fascia toracolumbar, que es el gran rombo que se encuentra en la zona baja de la espalda. Puede ser útil si sufres dolor persistente o si te sientes desconectado de tu cuerpo, sobre todo del aparato digestivo.

También es útil si te resulta difícil la interocepción, porque los receptores del toque suave pueden despertar nuestra interocepción. (Recordatorio: ¡Te recomiendo encarecidamente que hables con un profesional de la salud si tienes alguna duda sobre si estos ejercicios son apropiados para ti!).

Herramienta 5: Toque (ejercicio en compañía)

Puesto que este ejercicio requiere pareja, es un dos por uno en el sentido de que activa tanto la fascia, y por lo tanto tu sistema interoceptivo, como la corregulación, y, a su vez, el sistema de interacción social. Te tienen que tocar con las manos, así que querrás hacerlo con alguien con quien te sientas muy cómodo.

El ejercicio también es genial si tiendes a disociarte de tu cuerpo y de las sensaciones.

Esta herramienta emplea tus complejos y potencialmente poderosos mecanismos cerebrales para afinar las señales que entran en él y puede mejorar los mapas sensoriales del cerebro.[3] Recordarás que hemos hablado de los mapas sensoriales y de las «manchas» en la página 152.

1. Túmbate boca abajo en una postura cómoda. Pídele a tu pareja que te toque ligeramente por la zona baja de la espalda con el corcho de una botella o con el tapón de un bolígrafo. Tu tarea es identificar qué herramienta ha usado y dónde te ha tocado exactamente, señalándolo poco después. Puedes registrar tu precisión (usa una escala de uno a veinte) y, si lo haces a diario, tu progreso. Si tu pareja puede darte información de dónde te ha tocado en la espalda y corregirte, mejor.
2. A continuación, tu pareja dibujará con suavidad una letra o un número en tu espalda para que tú lo identifiques. Como antes, puedes registrar tu precisión para hacer seguimiento del progreso de la bioplasticidad.

Herramienta 6: Toque (ejercicio solo) 

Si lo toleras, puedes progresar haciendo más presión para estimular otros receptores de tu sistema propioceptivo que, como hemos dicho anteriormente, se ha demostrado que mejora la ansiedad.[4] Usa dos bolas de masaje suaves o dos pelotas de tenis envueltas en un calcetín para entrenar tu sistema cerebro-cuerpo.

1. Para entrar en contacto con esta parte del cuerpo, te recomiendo sentarte en una silla que te recoja toda la espalda, dejar los pies pegados al suelo y fijarte en dónde está en este momento tu punto de ajuste.

   Mientras conectas con tu cuerpo, prueba a ver si notas sensaciones en la parte baja de la espalda.

   - ¿Hay zonas con las que es fácil conectar?
   - ¿Hay zonas en las que te cuesta notar sensaciones? Tal vez las notes solo un poco, la sensación sea vaga o estén como entumecidas. Intenta no pensar en lo que significa o cómo debería ser.

2. Coloca suavemente las pelotas de masaje o de tenis entre la espalda y la silla, en el espacio entre la costilla más baja y la pelvis. Hazlas rodar de arriba abajo y de un lado a otro, evitando cualquier protuberancia ósea.
3. Ahora te invito a que experimentes con la presión. ¿Qué ocurre cuando aprietas con más firmeza, con una presión lenta y profunda?
4. Continúa durante varios minutos y luego apoya las manos en el regazo. ¿Ha cambiado algo la temperatura de tu termostato? ¿Notas alguna diferencia en el modo de conectar con las sensaciones en la parte interior de tu espalda respecto de cómo era antes de usar esta herramienta?

Herramienta 7: Más presión en tu zona de «incomodidad» 

La cuarta y última parte de esta serie sigue con una presión más fuerte que incluye el sistema propioceptivo y el interoceptivo. Es una forma maravillosa de «entrenar» esos sistemas, donde los desequilibrios se han asociado con ansiedad, depresión, dolor crónico, síndrome del intestino irritable (SII) y otros problemas gastrointestinales.[5] Tienes la capacidad de modular la cantidad de presión que aplicas y parar cuando tú lo decidas.

Este ejercicio puede usarse para regular tanto si estamos en un estado frío como en uno caliente. Es útil para salir del estado simpático más caliente, porque puede aumentar el tono vagal, inhibir toda la activación simpática, reducir la tensión del cuerpo y ayudar a regular la respiración, todo lo cual le transmitirá a tu cerebro que no hay peligro. Y también es útil para salir del estado vagal dorsal si te has disociado o te cuesta conectar con tu cuerpo. Te ayudará a mantener activos la ínsula y los lóbulos frontales.

Considero la siguiente técnica como una aplicación suave de estrés moderado al sistema cerebro-cuerpo. Es una manera amable de entrar en esa importante zona de «incomodidad», donde tiene lugar el crecimiento de verdad. Puede ayudarnos a cultivar la resiliencia que necesitamos para percibir las sensaciones desagradables sin abrumarnos o sacarnos de nuestra ventana de tolerancia. También es una manera de cambiar las predicciones del cerebro sobre qué sensaciones son amenazantes o seguras.

Cuando utilizas esta herramienta, la clave es reconocer si estás entrando en un estado más caliente. Algunas de las señales son tener las manos sudorosas, apretar la mandíbula, tensarte, y sentir náuseas o una sensación de ansiedad o nerviosismo.

Si este ejercicio te hace entrar en un estado vagal dorsal más frío, quizá te sientas menos conectado con tu cuerpo, podrías ver borrosa la habitación, sentir que tienes menos energía o notar el cuerpo laxo. En cualquier caso, es preferible ejercer menos presión y usar este recurso durante menos tiempo o volver a los dos entrenamientos anteriores.

1. Túmbate boca arriba en el suelo con las rodillas flexionadas y colócate de lado despacio. Lleva las pelotas de masaje o de tenis (véase la herramienta 6 de la página 261) a la misma zona que masajeaste en la herramienta 6, evitando cualquier punto óseo. Vuelve lentamente a apoyar la espalda y echa todo el peso sobre las bolas manteniendo las rodillas flexionadas. Si sientes demasiada presión, coloca unos cojines debajo de la cabeza y de los hombros.

   Esta posición podría resultarte incómoda y llevarte «al límite» de la zona de incomodidad, pero no pasa nada. Recuerda que queremos introducir algo de incomodidad sin salir de nuestra ventana de tolerancia. Si llega a ser demasiado, puedes parar en cualquier momento poniéndote de lado.
2. Mientras te permites relajarte, observa qué sensaciones notas en tu cuerpo.

   - ¿Cómo es centrar tu atención en sensaciones que podrían ser desagradables e incómodas? Puede que necesites volver a relajar el cuerpo, aflojando la mandíbula y la cara.
   - ¿Notas un cambio en tu termostato interno?
   - ¿Hay cambios en tu respiración, o en las sensaciones y emociones de tu cuerpo?

3. Si te apetece continuar, puedes bajar ligeramente un lado de la pelvis y luego el otro para que las pelotas rueden de un lado a otro. ¿Prefieres añadir este movimiento o mantener la presión estática? Trata de sintonizar con tu cuerpo e invitarlo a relajarse, en vez de forzar que ocurra nada.
4. Practica durante el tiempo que quieras. Una vez que termines, observa tu termostato interno y mira a ver si ha cambiado.

En el estado vagal dorsal, esta herramienta aumenta la información sensorial en las regiones cerebrales que nos ayudan a ser conscientes de nosotros mismos, permitiéndonos reconectar con nuestro cuerpo. Si hemos estado disociados y aún no nos encontramos preparados para recurrir a recursos interoceptivos, esta es una forma ideal de entrenar nuestro sistema cerebro-cuerpo sin agobiarlo. A las personas neurodivergentes puede resultarles útil si les cuesta la interocepción por sí sola, sobre todo cuando las sensaciones son demasiado «silenciosas».

Si puedes, te animo a utilizar esta herramienta en cualquiera de los estados. Considera cómo te hace sentir este recurso física y mentalmente. Fíjate en tu respiración, tu frecuencia cardiaca y las historias que surgen en tu cabeza.

¡Date opciones!

Sé que ya lo he dicho unas cuantas veces, pero merece la pena repetirlo: al sistema nervioso le encanta elegir, y la regulación se produce cuando escuchas y respetas tus necesidades. La desregulación siempre se amplificará si experimentas impotencia e incapacidad de acción. Es importante que sientas que tienes opciones y cierto control.

Usar frases «si..., entonces...», puede ayudar mucho. Por ejemplo:

1. Si me siento agobiado cuando practique la interocepción, entonces abriré los ojos.
2. Si me siento distraído o ausente, entonces me levantaré y me moveré.
3. Si noto que me estoy poniendo más nervioso, entonces volveré al entrenamiento de la exterocepción.

Saca tu cuaderno o diario y escribe tus propias frases «si..., entonces...» para volver a tomar las riendas de tu sistema nervioso.

Si en algún momento notas que te estás desregulando, puedes adaptar tu entrenamiento según lo que se dice en las frases anteriores, o usando los recursos mencionados en este capítulo para relajarte y la corregulación para ayudarte.

Herramienta 8: Crea una lista de música para salir del estado caliente

Como hemos visto en el capítulo 8, los estudios demuestran que el simple hecho de escuchar música tiene el poder de afectarnos física y emocionalmente,[6] por lo que, como sugerí entonces, plantéate crear una lista de música para cada estado de tu sistema nervioso. En el estado más caliente, la música con un ritmo más lento y calmado puede ayudarnos a volver a nuestra ventana de tolerancia, o cualquier música que sintonice con cómo nos encontramos, lo que podría ser el rock si estamos enfadados o la música electrónica si estamos inquietos o nos sentimos juguetones.

Abre tu cuaderno o diario y haz una lista de cinco canciones que creas que pueden llevarte a un estado de calma después de encontrarte en un estado de hiperexcitación. Ahora que has elegido las canciones, coge el móvil y crea una lista con ellas. Añade cualquier tema que te parezca relajante y tranquilo. Si necesitas regularte en estos momentos, ponte los auriculares, dale al play, cierra los ojos y deja que la música te devuelva a ti mismo. La próxima vez que te sientas arrastrar a un estado caliente, tan solo tienes que darle al play.

Herramienta 9: Crea una lista de música para encontrar tu estado de juego

Como tratamos en el capítulo 1, a veces queremos quedarnos en ese estado más caliente porque nos beneficia, al darnos acceso a esa energía extra cuando la necesitamos. Si te estás preparando para una gran competición atlética o para una presentación, entonces necesitas estar en esa parte superior de la ventana de tolerancia para alcanzar un rendimiento máximo.

Imagina estas dos situaciones, o algo similar relevante en tu vida, y considera qué música pondrías a fin de regularte lo suficiente para activar tu cerebro pensante y calmar tus sistemas un poco mientras a la vez mantienes un estado lleno de energía, animado y motivado. Ese es el estado combinado del que hemos hablado, y la música que puede llevarte a él y mantenerte en él es probable que consista en algo con un ritmo rápido que te haga entusiasmarte, te ponga contento y te haga saltar y bailar.

Escribe cinco canciones que te ayuden a sentirte en estado de juego y luego añádelas a la lista.

Herramientas sencillas para lograr una corregulación rápida

Para alejarte del estado caliente y poner en marcha el sistema de interacción social, prueba algunas de estas actividades. Haz una lista con tus propias ideas en tu cuaderno o diario y, cada vez que se te ocurra una, añádela.

Solo (con desconocidos o con animales)	Junto a gente que conozcas
Vete (con tu perro si tienes) al parque	Ve a ver una película con tu mejor amigo
Da un paseo por la playa	Apúntate a clases de baile con tu pareja
Haz *spinning*	Ve a un espectáculo de monólogos con tu hermano
Apúntate a una clase de yin yoga	

Vamos con la regulación del cerebro al cuerpo

Ahora que has explorado algunas de las potentes herramientas que envían señales del cuerpo al cerebro, ha llegado el momento de unirlo todo introduciendo un poco de regulación en el sentido contrario. Como sabemos, trabajar con el cuerpo aislado no es mejor que trabajar con el cerebro aislado. Para reactivar nuestro sistema nervioso y mantener un equilibrio en el futuro, tenemos que integrar la información que circula en ambos sentidos. También podemos echar un vistazo a las cosas que tienen un efecto fuera-dentro en nosotros y nuestro sistema nervioso, como los sistemas biológicos del cerebro y el cuerpo; lo que no podemos ver, es decir, las sensaciones, las emociones y los pensamientos que alimentan el bucle infinito de energía en nuestro interior, y también aspectos como nuestras relaciones, la comunidad en la que vivimos o el equilibrio actual entre nuestro trabajo y nuestra vida.

Las investigaciones indican que la ansiedad y la depresión se caracterizan por nuestras expectativas incorrectas sobre el futuro (y posiblemente las causan en parte).[7]

Por esa razón, al volver a un estado cómodo, seguro y regulado, merece la pena examinar en qué áreas de tu vida está el cerebro haciendo predicciones que afectan a tu fisiología. Una vez que sepas dónde habitan esas predicciones e historias, puedes empezar a separarlas mentalmente de la información sensorial que recibes en el momento presente.

Concibo este ejercicio como una especie de búsqueda del tesoro, salvo que en este caso lo que buscas son pensamientos limitantes e historias, en vez de oro y joyas. Puede que no sea lucrativo, pero es igual de valioso.

Herramienta 10: Localiza las zonas de neurocepción errónea

Digamos que tenemos la expectativa de que siempre nos decepcionarán en las relaciones, lo que nos hará alejarnos de los demás en cuanto no nos contesten a los mensajes y crearemos un gran miedo al abandono.

Cuando tenemos mucho estrés, el cerebro de supervivencia se comunica con nosotros a través de las sensaciones y emociones que sentimos en nuestro cuerpo. Al principio, lo que puede ayudarnos es aprender que experimentamos en el cuerpo la expectativa. Una vez que hayamos practicado con suficientes recursos que nos ayuden a sentirnos anclados a nuestra ventana de tolerancia, podremos considerar las siguientes preguntas o apoyarnos en la corregulación con alguien en quien confiemos para entrar en contacto con nuestras emociones y sensaciones corporales.

Al responder a estas preguntas, te estarás guiando para conectar experiencialmente con tu fisiología e integrar las señales que van del cuerpo al cerebro y viceversa. Aquí es donde podemos apoyarnos en la interocepción para ayudar a cultivar la regulación y sintonizar con los impulsos y las sensaciones físicas mientras recorren el cuerpo, así como examinar detenidamente los pensamientos que surgen. Intenta sentarte de forma que estés lo más cómodo posible, deja que tu atención se centre en tu cuerpo y hazte las siguientes preguntas:

- ¿Cómo aparece este miedo en el cuerpo?
- ¿Cómo te sientes al estar «en contacto» con tu miedo?
- Si pudieras ponerle un micrófono a esas sensaciones, esos sentimientos y esas emociones, ¿qué te dirían?
- ¿Qué necesitarían ahora mismo?
- ¿Qué edad sientes que tienes cuando estás en contacto con estas sensaciones, sentimientos y emociones? ¿Te sientes como el adulto que eres o conectas con una parte más joven de ti?
- ¿Puede la parte adulta sintonizar con la parte de ti más joven?

Este recurso permite que esos impulsos y esas sensaciones corporales lleguen a un punto de descanso y estabilización, donde encontramos la regulación. Es también el modo en que podemos hacer que esos recuerdos continuos, no integrados e implícitos se conviertan en parte de nuestro sistema de memoria autobiográfico y explícito. Pertenecen a un capítulo anterior de nuestra historia y ya no nos impiden vivir plenamente el momento presente.

A menudo, cuando estamos estresados o rumiando sobre el comportamiento de otra persona nos podemos encontrar haciéndonos este tipo de preguntas:

- ¿Por qué creo que siento este miedo en las relaciones?
- ¿De dónde viene este miedo?
- ¿Qué modelo representaba mi familia en cuanto a las relaciones?
- ¿Qué creo que va a pasar en mis relaciones cuando la gente no me contesta a los mensajes o cuando no sé dónde están?

Estos podrían ser temas interesantes para explorar y sin duda pueden ser útiles cuando estás dentro de tu ventana de tolerancia, pero probablemente te tengan intelectualizando lo que está ocurriendo en vez de sentirlo en tu cuerpo, y quizá no te resulte útil si estás desregulado. Implica más actividad del cerebro pensante y, si sobreanalizamos, podemos quedarnos atascados en nuestra cabeza, lo que nos llevará a más rumiación o a obsesionarnos con lo que está haciendo o no está haciendo la otra persona.

Herramienta 11: Examina tus creencias limitantes y tus historias

Una vez que hayas examinado algunas áreas de creencias, historias y pensamientos imprecisos, puede ser útil dar un paso más allá y hacerte preguntas sobre tus creencias limitantes y tus historias. De una en una, y solo cuando te sientas regulado, pasa cada una de tus creencias por el siguiente ejercicio para descubrir de dónde provienen, por qué fueron útiles en su momento y cómo te afectan de forma negativa hoy en día. Toma nota de la creencia y de tus respuestas en tu cuaderno o diario para que puedas recurrir a ellas cuando caigas en esos pensamientos negativos.

1. Piensa en una de las creencias que hayas identificado y considera las siguientes preguntas:

    - ¿Qué le dijiste a los otros y a ti mismo? ¿Era muy negativo tu lenguaje?
    - ¿Lo que dijiste era verdad?
    - ¿Puedes decir, estando cien por cien seguro, que tu creencia es cierta?

    Este proceso te ayudará a dejar de reaccionar automáticamente a determinadas situaciones y te permitirá trazar un nuevo mapa de tu sistema nervioso. Aunque no sepas si cierta creencia es verdad o no, cuestionarla es totalmente distinto a asumir de forma automática que fracasarás o no lo conseguirás, o que no eres lo bastante bueno.
2. Considera lo que pasa en tu sistema nervioso cuando crees esto. A lo mejor notas resistencia en tu cuerpo. Tal vez sientas una dolorosa punzada de vergüenza en el pecho y el vientre, y quieras abandonarte. Mira a ver si notas todos los cambios sutiles que sientas.
3. Pregúntate de dónde viene esta creencia. Si algunos de los sentimientos y emociones que has identificado en el segundo paso te son familiares, puede que ya tengas una idea de cómo surgió esa creencia. Si no, no pasa nada. Mira a ver si puedes reconocer un momento difícil del pasado en el que te ocurriera algo similar.
4. Ahora pregúntate cómo está intentando protegerte el cerebro mediante esta creencia. A menudo interiorizamos estas creencias cuando nuestras emociones son más fuer-

tes para impedir que nos hagan daño de nuevo, pero considera estas preguntas:

- ¿Creer esto te ha mantenido de verdad a salvo?
- ¿Cómo sería tu vida si ya no tuvieras esa creencia?

Fíjate en qué le pasa a tu cuerpo y qué sensaciones tienes ahora.

- ¿Qué harías diferente si ya no vivieras con esa creencia? ¿Puedes aplicarlo hoy mismo?

Con este ejercicio desarrollarás control y autonomía, ambos muy importantes para un sistema nervioso sano.

Como sabemos que el estrés crónico y traumático puede dejar una huella neurológica, actualizar nuestro mapa interno, como empezaste a hacer en el capítulo 7, es la clave para aprender a sentirte en casa otra vez dentro de tu cuerpo. La interocepción es un sistema maleable y, al usarla, puedes crear un cambio duradero. Mejorar la precisión interoceptiva te proporciona una brújula y un mapa claro y exacto para llegar a donde quieras en la vida.

Con un mapa actualizado que refleje cómo está tu vida ahora y no cómo era antes, estarás equipado para recorrer las curvas de la vida con resiliencia interior, con una actitud abierta y con confianza. Un sistema interoceptivo más fuerte mejora el equilibrio fisiológico, caracterizado por una sólida respuesta inmune, una digestión saludable y un sueño reparador.

Cuando reconfiguras tus viejos mapas y añades rutas nuevas y referencias a experiencias de seguridad y conexión, puedes vivir en el momento presente, no estás a merced de lo que te rodea ni corres el riesgo de abrumarte con facilidad. Te das la oportunidad de explorar la vida con una curiosidad renovada y de hacer hueco a nuevas historias.

10

Kit de herramientas para salir del estado demasiado frío

Si sabes que tiendes a pasar largos periodos de tiempo en tu estado vagal dorsal frío, y disociado de tus señales corporales, puede ser muy útil poner una alarma que salte tres veces al día para recordarte que hagas un repaso rápido de tus señales corporales y revises el termostato de tu sistema nervioso.

Aunque varias de las herramientas de este capítulo son variaciones de los recursos para salir del estado demasiado caliente, algunas abordan la sensación de desconexión o desapego que sienten muchas personas en este estado vagal dorsal frío. A menudo describen que se sienten como si les hubieran sacado de su entorno o estuvieran «en medio de una niebla», solos en una habitación oscura y fría; algunos incluso se sienten disociados del cuerpo o como si se alejaran flotando de él. En estas situaciones, los recursos de contención como el ejercicio de golpeteo de la página 277 o el de toque suave de la página 282 pueden ser formas excelentes de encontrar el modo de volver a nosotros mismos y a nuestro cuerpo.

El término «contención» se refiere a la idea de que el cuerpo es un recipiente que guarda todo lo que experimentamos: emociones, pensamientos, sensaciones, recuerdos, e incluso nuestras esperanzas y deseos. Los recursos de contención funcionan ayudándote a sentir el recipiente físico real de tu cuerpo y haciéndote consciente de las sensaciones del cuerpo y de la piel. Se trata de estimular nuestros exteroceptores para enviar esa información táctil al cerebro.

Al igual que envolver a un bebé que llora puede calmarlo inmediatamente, un principio similar se aplica a los adultos desregulados. Recordarnos nuestro cuerpo haciendo cosas como darnos golpecitos suaves en la piel, o incluso abrazarnos, nos calma el sistema nervioso. Al tocarnos físicamente, nos devolvemos a nuestro cuerpo y al presente.

Elección de herramientas para el estado frío ❄

¿Qué siento al sintonizar con mi sistema nervioso?	¿Qué me ha traído aquí?	¿Qué herramientas podrían ayudar?
Me siento impotente, hundido. Muchas ganas de tumbarme en el sofá. Desesperanza. No vale la pena intentarlo.	Abrí el buzón y había varias facturas.	Movimiento suave (página 276). Lista de música. Meter los pies en el mar.
Siento vergüenza. Es como si hubiera una niebla entre la habitación y yo. Me siento solo, desconectado, como si me pasara algo malo.	Vi en Instagram a mis amigos en un evento al que no me invitaron.	Interocepción. Llamar a otro amigo. Ir al parque donde hay gente. Preguntar por qué no me invitaron.
Me siento inútil y criticado. No puedo actuar. Siento una activación en mi interior que me asusta. Tengo la impresión de que está punto de suceder algo horrible.	Mi jefe me ha enviado un correo electrónico en el que señala algo donde me he quedado corto.	Crear una lista de música que te saque de tu estado frío (página 285). Llorar.

Herramientas de bioplasticidad

Herramienta 1: Usa la postura para regularte página 275
Herramienta 2: Recurso del golpeteo página 277
Herramienta 3: Respiración 2:1 página 279
Herramienta 4: Toque suave para salir del estado de paralización página 282
Herramienta 5: Usa la postura para salir de tu estado frío página 283
Herramienta 6: Crea una lista de música para salir del estado frío página 285
Herramienta 7: Crea una lista de música para encontrar tu estado en calma página 286
Herramienta 8: Localiza las zonas de neurocepción errónea página 289
Herramienta 9: Examina tus creencias limitantes y tus historias página 291

 *Herramienta 1: Usa la postura para regularte* 

En el capítulo anterior, utilizamos la postura para ayudar a que nuestra respiración fuera más eficaz al salir del estado del sistema nervioso simpático, y podemos hacer lo mismo para el estado vagal dorsal. En combinación con la respiración, podríamos pasar de estar tumbados a una posición sentada erguida.

Si estamos lo bastante cómodos y vemos que estar sentados nos ayuda y nos saca del estado de baja energía, podríamos levantarnos, pues aumentará la tensión arterial y la frecuencia cardiaca, y dará más información propioceptiva e interoceptiva al cerebro, lo que nos ayudará a volver a nuestra ventana de tolerancia si estamos bloqueados o paralizados.

Herramientas basadas en el movimiento

En este estado vagal dorsal más frío, a menudo nos sentimos hundidos y bajos de energía. Este es el estado en el que podemos disociarnos del cuerpo y quedarnos inmóviles. En el primer capítulo, conocimos a Samin, que fue a una fiesta a regañadientes. Tenía miedo de que la gente le preguntara por su relación (que había terminado) o dónde estaba viviendo (se había mudado a casa de sus padres). Samin se sentía avergonzada por sus circunstancias y no le apetecía que la vieran, lo que era evidente por la posición de su cuerpo y la poca energía con que interactuaba. Al sentarse en el sofá, tenía la espalda hundida y los hombros caídos y encorvados.

Recuerda algún momento en el que estuvieras bajo de energía y rumiaras pensamientos de vergüenza como Samin. Cuando repliques esa situación, piensa en el tipo de recursos que tu cuerpo podría estar anhelando o con los que te gustaría conectar para darle un poco de energía a tu cuerpo. Saca tu cuaderno o diario y apunta cinco cosas cerca del mapa de tu ventana de tolerancia.

Para Samin, realizar un movimiento suave podría haber sido una manera fácil y eficaz de introducir un poco de activación simpática en su sistema y llevarla de vuelta al estado perfecto vagal ventral donde habría podido ser sociable y estar cómoda. Antes de la fiesta, dar una vuelta a la manzana o una actividad ligera como cuidar de las plantas podría haberle dado energía y conectarla con el momento presente guiándola hacia su entorno mediante los exteroceptores. Incluso en la fiesta, cosas sencillas como levantarse y caminar, o hacer algunos micromovimientos con los dedos de las manos o de los pies podría haber bastado para llevarla de vuelta a la regulación.

Vagal dorsal: Movimientos suaves para dar energía	
Energía baja	**Energía alta**
Imaginar movimiento Sentarse en un balón medicinal Dar golpecitos Caminar	Ir al parque Mover las extremidades tumbado Pasar de estar sentado a estar de pie Marchar

 *Herramienta 2: Recurso del golpeteo* 

Vamos a utilizar el método del golpeteo, que es un recurso de contención. Recuerda que los recursos de contención nos ayudan a conectar con la información sensorial de nuestro cuerpo, que es especialmente útil para subir el «volumen» al cerebro cuando estamos disociados. Esto puede bastar para mantener ciertas zonas del cerebro pensante activas cuando entramos en este estado. Usamos el cuerpo para anclarnos de nuevo en el momento presente y volver a la regulación. Notarás que integramos tanto las señales del cuerpo al cerebro (sensoriales) como las del cerebro al cuerpo (palabras).

1. Cierra el puño de forma relajada manteniendo también la muñeca relajada. Luego empieza a dar golpes suaves y lentos en la parte interior del brazo contrario, ya sea en un solo lugar o yendo de arriba abajo. Puedes girar el brazo y dar también unos golpecitos por la parte exterior. Haz los movimientos más lentos y rítmicos o más rápidos y suaves. Experimenta para ver qué le sienta mejor a tu sistema nervioso.
2. Para ayudar a la conexión entre el cerebro y el cuerpo, mantén la atención en las sensaciones físicas de tu cuerpo. ¿Son más fuertes con el golpeteo? A continuación, fíjate en lo que ocurre cuando piensas tranquilamente: «Este es mi brazo». Estás integrando señales que van del cuerpo al cerebro y viceversa para llevarte hacia la regulación.
3. Ahora sube por el brazo hacia el hombro y cruza el pecho. Vuelve a nombrar mentalmente cada parte del cuerpo mientras la tocas y fíjate en lo que pasa cuando «subes el volumen» de esta información sensorial.
4. Si estás sentado, puedes ponerte de pie y practicar el golpeteo por la parte exterior de las piernas. Puedes intentarlo primero en una y luego en la otra, o en las dos a la vez. Experimenta con la cantidad de presión y la velocidad.

En los músculos mayores tal vez te des cuenta de que quieres probar con más presión, lo que puede aumentar los datos sensoriales que llegan al cerebro, llevándote hacia la regulación.

5. Presta atención a los nudillos mientras das golpecitos en la piel. Nota la piel de las manos entrando en contacto con la de los brazos y las piernas.
6. Lleva la atención al cambio de energía y a cómo pueden variar las emociones mientras usas este recurso. Anota las respuestas a las siguientes preguntas en tu cuaderno o en tu diario bajo el título «Recurso de contención», cerca del diagrama de tu ventana de tolerancia.

- ¿Te sientes más anclado en tu cuerpo?
- ¿Te sientes ligero tanto física como mentalmente?
- ¿Te sientes más esperanzado y optimista?
- ¿Están tranquilos tus pensamientos?

Al final de este ejercicio, deberías ser capaz de volver al equilibrio. Por supuesto, si necesitas recursos adicionales o crees que el método del golpeteo no te va bien, usa alguno de los otros recursos que presentamos en este capítulo, o cualquier otro que aparezca listado en la tabla de las páginas 274-275.

Cuando a Tom, al que conocimos en el primer capítulo, le costaba pasar tiempo con sus amigos y concentrarse en el trabajo después de la muerte de su madre, un recurso de contención habría sido para él una herramienta excelente. Darse golpecitos en los brazos, las piernas y la frente cuando se sentía desconectado le habría podido ayudar a dejar a un lado los pensamientos tristes y culpabilizadores para volver a su cuerpo y restablecer la conexión con él.

La herramienta de la respiración

Los recursos respiratorios son comunes, pero no son siempre la solución

Recuerda, si estás en un estado de paralización, de disociación o de pánico, prestar atención a la respiración podría hacerte sentir más desregulado. Si este es tu caso, prueba otra de las herramientas que aparecen en este capítulo. Es importante aprender a reconocer en qué estado del sistema nervioso te encuentras y cómo cambia mientras intentas utilizar los recursos respiratorios. También es importante parar si sientes que está a punto de saltar algún detonante.

 *Herramienta 3: Respiración 2:1* 

En este estado, nuestra energía se conserva o incluso se inmoviliza como parte de una reacción de protección. Cuando esto ocurre, disminuyen la frecuencia cardiaca y la tensión arterial, y comienzan a reducirse las respiraciones por minuto. En casos de bloqueo extremo, como lo que experimentaba Selena en el capítulo 5, podría sufrirse bradicardia (cuando el corazón se ralentiza hasta un punto peligroso). Esta afección podría hacernos sentir disociados, e incluso causarnos un desmayo.

Para salir de este estado y volver a entrar en la ventana de tolerancia, podemos usar una variación del ejercicio respiratorio 1:2 incluido en el kit de herramientas para el estado demasiado caliente. Empezaremos el ejercicio respirando 1:1 y pasaremos a 2:1.

1. Busca una posición en la que puedas estar tanto alerta como relajado. A menudo el estado vagal dorsal conlleva una sensación de laxitud de la columna vertebral, pero es

importante poner la espalda recta para respirar bien. ¿Puedes encontrar el modo de sentarte derecho? Los pulmones no tienen músculos esqueléticos, sino que se apoyan en los músculos de la caja torácica, y queremos crear una relación correcta postura-tensión para que el cuerpo respire con eficacia.

2. Empieza observando la respiración allí donde te sea más fácil sentirla. Primero cuenta la duración de las inhalaciones, por ejemplo. ¿Cuánto tardas en coger aire? A continuación, cuenta la duración de las exhalaciones. ¿Cuánto tardas en soltar el aire?
3. Manteniendo la espalda recta, ¿puedes respirar hondo de forma natural a un ritmo que sea fácil?
4. Ahora cambia a una respiración 1:1 alargando un segundo más la parte de la respiración que hayas notado más corta. Mantén la espalda recta y si notas una sensación de disociación o que te baja la energía, puedes presionar los pies suavemente contra el suelo.
5. En este punto podrías intentar alargar las inhalaciones contando uno más para añadir cierta energía simpática al sistema. Cuando nos hemos sumido en el colapso vagal dorsal, respirar puede ayudarnos a movilizar energía en nuestro sistema nervioso.
6. ¿Qué notas que le ocurre a tu cerebro y a tu cuerpo?
7. Ahora podrías intentar alargar las inhalaciones un poco más y acortar algo las exhalaciones, lo que permitirá que entre aún más energía movilizadora en el sistema. Recuerda volver a relajar el cuerpo cuando hagas esto para no añadir tensión, sobre todo en el cuello, los hombros y el diafragma.

Otra técnica para usar en combinación con la respiración 2:1

Si te sientes desconectado de tu cuerpo, intenta reconectar antes de continuar.

1. Conecta con la sensación de los pies en el suelo presionándolos contra la superficie. ¿Qué notas?
2. Ahora frótate las piernas. En el estado vagal dorsal frío, la circulación sanguínea se aleja de las extremidades y prioriza el centro del cuerpo. Frotarte las piernas puede ayudar a que vuelva más sangre a ellas. ¿Qué notas?

¿Te ha ayudado a regularte la respiración 2:1?

- ¿Notas la frecuencia cardiaca más rápida, similar a tu punto de ajuste normal?
- ¿Tu respiración es más amplia y dinámica?
- ¿Qué tipo de pensamientos o historias circulan por tu cabeza, si es que te pasa algo por la mente?

Este tipo de recurso le habría ido bien a Selena, ya que habría acelerado un poco su frecuencia cardiaca, regulándola lo suficiente como para sentirse menos agotada y disociada. Así habría subido un poco su punto de ajuste y se habría acercado hacia su ventana de tolerancia y a un estado en el que se habría sentido en calma, más sociable y más conectada con la vida.

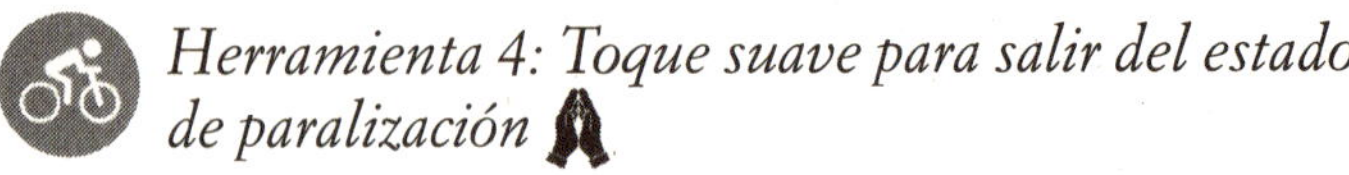

Herramienta 4: Toque suave para salir del estado de paralización

En el estado vagal dorsal extremo, las personas pueden quedarse paralizadas. No solo se paraliza el cuerpo, sino también la respiración, pues los músculos intercostales se tensan y se inmovilizan.

Este ejercicio te ayudará a volver a entrar en tu cuerpo y salir del estado de paralización de la disociación. Por supuesto, cualquiera de estos recursos, posturas o herramientas respiratorias pueden mezclarse y combinarse en función de tu sistema nervioso y tu situación, que son únicos. Podrías solo usar la postura, solo la respiración, o una combinación de ambas. Parte del proceso del aprendizaje corporal es averiguar qué te va bien a ti y desarrollar una colaboración única con tu eje corazón-cerebro.

1. Coloca una mano en el pecho, en contacto con la piel. Imagina que entras en contacto con los músculos del pecho e intenta sentir esa zona del interior de tu cuerpo mientras respiras con naturalidad.
2. Al inspirar, ¿notas que las costillas se elevan un poco?
3. Al exhalar, ¿notas que las costillas bajan un poco?
4. ¿Puedes mover la columna vertebral siguiendo este patrón de movimiento que ocurre de forma natural? Haz los movimientos pequeños al principio y luego pasa a exagerarlos. Al ampliar el movimiento, ¿puede seguirlo la respiración y hacerse más honda de manera natural?

Herramientas posturales

Podemos usar la postura para ayudar a nuestros recursos respiratorios a ser más eficaces a la hora de sacarnos del estado vagal dorsal. En combinación con los recursos respiratorios, podríamos, por ejemplo, pasar de estar tumbados a sentarnos erguidos.

Si nos sentimos lo bastante cómodos y estar sentados nos resulta útil y nos saca del estado de baja energía, podríamos ponernos de pie, lo que aumentaría la tensión arterial y la frecuencia cardiaca, ayudándonos a volver a nuestra ventana de tolerancia.

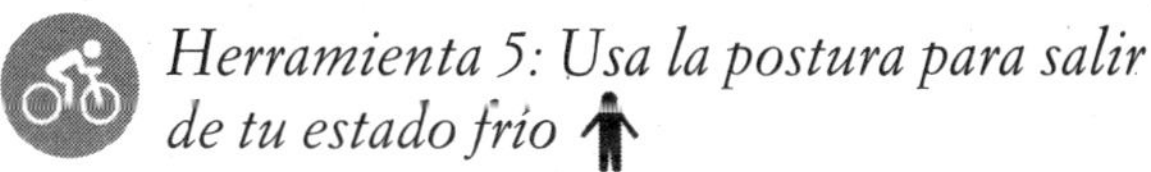

Herramienta 5: Usa la postura para salir de tu estado frío

La siguiente herramienta de bioplasticidad integra la exterocepción, la propiocepción y el sistema vestibular. Cada vez que la utilices, estarás entrenando estos sistemas y fortaleciendo el tono vagal.

1. Siéntate en una silla de manera que estés cómodo y alerta al mismo tiempo. Es preferible que te sientes en una silla con un respaldo que te recoja toda la espalda y sin reposabrazos. Puedes cerrar los ojos o simplemente bajar la vista al suelo y relajar la mirada para centrar la atención en tu cuerpo.
2. Analiza tu sistema nervioso en estos momentos. ¿Sabes en qué punto de ajuste se encuentra?
3. Empieza notando las manos en el regazo o apoyada una encima de la otra.

    - Puede que notes el calor de la piel que pasa de una mano a la otra.
    - A lo mejor sientes la tela de la ropa en las manos.

Si te cuesta conectar con tus sensaciones porque te encuentras disociado del cuerpo, frótate las manos unas cuantas veces para aumentar la información que el cuerpo envía al cerebro. Si notas que estás perdiendo la conexión que ya tenías, presiona una mano contra otra y siente la resistencia. Experimenta cuánta presión te ayuda a conectar con tu cuerpo.

4. Para regular tu sistema nervioso pasa de estar sentado a ponerte de pie. Nota los pies conectando con el suelo y la información sensorial que recibe la planta de los pies. Quizá sientas el material del suelo (la alfombra, la moqueta o los tablones del parquet) o tal vez el calcetín o el zapato.
5. Si te cuesta conectar con tu cuerpo, fíjate en lo que pasa cuando restriegas el pie contra el suelo varias veces y vuelve a conectar con tu sentido del tacto. Pruébalo con los dos pies.
6. Presiona los pies contra el suelo para que se contraigan los músculos de las piernas. Procura mantener la atención en la información sensorial que recibes.
7. Para activar el sistema vestibular, lleva el peso del pie izquierdo al derecho, manteniendo la atención en las plantas de los pies. ¿Puedes encontrar un ritmo que te ayude a conectar con tu cuerpo y a regular el sistema nervioso?
8. Por último, levanta un pie mientras te balanceas para pasar un rato sobre una pierna y luego sobre la otra (puedes sujetarte a la pared o a una silla si te hace falta).
9. ¿Cómo cambia tu precisión interoceptiva? ¿Te es más fácil conectar con las sensaciones?

¿Te ha ayudado a regularte este ejercicio postural?

Cuando estés preparado, vuelve a quedarte quieto y haz otro análisis de tu sistema cerebro-cuerpo. ¿Ha cambiado?

- ¿Cómo tienes el cuerpo?
- ¿Te sientes más «en» tu cuerpo?

- ¿Qué sensaciones notas?
- ¿Cómo es tu respiración?
- ¿Qué impulsos te vienen a la cabeza?
- ¿Qué pensamientos adviertes?
- ¿Te sientes más presente «en» tu mente?
- ¿Qué diferencias notas en el termostato de tu sistema nervioso?

Escribe en tu cuaderno o diario cualquier cosa que hayas percibido bajo el título «Regulación postural», cerca del mapa de tu ventana de tolerancia.

Herramienta 6: Crea una lista de música para salir del estado frío

Cuando te encuentres estancado en el estado vagal dorsal más frío y te sientas triste e incluso lleno de vergüenza, la música puede ser una manera fácil de regularte. ¿Qué canciones alegres te encantan? ¿Con cuáles te entran ganas de bailar, cuáles te traen buenos recuerdos o te hacen pensar en gente con la que te diviertes?

Saca el cuaderno o el diario y apunta cinco canciones que te pongan contento. Luego coge el móvil y crea una lista de reproducción. Ponle un nombre divertido y escúchala cada vez que necesites algo estimulante. Cada vez que descubras una canción nueva que encaje en esta lista, añádela. Si notas que tu postura empieza a cambiar mientras escuchas la música, acepta esos cambios. Si te apetece levantarte, caminar o moverte del modo que sea mientras escuchas esta lista de música, hazlo. Cuantos más sistemas conectes en este proceso de regulación, más rápido llegará el mensaje al cerebro de que estás en un buen lugar y preparado para sentirte regulado de nuevo.

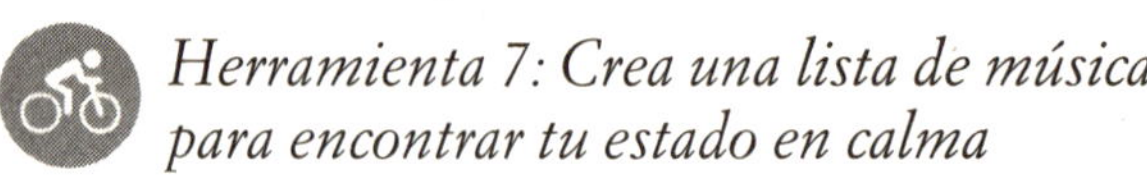

Herramienta 7: Crea una lista de música para encontrar tu estado en calma

A veces es apropiado e incluso sano sentirnos tristes, tener esos sentimientos difíciles que a menudo asociamos con el estado vagal dorsal. No queremos quedarnos aquí estancados, por supuesto, pero darnos un tiempo para sentirnos de cierta manera y procesar las emociones difíciles es esencial si queremos después volver a la verdadera regulación.

Digamos que acabas de pasar por una dura ruptura. Antes de volver a sentirte feliz y bien, es probable que necesites «sentir todos los sentimientos» y aceptar que ya no formas parte de una pareja. Quieres estar triste, pero sin caer en una tristeza de la que no puedas salir. Para conseguirlo, podrías crear una lista de canciones sobre rupturas que te ayude a procesar las emociones que estás sintiendo antes de pasar página. Escribe en el cuaderno o el diario una lista de canciones que te apoye en el proceso, a pesar de lo difíciles que sean esas emociones a las que te estás enfrentando. Luego saca el móvil y crea una lista de reproducción.

Herramientas sencillas para lograr una corregulación rápida

Estar estancado en un estado frío e inmóvil en el que te sientes abrumado por duras emociones se parece mucho a encontrarse en una habitación fría uno solo. En momentos como ese, es esencial apoyarse en la corregulación, en vez de escuchar lo que nos está diciendo que hagamos la narrativa de nuestro cerebro pensante cuando hemos caído en el estado vagal dorsal, que podría ser anestesiarnos con la tele o el alcohol, consolarnos con comida o incluso apartarnos más del mundo y de nosotros mismos. Estas actitudes pueden tranquilizarnos durante una o dos horas, pero no tardarán mucho en disparar sensaciones que creen más emociones desagradables y, a la larga, nos hundan más aún en ese estado de tristeza e inmovilidad. Prueba a llamar a un amigo o a ir al parque.

Si estás muy sumido en este estado, quizá no te sientas capaz de hablar con la gente. En ese caso, ¿puedes intentar comunicarte poco a poco? ¿Por qué no enviar un mensaje a un amigo? ¿O mandarle un audio para que oigas luego su voz en la respuesta sin necesidad de tener una conversación? Si se te ocurren otras formas de ir comunicándote a tu ritmo con el mundo exterior, apúntalas en el cuaderno o el diario para que puedas recurrir a ellas en caso de volver a encontrarte en este estado.

Si te apetece, prueba alguna de estas actividades para poner en marcha tu sistema de interacción social. Haz una lista con tus propias ideas en tu cuaderno o diario y cada vez que se te ocurra una nueva, añádela.

Solo (con desconocidos o con animales)	**Junto a gente que conozcas**
Túmbate con una mascota y acarículale el pelo despacio, notando la información táctil. Ve a la biblioteca y lee rodeado de otras personas (no hace falta hablar). Ofrécete voluntario para pasear perros de una protectora.	Ve a un lugar público donde haya gente, como un parque o una playa. Nota que no estás solo. Queda con un familiar para tomar un café. Envía un mensaje a un amigo.

Vamos con la regulación del cerebro al cuerpo

Hemos explorado algunas herramientas potentes que envían señales del cuerpo al cerebro, pero, para unirlo todo, introduzcamos ahora la regulación en el sentido contrario. Si queremos reactivar correctamente el sistema nervioso y disfrutar del equilibrio en el futuro, es esencial integrar tanto la información del cuerpo hacia el cerebro como la que va en sentido contrario.

Sabemos que el cerebro es una máquina de predicciones y por eso nuestras percepciones a veces no son correctas, lo que nos puede llevar a tener creencias erróneas (y a menudo inflexibles). También funciona al revés —ves lo que crees—, es decir, nuestras percepciones están determinadas por las suposiciones y expectativas del cerebro sobre lo que vemos, oímos, etcétera. Aunque nuestras expectativas anteriores estén equivocadas, siguen teniendo la poderosa influencia de hacernos ver las cosas de manera errónea.

Por eso, cuando vuelvas a un estado cómodo, seguro y regulado, échale un vistazo a las áreas de tu vida donde las creencias limitantes y las viejas narrativas podrían estar influyéndote. Puede que adviertas cuando entres en el estado vagal dorsal que hay pensamientos o historias familiares como: «No me quieren», «Nunca me funciona», «Siempre estaré solo» o «Me pasa algo». Identificar esas predicciones e historias te ayudará a desvincularlas mentalmente de la información sensorial que recibes en el momento.

Tal vez recuerdes a Lisa, a quien conocimos en la introducción, que identificaba y experimentaba el miedo, pero aún tenía reacciones no resueltas. En cuanto fue capaz de identificar y experimentar esas reacciones físicamente (procesamiento «cuerpo arriba»), le fue posible abandonarlas poco a poco. Con la práctica, aprendió a identificar y observar las señales corporales y los impulsos de su cuerpo, que tenía desde que era pequeña, y a utilizar herramientas y realizar actos físicos que interrumpían esas reacciones inadecuadas.

Igual que la comunicación entre el cuerpo y el cerebro es bidireccional, también lo es la información que circula entre el cerebro de supervivencia y el cerebro pensante. Cuando nos hacemos más conscientes de las sensaciones y los impulsos del cuerpo en momentos de mucho estrés, y aprendemos a procesarlos, experimentamos una influencia positiva en nuestras emociones y pensamientos, y viceversa. Si, por el contrario, utilizamos estrategias dirigidas desde el cerebro para gestionar lo que nos sucede en el cuerpo, corremos el riesgo de intelectualizar, ignorar, reprimir y no apoyar los procesos adaptativos del cuerpo, lo que nos impedirá solucionar la desregulación producida por traumas del pasado.

El siguiente ejercicio es una de las mejores cosas que puedes hacer para ayudarte a reactivar el sistema nervioso.

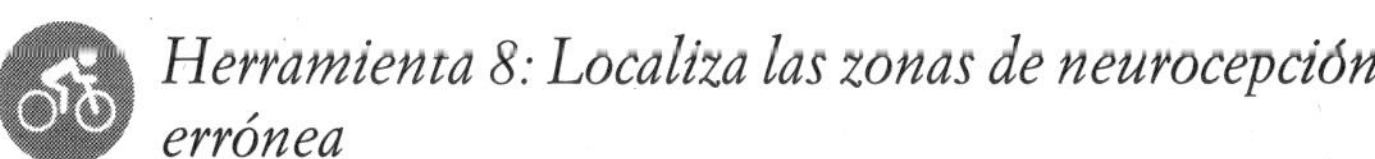

Herramienta 8: Localiza las zonas de neurocepción errónea

Sarah hacía poco que había empezado a mostrar sus creaciones de cerámica en Instagram, con la esperanza de ganar algún día algo de dinero. Sus seguidores casi siempre dejaban comentarios positivos, pero cuando aumentó su audiencia, cada vez le ponía más nerviosa enseñar sus productos.

Un día, después de subir un nuevo jarrón que había pasado horas haciendo, apareció un comentario que llevó a Sarah a caer en un estado vagal dorsal. «¡Es muy caro! Te estás aprovechando de la gente para tener una vida privilegiada». Sarah se quedó muy abatida. No se había criado en un ambiente privilegiado y, de hecho, sus padres trabajaban tanto que ella había tenido que quedarse a menudo en la guardería o haciendo actividades extraescolares. Sarah notó que la envolvía el doloroso manto de la vergüenza. Luego apareció otro comentario: «Qué pesada es esta mujer».

Sarah sintió que se derrumbaba y la invadió una sensación de inminente fatalidad. Se marchó del estudio de cerámica, se fue a casa y se tiró en la cama. Allí se quedó horas, sintiéndose totalmente sola y abandonada. Le vino a la mente un recuerdo de cuando era preadolescente y estaba en la fiesta de cumpleaños de una amiga. En un momento dado en que se fue al cuarto de baño todas las niñas salieron de la habitación y dejaron una nota en la que ponía: «Sarah es una pesada». Aquel gesto la había dejado destrozada y le había invadido la familiar sensación de no pertenecer a ningún sitio. Poco después, la pareja de Sarah llegó a casa y la abrazó en la cama mientras ella lloraba. Sarah dijo que iba a dejar la cerámica y a cerrar su cuenta de Instagram. Se quedaron allí más de una hora.

Tardó un rato, pero sintió cómo salía del colapso mientras su pareja la animaba a no rendirse. Los recursos que Sarah llevaba un tiempo usando para regularse y salir del estado vagal dorsal la ayudaron a escapar de la espiral de vergüenza en que se había sumido. Aprendió a reconocer las señales corporales que le indicaban que estaba cayendo en un estado frío y se dio cuenta de que lo hacía por defecto cuando algo la sacaba de su zona de confort. En las semanas siguientes, a Sarah le vinieron otros recuerdos relacionados con su madre alcohólica, que la pusieron triste y que procesó, y por fin ató cabos entre estas experiencias y sus reacciones por defecto ante las críticas. Con el apoyo de su pareja bloqueó a las personas que habían hecho aquellos comentarios desagradables en Instagram y continuó haciendo cerámica y compartiéndola con los demás.

En casos como el de Sarah, podemos usar la interocepción para ayudarnos a cultivar la regulación sintonizando con los impulsos y las sensaciones físicas mientras recorren nuestro cuerpo y examinando detenidamente los pensamientos que surgen. Intenta sentarte de forma que estés lo más cómodo posible, deja que tu atención se centre en tu cuerpo y que poco a poco vaya allí donde sientas vergüenza, desesperanza o impotencia. Puede que quieras susurrar para tus adentros las sensaciones que se despiertan. Acéptalas tal como son. Si te sientes disociado o desconectado, prueba a ponerte de pie o presiona con suavidad los pies contra el suelo mientras estás sentado. Hazte las siguientes preguntas:

- ¿Cómo se presenta en tu cuerpo esa vergüenza, desesperanza o impotencia?

- ¿Cómo te sientes al estar «en contacto» con esas sensaciones, sentimientos o emociones?

- Si pudieras ponerle un micrófono a esas sensaciones, sentimientos y emociones, ¿qué te dirían?
- ¿Qué necesitarían ahora mismo?
- ¿Qué edad sientes que tienes cuando estás en contacto con ellas? ¿Te sientes como el adulto que eres o conectas con una parte más joven de ti?
- ¿Puede la parte adulta sintonizar con la parte de ti más joven?
- ¿Esta experiencia sensorial se parece a algo del pasado?

Este recurso permite que esos impulsos y esas sensaciones corporales lleguen a un punto de descanso y estabilización, donde encontramos la regulación. Es también el modo en que podemos hacer que esos recuerdos continuos, no integrados e implícitos se conviertan en parte de nuestro sistema de memoria autobiográfico y explícito. Pertenecen a un capítulo anterior de nuestra historia y ya no nos impiden vivir el momento presente.

Herramienta 9: Examina tus creencias limitantes y tus historias

A estas alturas ya habrás identificado algunas áreas de creencias limitantes y de narrativas poco útiles que, al igual que a Sarah, podrían estar impidiéndote hacer lo que de verdad te encanta hacer. A partir de aquí, puede que quieras dar un paso más allá y preguntarte sobre esas historias y creencias limitantes. Para ello, ve a la página 269 y pon en práctica la herramienta 11 del capítulo anterior. Es aplicable también aquí.

Ya estás equipado con un montón de herramientas para volver a tu ventana de tolerancia desde un estado demasiado caliente o un estado demasiado frío y, en última instancia, reactivar tu sistema nervioso. En el siguiente capítulo aprenderás algunas herramientas de estilo de vida que te ayudarán a consolidar los logros y a mantener un buen equilibrio en el futuro.

11

Herramientas de estilo de vida para apoyar la reactivación

A fin de consolidar todo lo que has aprendido sobre el sistema nervioso y generar confianza en la capacidad que tiene tu cuerpo de darte el apoyo para el que se diseñó, también vamos a explorar unas cuantas herramientas prácticas de estilo de vida. Aplicar cambios en alguna de estas áreas clave (o en todas) mejorará tanto tu salud física como la de tu sistema cerebro-cuerpo al crear condiciones óptimas para que ocurra una reactivación del sistema nervioso.

Tu estilo de vida puede que ya incluya muchas de las sugerencias de este capítulo. En ese caso, empiezas con buen pie. Si no es así, hay muchos pequeños ajustes que podrás hacer ahora. No hace falta cambiar drásticamente tu rutina ni tampoco tu dieta de la noche a la mañana. Del mismo modo que la diminuta microbiota del intestino afecta a tu bienestar, los cambios mínimos graduales pueden influir en tu salud y ayudar a tu sistema nervioso de manera profunda.

Lo primero que vamos a ver seguro que no será una sorpresa porque ya sabes lo importante que es el eje aparato digestivo-cerebro, y sobre todo la microbiota, para tener un sistema nervioso regulado. Sin embargo, lo que sí puede que te sorprenda es lo mucho que influyen los factores externos en la salud de la microbiota, y lo fácil que puede ser mejorarla si los utilizamos a nuestro favor.

Cómo nacemos (por la vagina o por cesárea) y cómo nos alimentamos de bebés (pecho o leche de fórmula) influye mucho en la salud y la diversidad de nuestra microbiota.[1] ¡Y desde el día que salimos del útero, las influencias no paran! El entorno en el que vivimos, las personas (y los animales) con los que compartimos el espacio y las cosas que tocamos contribuyen a la configuración única de nuestra microbiota.[2] Sus microorganismos colonizan muchas partes del cuerpo humano, incluso la piel, pero los del intestino son muy importantes en lo que toca al sistema nervioso.

De adultos, la microbiota media del intestino es bastante estable, pero esta circunstancia puede cambiar drásticamente si sufrimos largos periodos de enfermedad o estrés, o si necesitamos tomar antibióticos, que matan las bacterias indiscriminadamente, ya sean buenas o malas.[3] También puede cambiar drásticamente en función de nuestra dieta. El aparato digestivo le dice a nuestro sistema nervioso cuándo estamos desregulados y nuestro cerebro responde en consecuencia.

Aunque no tiene nada que ver con la microbiota del intestino, la conexión aparato digestivo-cerebro es uno de los motivos por los que los niveles de azúcar en sangre bajos nos pueden hacer sentir mareados, aturdidos e incluso disociados (lo que podríamos relacionar con el estado dorsal más frío). Por otro lado, comer o beber cosas que aumenten el azúcar en la sangre puede llevarnos al estado del sistema nervioso simpático y hacernos sentir inquietos y ansiosos o llevarnos al límite. Tiene sentido pensar que si comemos menos alimentos que provoquen estos efectos extremos e ingerimos comida que nos regule o nos devuelva a la homeostasis, nuestro cerebro se regulará. Puesto que lo que metemos en el cuerpo es uno de los factores externos sobre el que más control tenemos, empecemos por ahí.

Los muchos beneficios de la dieta mediterránea

La dieta mediterránea recibe su nombre de los hábitos alimenticios de los países que se extienden por la cuenca mediterránea. Más que una «dieta», es un estilo de vida que abarca muchos alimentos frescos, frutos secos, legumbres y pescado, y mucha menos carne y azúcar que en la típica dieta «occidental». Al igual que las personas que han crecido comiendo de esa manera durante miles de años, puedes incluir en tu dieta los alimentos que prefieras y descartar los que no te gusten.

La dieta mediterránea

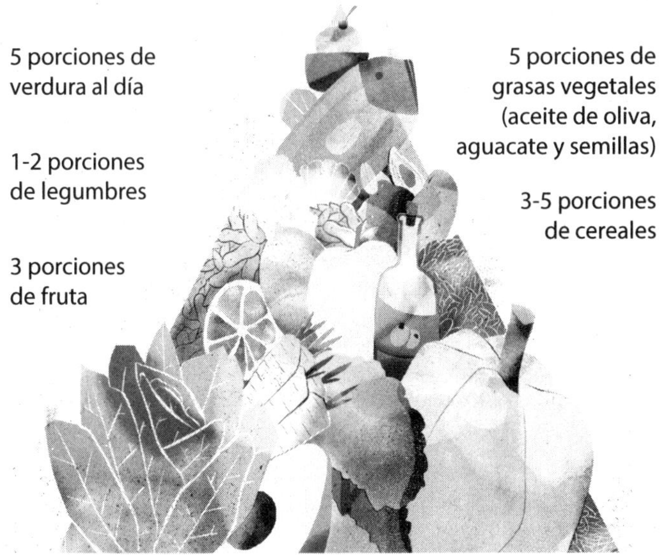

Las dietas ricas en fibra como esta ayudan al funcionamiento del cerebro, estimulan la salud del corazón y regulan los niveles de azúcar en sangre, y todo ello contribuye a lo regulados (o no) que estemos. Además, la dieta mediterránea cuenta con un efecto antiinflamatorio gracias a los polifenoles, un grupo de micronutrientes de las plantas con propiedades prebióticas (alimento de la microbiota) y antioxidantes.

El aceite de oliva, ingrediente central de la mayoría de los platos mediterráneos, tiene altos niveles de estos polifenoles junto a antioxidantes protectores. Los polifenoles también se encuentran en frutas y verduras coloridas, hierbas, especias, el chocolate negro, el té y el café. Estos ingredientes pueden considerarse «alimentos del buen humor», puesto que también se han relacionado en algunos estudios con un menor riesgo de depresión.[4] Cada vez que añades más color a tu plato al comer variedad de alimentos vegetales, estás aumentando los polifenoles y la diversidad de la microbiota intestinal.

Aunque no hay ningún plan para alcanzar la microbiota perfecta, las investigaciones nos indican que un intestino sano es el que contiene una amplia variedad de bacterias intestinales.[5] Se considera que las microbiotas diversas son más resilientes porque son beneficiosas para el sistema inmune y pueden ayudar a combatir infecciones en potencia. Cuando se trata de crear una microbiota diversa y resistente, aplicamos los principios de la dieta mediterránea: comer variedad de verduras, frutas, legumbres y cereales integrales.

Por otro lado, la dieta occidental, en la que se ingieren pocos alimentos vegetales y muchos ultraprocesados, fritos y ricos en azúcar, se asocia con una microbiota menos diversa. Dada la relación entre el intestino y nuestro bienestar físico y mental, la baja diversidad intestinal se ha asociado en algunos estudios a diversos problemas de salud como la obesidad, el asma y las alergias y algunas enfermedades mentales.[6] En los estudios también se ha observado una relación entre una dieta con muchos alimentos procesados y el aumento de la depresión y la ansiedad. La comida procesada incrementa la inflamación, que cada vez se vincula más con la depresión y también con la fatiga.[7]

Los investigadores del Food and Mood Centre de la Universidad Deakin descubrieron con la llamada prueba SMILES que seguir la dieta de estilo mediterráneo durante doce semanas mejoraba significativamente los síntomas de la depresión.[8] Este descubrimiento se ha repetido en muchas otras pruebas desde entonces.[9]

Probióticos y prebióticos

Los lácteos fermentados y los productos frescos contienen probióticos y prebióticos respectivamente y ambos son importantísimos para una buena salud intestinal. Por favor, ten en cuenta que la siguiente información no pretende sustituir el consejo profesional de tu médico.

Probióticos

Los probióticos son bacterias vivas que se pueden consumir para proporcionar beneficios en la salud física y mental. Se encuentran de forma natural en alimentos fermentados como el yogur, el kéfir, el miso o el chucrut, y también pueden tomarse como suplementos. Los alimentos fermentados o los suplementos probióticos son una manera fácil de aportar más bacterias «buenas» a nuestro intestino, aumentando su diversidad y dejando menos espacio para que crezcan las bacterias «malas». A su vez, esto permite que la microbiota intestinal produzca compuestos beneficiosos para que los use el resto del cuerpo.

Numerosos estudios han asociado tomar probióticos con muchos beneficios para la salud, desde reducir de un modo significativo los síntomas de la depresión y la ansiedad en las mujeres después del parto[10] hasta aliviar los síntomas de la ansiedad en pacientes con fatiga crónica[11] y mejorar la regulación del cortisol, la función del sistema inmune y la calidad del sueño entre los que sufren SII.[12]

Es tan fácil como añadir una cucharada colmada de pepinillos encurtidos o chucrut a tu plato o comer un yogur natural a diario.

Si eso es demasiado esfuerzo, puedes encontrar suplementos de probióticos en los pasillos de casi cualquier supermercado o farmacia.

Yogur

Una de las mejores fuentes de probióticos. Es leche fermentada por probióticos, sobre todo bacterias ácido lácticas y bifidobacterias. Elige el yogur con cultivos activos y evita los que tengan grandes cantidades de azúcar añadida, aunque en la etiqueta ponga bajo en grasas o desnatado. Algunos yogures se venden como probióticos, pero cualquier yogur natural sin sabores ni aditivos los contiene.

Chucrut

El chucrut tradicional es repollo rallado finamente que se ha fermentado en salmuera con bacterias ácido lácticas. Lo puedes usar como acompañamiento de la carne. Una vez hecho, se conserva en un recipiente hermético durante meses. Es una comida tradicional popular en muchos países, sobre todo en Europa del Este. También se suelen vender como «encurtidos» otras verduras fermentadas.

Además de sus propiedades probióticas, el chucrut es rico en fibra, lo que también lo convierte en prebiótico.

Tempeh

Este producto de soja fermentada es un sustituto habitual de la carne. Tiene un sabor parecido a las nueces o a los champiñones y es excelente para los revueltos. Será más sano aún si añades un montón de verdura rica en fibra y prebióticos.

Prebióticos

Son alimentos que contienen fibra indigerible. Como no se puede descomponer en el tracto digestivo, nuestras bacterias «buenas» se alimentan de ella, lo que mejora el equilibrio de la microbiota.

Aumentar la ingestión de prebióticos es otra manera muy sencilla de mejorar la salud del sistema nervioso. La lista de alimentos prebióticos (véase la tabla) es extensa e incluye muchas verduras, frutas, legumbres, cereales y frutos secos. Una dieta equilibrada y completa en la que haya muchos de estos alimentos garantizará que tus bacterias «buenas» estén bien nutridas. Los beneficios son que mejora la inmunidad, el cuerpo absorbe mejor los minerales esenciales y nuestras bacterias «buenas» pueden producir compuestos antiinflamatorios.[13]

La inclusión de productos frescos en la dieta te asegurará la obtención de bastantes prebióticos. En la siguiente tabla se detallan alimentos particularmente ricos en estos componentes.

Verduras	**Fruta**	**Legumbres**	**Cereales**	**Frutos secos**
Alcachofas Espárragos Tupinambo Cebolla Ajo Puerro Champiñones	Manzanas Frutos del bosque Peras Caqui Sandía	Garbanzos Alubias rojas Lentejas	Centeno Trigo Cebada	Anacardos Almendras Avellanas

Movimiento y ejercicio

Hemos visto que el movimiento es importante para que se dé la neuroplasticidad, y puede ser un recurso para regular el sistema nervioso, pero el ejercicio frecuente también tiene un efecto similar positivo en nuestro sistema cerebro-cuerpo, independientemente del estado de nuestro sistema nervioso. El ejercicio influye positivamente en el cuerpo entero, desde el corazón, los pulmones, el aparato digestivo y la fascia hasta la salud mental.

En cuanto al tratamiento de la depresión, un estudio reciente ha demostrado que la actividad física es una vez y media más eficaz que la terapia o tomar medicación.[14] Eso no quiere decir que ir a terapia o la medicación deba sustituirse por ejercicio, pero sí indica que podría adoptarse de manera generalizada como primera opción de tratamiento.[15]

Cuando hablamos de hacer más ejercicio, no tiene por qué tratarse de ir al gimnasio para hacer sesiones de cardio intenso o entrenamiento con pesas (aunque eso pueda irnos muy bien). El ejercicio simple, de intensidad moderada —es decir, moverse— con regularidad nos beneficia de muchas maneras. El movimiento regular:

- Mejora el funcionamiento normal del sistema inmune.[16]
- Influye positivamente en el sistema endocrino, por ejemplo, estimulando la producción de la hormona del crecimiento humano (HGH), que ayuda a mantener el metabolismo y una estructura corporal normal.[17]
- Fomenta dormir mejor (que es cuando el cuerpo libera más HGH).
- Ayuda a controlar los niveles de azúcar en la sangre, el metabolismo y la tensión arterial.[18]
- Mejora la función cardiaca al aumentar la frecuencia cardiaca, contraer los vasos sanguíneos y aumentar la tensión arterial, lo que ayuda a distribuir la sangre a los tejidos activos, llevándoles la energía y el oxígeno que necesitan.[19]
- Reduce los niveles de adrenalina en reposo, lo que conlleva una reducción de los sentimientos de estrés que produce la adrenalina.[20]
- Aumenta los niveles de serotonina en el cerebro,[21] que pueden tener un efecto positivo en el humor, el apetito, la digestión, la memoria[22] y el sueño.[23]
- Reduce la inflamación.

- Mejora la composición corporal.
- Influye positivamente en la microbiota intestinal.[24]

Lo ideal sería que los adultos realizaran 150 minutos a la semana de actividad física de intensidad moderada, que podría consistir en alguna de las siguientes:

- Recorrer en bici 8 kilómetros en 30 minutos.
- Nadar durante 20 minutos.
- Aquagym durante 30 minutos.
- Caminar 3 kilómetros en 30 minutos.
- Jugar un partido de dobles de tenis.
- Manejar un cortador de césped durante 30 minutos.
- Bailar durante 30 minutos.

La clave para mejorar tu salud es identificar una forma de movimiento o un ejercicio que se convierta en parte de tu rutina diaria, lo que significa que debe ser algo con lo que disfrutes, que tengas tiempo de hacer, que te puedas permitir hacer y que te resulte accesible (por ejemplo, no tiene sentido elegir pilates reformer si no hay ningún gimnasio cerca de donde vives).

Ejercicio y dolor

Por desgracia, muchas personas sufren dolor todo el tiempo. La sensibilización central es un problema del sistema nervioso central (cerebro y médula espinal) que se asocia con el desarrollo y la cronificación del dolor persistente. Cuando se da la sensibilización central, el sistema nervioso pasa por un proceso de amplificación de la señal neural que da lugar a un estado persistente de alta reactividad. Este estado disminuye el umbral de lo que causa dolor, lo que significa que el dolor persiste incluso después de que la lesión haya podido curarse.

Como fisioterapeuta, he visto de primera mano cómo el dolor persistente puede ser debilitante, y el efecto que puede tener sobre el estilo de vida de una persona, así que si has dejado actividades que te encantaban para evitar el dolor, te entiendo. A menudo, los amigos o la familia nos dicen «escucha al cuerpo» o «que el dolor sea nuestra guía», pero eso no siempre ayuda, porque puede hacerte oscilar entre los altibajos de un ciclo de «hacer mucho/no hacer nada», en el que te ejercitas cuando no hay dolor y paras cuando vuelve.[25] Este ciclo se parece mucho a la oscilación que puede suceder en la desregulación cuando se pasa de altos de ansiedad a bajos de bloqueo.

Cuando dejamos de movernos para evitar el dolor, puede que nos sintamos mejor a corto plazo. Sin embargo, a largo plazo, al movernos menos empeora nuestra condición física y acabamos teniendo menos interacción social, porque, con movilidad reducida y baja forma física, nos resulta mucho más difícil movernos por el mundo.

Otras personas podrían adoptar un enfoque totalmente distinto respecto del dolor intentando ignorarlo. Se esfuerzan, decididos a que el dolor no los venza. Lo frustrante es que hay dolor al final de ambos caminos. Esforzarse más por lo general conduce a una crisis de dolor[26] y evitar la actividad del todo conduce a más dolor y discapacidad.[27]

Moderar el ritmo de las actividades

Si un problema como la fibromialgia, el dolor persistente, el síndrome de fatiga crónica o caer con frecuencia en un bloqueo vagal dorsal te impide hacer 150 minutos de ejercicio a la semana, «moderar el ritmo de las actividades» puede ser una herramienta muy eficaz que te lleve en la dirección adecuada.[28] Moderar el ritmo de las actividades es tal y como suena: ajustar el ritmo de una actividad conforme a nuestras capacidades y necesidades específicas para poder trabajar de manera constante hacia un objetivo a largo plazo. Moderar el ritmo es importante en la gestión del dolor porque te permite mantenerte activo, conservar la fuerza y la forma física, y seguir haciendo las cosas que te importan o necesitas, a la vez que tratas de evitar las crisis de dolor.[29]

Usar este acercamiento al movimiento puede ser estupendo para encontrar un punto medio entre el ejercicio excesivo y la falta de ejercicio. Piensa en ello como en el diagrama de la página 40. Lo ideal sería trabajar dentro de la «ventana de tolerancia», pero también aumentando poco a poco, con el tiempo, la cantidad de actividad, es decir, cargando el sistema. De esta manera, estarás en el nivel superior de la ventana, en la «zona de incomodidad», donde tus capacidades y tu condición física pueden mejorar.

Cuando moderamos el ritmo para manejar el dolor, es mejor centrarse en hacer actividades que se puedan medir de alguna manera, ya sea en minutos, en distancia o por el número de repeticiones. De esta forma, tienes un límite y un objetivo claro, y una base sobre la que construir una tolerancia a la actividad, algo importante para poder realizar las tareas diarias. Tu moderación del ritmo de la actividad podría ser caminar cerca de tu casa durante 10 minutos o pasar el aspirador en casa durante 15 minutos.

Probablemente hayas oído la expresión: «Lo que no se usa se atrofia». Bueno, tras años ayudando a pacientes con dolor persistente, uno de mis dichos preferidos es «el movimiento aleja el sufrimiento». Te animo a llevar un registro diario de estas actividades (véase más abajo) tanto si sufres dolor persistente como el síndrome de fatiga crónica, es la primera vez que te pones a hacer ejercicio o intentas volver a hacerlo después de mucho tiempo.

Ejercicio de actividad moderada para el dolor, la fatiga crónica o si estás recuperándote de una COVID persistente

Antes de empezar este proceso, es importante conocer la diferencia entre crisis de dolor y molestias musculares regulares. Es normal que el dolor aumente después de una actividad, sobre todo si en ella activas músculos que llevabas tiempo sin usar. Si tienes dolor crónico en el hombro, por ejemplo, puede que seas capaz de limpiar los cristales sin problemas durante 30 minutos. Quizá te duela un poco el hombro después, pero volverá a la normalidad al día siguiente. Sin embargo, si limpias los cristales durante 40 minutos, te duele después y va empeorando, y al día siguiente te duele aún más, eso es una crisis de dolor y es la manera que tiene el cuerpo de decirte que has hecho demasiado.

1. Escribe una lista de actividades que necesites hacer y que quieras hacer. Es bueno elegir cosas de los dos tipos, y no solo de las cosas que necesitas que se hagan.
2. Escoge una actividad que puedas medir y luego hazla. Si es caminar, calcula primero cuánto tiempo podrás caminar sin que te duela o te agotes. Luego ve a caminar y fíjate en cuánto rato has estado y lo lejos que has ido.
3. Anota ese número y, si al día siguiente no te cansas ni tienes los síntomas de una crisis, tómalo como referencia. Por ejemplo, si experimentas un poco de dolor, pero puedes continuar 30 minutos sin problemas y al día siguiente estás algo dolorido, pero puedes seguir, ese será tu punto de referencia.
4. Toma nota de lo que aguantas durante tres días para hacer una media (suma los tres resultados y divídelo entre tres). Si quieres, puedes reducir ese número un diez por ciento y así reservarte para otras actividades que podrías hacer durante el día. El número al que llegues será tu referencia para la primera semana. Anótalo en tu cuaderno o diario, o en un diario específico para la moderación del ritmo de tus actividades.

5. Haz esta actividad a diario con el objetivo de llegar al número de referencia de la primera semana. Después de cada día, evalúa en un cuaderno o diario cómo te sientes, y si te ves capaz, aumenta en un diez por ciento el tiempo, la distancia o el número de repeticiones. El número al que seas capaz de llegar cómodamente al final de la semana será tu referencia para la segunda semana, y así sucesivamente.

¡No te pases!

Es importante hacer descansos regulares y programados y pausas de relajación, incluso los días en que te encuentres bien, porque esos son días en los que es fácil pasarse. También es importante añadir breves descansos antes y después de las tareas particularmente estresantes y exigentes. Practicar relajación, estiramientos y paseos diarios incluso en los días no tan buenos también te ayudará a controlar el dolor. De forma lenta pero segura, estarás acondicionando tu cuerpo para la actividad y entrenándolo para realizarla durante más tiempo y con mayor comodidad cada día. Otro ejemplo de bioplasticidad en acción.

Los animales

Hay muchos estudios que apoyan el efecto regulador que ejercen los animales en nosotros. Si no tienes suficientes personas a tu alrededor para la corregulación, ir de voluntario a una protectora de animales puede proporcionarte corregulación animal, y también estarás rodeado de personas afines. O tal vez podrías acariciar un perro o un gato amistosos cuando salgas a hacer recados, o jugar con la mascota de algún amigo o familiar cuando vayas a visitarle a su casa. Las mascotas son buenas para nosotros a varios niveles que ayudan a la regulación de nuestro sistema nervioso. Desde una perspectiva de corregulación, el tiempo que pasamos con una mascota a la que queremos mucho puede bajarnos la tensión arterial y reducir el estrés.[30]

A nivel microbiano, las bacterias que adquirimos al vivir con un animal contribuyen a esa diversidad intestinal tan importante. Los perros en particular se han relacionado con un intestino más sano y una microbiota más equilibrada, lo que conlleva un sistema inmune más fuerte.[31] Los niños que se crían con perros tienden a tener una microbiota más equilibrada, dependiendo de a qué edad hayan estado expuestos al perro.

Animales de asistencia

Estos perros están entrenados para dar apoyo a las personas que han tenido un trauma. Entre sus beneficios están los siguientes:

- **Corregulación.** Se ha descubierto que interactuar con un perro de terapia mejora los síntomas de ansiedad y depresión, reduce alteraciones fisiológicas como la frecuencia cardiaca o la tensión arterial y mejora las habilidades sociales.[32] Los programas de intervención animal en hospitales indican varios beneficios, como la reducción del estrés, el dolor y la ansiedad.[33]
- **Contacto.** El contacto físico con los perros facilita información táctil al cuerpo, que es importante para salir de la disociación y el bloqueo, así como para la corregulación, la relajación y la concentración. Cuando acariciamos un perro o dejamos que se acurruque en nuestro regazo o a nuestro lado, liberamos oxitocina, una hormona que ayuda a reducir el estrés y la ansiedad, lo que nos lleva hacia nuestra ventana de tolerancia.
- **Interrupción de pesadillas.** Los perros de asistencia están entrenados para reconocer señales de angustia durante el

sueño e inmediatamente al despertar, y ofrecen un apoyo calmante.

- **Señales de posicionamiento.** Un perro de asistencia puede crear espacio para su dueño en público o en lugares concurridos, aportándole una sensación de seguridad y animándole a la interacción social.

Equinoterapia o hipoterapia

«Hipoterapia» significa tratamiento con la ayuda de un caballo y viene de la palabra del griego antiguo *hipos*, que significa «caballo», y *therapeia*, que significa «asistencia». Montar a caballo con ayuda puede mejorar el control motor, el control postural, la coordinación, el equilibrio, la atención, los procesos sensoriales y el desempeño de actividades. Es una manera de mejorar la comunicación del sistema cerebro-cuerpo mediante:

- **El sistema vestibular:** al mantener el equilibrio sobre el caballo mientras se mueve y cambia de dirección.
- **La propiocepción:** al ajustar la postura sobre el caballo y ser conscientes de nuestro cuerpo.
- **La precisión interoceptiva:** el movimiento puede ayudarnos a interoceptar con mayor precisión.[34]
- **La exterocepción:** al activar nuestro sistema táctil, visual y auditivo simultáneamente.[35]

Si tienes los medios para acceder a la hipoterapia o montar a caballo, puedes obtener un gran beneficio. A menudo necesitamos ser conscientes de nuestro propio estado si trabajamos con caballos y esta es una forma estupenda de cultivar nuestra conciencia autónoma.

EL SUEÑO

El sueño es totalmente indispensable para el funcionamiento saludable de todos los sistemas corporales. Si no dormimos bien durante muchos meses o años, repercutirá en malos hábitos alimentarios, no seguir nuestro ritmo alimentario natural (es decir, el horario de las comidas) e incluso desestabilizar las hormonas que desencadenan la sensación de apetito y hambre. Y lo principal quizá sea la relación entre el sueño y el estrés, ya que dormir demasiado poco nos hace sentirnos más estresados.

La privación crónica del sueño puede provocar una VFC más baja, lo que significa que el freno vagal no funciona adecuadamente. Sabemos que cuando esto ocurre afecta a la alostasis y, por ejemplo, puede subir la tensión arterial. No es de extrañar que la privación crónica del sueño esté relacionada con la hipertensión y tenga varios efectos continuos desreguladores sobre el sistema cerebro-cuerpo. Afecta al estado vagal ventral, que a su vez afecta a nuestro sistema de interacción social, a nuestro bienestar emocional, a las funciones de recuperación y al freno vagal.[36]

La privación del sueño también tiene efecto en nuestro sistema hormonal o endocrino al afectar a los niveles de cortisol. El cortisol tiene un papel importante en el ritmo circadiano, que alcanza su nivel máximo a primera hora de la mañana y moviliza nuestra energía para que nos despertemos. Puede que produzcamos más cortisol si tenemos falta de sueño, lo que afectará a la activación del estrés, al metabolismo y al sistema inmune. Ese estrés a su vez afectará a otros sistemas, así como a la microbiota.

Cada vez hay más pruebas de que la microbiota intestinal puede influir en la calidad del sueño. En periodos breves de poco sueño o de sueño interrumpido, no tendrá mucho efecto en la salud intestinal, pero dormir poco a largo plazo puede tener una gran repercusión, puesto que la relación entre el sueño y la microbiota intestinal es bidireccional: poco sueño significa peores condiciones para la microbiota, y una mala salud digestiva lleva a problemas de sueño.

Aquí tienes unos cuantos consejos que te ayudarán a preparar tu sistema nervioso para el sueño:

- Limita el uso de aparatos electrónicos antes de irte a dormir. Es bueno limitar otras fuentes de luz azul, como la televisión, y tal vez quieras también atenuar las luces.
- Procura irte a la cama y levantarte más o menos a la misma hora todos los días.
- Intenta pasar tiempo al aire libre, con luz natural diurna, todos los días. Mejor que sea pronto por la mañana para ayudar a tu respuesta de cortisol matutina.
- Intenta hacer ejercicio como parte de tu rutina, pues se sabe que mejora la calidad del sueño.
- Evita la cafeína después de las dos de la tarde, sobre todo si eres sensible a ella.

Ejercicio: Conciliar el sueño

Para quedarnos dormidos, necesitamos entrar en el estado combinado de calma (la combinación del estado vagal dorsal frío y el estado perfecto vagal ventral; véase la página 66). Esto significa replegar el sistema nervioso simpático, lo que no es siempre fácil si hemos tenido un día estresante. En vez de quedarte tumbado dando vueltas, levántate y haz movimientos lentos y suaves para descargar la activación del estrés.

1. Haz círculos lentos con los brazos, súbelos por encima de la cabeza y después bájalos, inhalando al levantarlos y exhalando al bajarlos. Fíjate en cualquier señal de descarga como bostezar, suspirar o sentir alivio corporal. Puede que notes que dejas de darles vueltas a esos pensamientos en bucle.

2. Túmbate boca arriba con las rodillas flexionadas: mueve suavemente las rodillas a un lado mientras inhalas y luego exhala al volver al centro. Repítelo hacia el otro lado y continúa mientras te parezca beneficioso.
3. Todavía tumbado boca arriba, estira las piernas e intenta practicar la respiración 1:2 (véase la página 256) para que el sistema nervioso salga de la activación simpática. Nuestro objetivo es acercarnos más a la ventana de tolerancia antes de irnos a la cama.

Mientras aplicas estos cambios de estilo de vida, asegúrate de hacerlo con suavidad y de manera gradual para poder mantenerlos a largo plazo. Así, no solo lograrás reactivar tu sistema nervioso, sino también mantener tu punto de ajuste exactamente donde debería estar.

Conclusión

Esto no es el final

Espero que las ideas que he compartido contigo te hayan ayudado a sintonizar con tu sistema nervioso para escuchar lo que te dice. Cuando trazamos el mapa del territorio de nuestro mundo interno y podemos entender lo que está ocurriendo en nuestro increíble sistema cerebro-cuerpo, obtenemos mucho poder y autonomía sobre nuestra vida y nuestra salud.

Las montañas rusas de la vida a veces nos cogen desprevenidos y los sentimientos y las sensaciones que se generan a menudo pueden ser aterradores. Quizá nos sintamos como pasajeros indefensos en esas circunstancias, pero esa no es la realidad. Si logramos mantenernos en un estado regulado mientras navegamos por nuestro mundo interno, generaremos confianza en nuestra capacidad para gestionar situaciones y en nuestra resiliencia para volver al centro. A pesar de lo agobiante o fuera de control que pueda parecerte hoy tu vida, es más que posible encontrar el camino de vuelta a una manera de vivir más calmada y más equilibrada.

Los postes indicadores de tus estados del sistema nervioso son como puntos de referencia únicos en tu mapa de ruta. Cuanto más consciente seas de cómo te sientes, cómo piensas y te comportas en cada estado, más visibles serán esos puntos de referencia para ti, y más fácil te será reconocer dónde estás, cómo has terminado ahí y cuál es el mejor camino para volver a casa.

Tu conocimiento sobre cómo contribuyen los sentidos internos y externos a las predicciones que hace el cerebro puede ayudarte a identificar por qué te sientes de una manera determinada. Serás capaz de ver más objetivamente tus emociones y preguntarte si tus respuestas están basadas en la realidad actual o en las expectativas que tiene tu cerebro de cómo podrían desarrollarse las cosas.

Cuando entendemos que ninguno de los estados del sistema nervioso es intrínsecamente malo, y que cada uno de ellos existe para protegernos y servirnos de algún modo, es más fácil aceptarlos por los beneficios que nos proporcionan en cada momento. Entrar y salir de ellos en función de las necesidades forma parte natural de la existencia humana. Y aunque no es normal quedarse estancado en uno de estos estados durante mucho tiempo, es comprensible que suceda, dados el ritmo y los retos de la vida moderna. Caer en la desregulación no es culpa tuya ni algo por lo que debas regañarte.

Tratarte con compasión y comprensión te ayudará a recuperar el centro. Con el conocimiento y los recursos de este libro, podrás volver a regular tu sistema de manera consciente y repetir este proceso una y otra vez. Cuando estos procesos se conviertan en una rutina, notar un cambio de estado al momento y dar los pasos necesarios para regularte si hace falta llegará a ser algo tan natural como respirar.

En esencia, se trata de desarrollar la capacidad de regularnos y mantenernos firmes frente a los retos, y luego adaptarnos a ellos o recuperarnos con la menor cantidad de consecuencias negativas para nuestro bienestar. Esta es la verdadera resiliencia. En mi cabeza, la definición convencional de resiliencia parece referirse a la gloria de seguir adelante en los momentos difíciles pase lo que pase. Para mí, la resiliencia no es eso. Considero que la auténtica resiliencia es aprender a hacerlo lo mejor posible con el sistema nervioso que tenemos y minimizar los daños del estrés y el trauma haciendo uso de la regulación y de los recursos de los que disponemos.

En este contexto, aceptamos que estresarse está bien e incluso que es normal. Tampoco pasa absolutamente nada si nos cuesta enfrentarnos a las cosas difíciles. Yo mido mi propia resiliencia por mi capacidad de moverme por los retos de la vida y luego volver al centro habiendo aprendido y crecido Se trata de un proceso complicado, pero mientras nos demos permiso para cometer errores sin agobios y con buen talante, podemos transformarnos y ser cada vez más plenos. A pesar de todo lo que he aprendido sobre mi sistema nervioso y todas las herramientas que he ido reuniendo, siempre hay más que aprender. Cada fase de la vida tiene sus altibajos. La presión a la que te ves sometido a los veinte años no será la misma a la que te enfrentarás con cuarenta. Cuanto más vivimos, más necesario es recordarnos que nuestras experiencias pasadas no predicen con total acierto las futuras.

Un sistema cerebro-cuerpo regulado es aquel capaz de responder a las situaciones en las que estamos de verdad y no aquellas en las que predecimos que vamos a estar. Esto es, sobre todo, lo que hace posible que disfrutemos de la vida de una manera más equilibrada y placentera.

Agradecimientos

Echo la vista atrás, al momento en que empezó este viaje, ¡y resulta que han pasado más de dos años y medio!

Una pequeña editorial me preguntó si me interesaría escribir un libro y, aunque no era el sitio adecuado para mí, la verdad es que plantó una semilla.

No sé si fue el destino, pero conecté con las personas idóneas en el momento adecuado y *Reactiva tu sistema nervioso* nació poco después que mi hija Ivy.

Escribir este libro en el último trimestre de mi embarazo, con los tobillos hinchados y un calor despiadado, implicó muchas salidas a la piscina y tener que convencer continuamente a mi sistema nervioso para que volviera a la regulación y yo pudiera terminar el libro en condiciones.

La firme corregulación y el apoyo de mi marido —que creía en este libro mucho antes que yo— son unas de las razones principales por las que esta guía existe. Indra, gracias por la estabilidad, el cuidado, los ánimos y tu sabiduría. Te quiero y te lo agradezco mucho.

Al equipo de la Nervous System School, que me apoyó durante el proceso de escritura, que han celebrado los momentos más emocionantes y que organizan eventos para dar a conocer esta obra a las personas que lo necesitan. ¡Gracias!

A mi agente, Anna Geller, gracias por entender mi visión de este libro y lo mucho que lo necesita el mundo ahora mismo. Me honra ser tu primera autora australiana. Gracias por ayudarme a moverme en el mundo editorial.

Gracias a Ingrid Ohlsson, Rebecca Lay, Katie Bosher, Nicola Young y al equipo de Pan Macmillan Australia por vuestra ayuda editando y puliendo el manuscrito. También me gustaría dar las gracias a los equipos de Balance y Bluebird que lo pusieron todo ante la posibilidad de publicar en Estados Unidos y en el Reino Unido y que han sido tan positivos en los últimos dos años y medio.

¡Gracias al genial ilustrador Jake Minton por hacer tan divertido el proceso y el libro! Me ha encantado trabajar contigo.

Gracias al doctor Stephen Porges por su increíble investigación, que ha ayudado a miles de profesionales y pacientes a atar cabos. Me honra poder difundir esa investigación.

Gracias al profesor Lorimer Moseley por sus enseñanzas sobre el dolor y la conexión cerebro-cuerpo y ¡por entender mi humor cuando le pregunté si era el doctor Phil del mundo de la fisio!

También me gustaría dar las gracias a los innumerables profesores que me formaron en Curtin University, a los investigadores a quienes tuve la suerte de ayudar y de los que aprendí y, después de graduarme, a todos aquellos que me enseñaron a ver nuevas perspectivas y me enriquecieron. Entre ellos, quiero destacar al doctor Toby Hall y a Paula Raymond-Yacoub.

Gracias a mis mentores Jack Kornfield y Tara Brach por inspirarme y por despertar dentro de mí un profundo compromiso con mi propósito en la vida.

Notas

Introducción: Creo que sé por qué estás aquí

1. Lisa Fieldman Barrett *et al.*, «Interoceptive predictions in the brain», *Nature reviews, Neuroscience*, vol. 16, n.º 7, 2015, pp. 419-429.

2. Gail A. Alvares *et al.*, «Autonomic nervous system dysfunction in psychiatric disorders and the impact of psychotropic medications: a systematic review and meta-analysis», *Journal of Psychiatry and Neuroscience*, vol. 41, n.º 2, 2026, pp. 89-104.

3. Bruce S. McEwen, «Allostasis and Allostatic Load: Implications for Neuropsychopharmacology», *Neuropsychopharmacology*, vol. 22, 2000, pp. 108-124.

4. Bruce S. McEwen, «Allostasis and Allostatic Load: Implications for Neuropsychopharmacology», *Neuropsychopharmacology*, vol. 22, 2000, pp. 108-124; Jenny Guidi *et al.*, «Allostatic Load and Its Impact on Health: A Systematic Review», *Psychotherapy and psychosomatics*, vol. 90, n.º 1, 2021, pp. 11-27.

5. Lauren Tahu *et al.*, *Physiology, Cortisol*, Florida, StatPearls Publishing, 2024.

6. Bart G. Oosterholt *et al.*, «Burnout and cortisol: Evidence for a lower cortisol awakening response in both clinical and non-clinical burnout», *Journal of Psychosomatic Research*, vol. 78, n.º 5, 2015.

7. National Registry of Evidence-based Programs and Practices, «Behind the term: trauma», *CalSWEC*, 2016, calswec.berkeley.edu

8. Ono van der Hart *et al.*, «Trauma-related dissociation: conceptual clarity lost and found», *The Australian and New Zealand Journal of Psychiatry*, vol. 38, n.os 11-12, 2004; Catherine Classen *et al.*, «Trauma and dissociation», *Bulletin of the Menninger Clinic*, vol. 57, n.º 2, 1993; Martin J. Dorahy *et al.*, «Relationship between trauma and dissociation: A historical analysis», en Eric Vermetten *et al.*, *Traumatic dissocia-*

tion: Neurobiology and treatment, American Psychiatric Publishing, 2007.

9. Peter Payne *et al.*, «Somatic experiencing: using interoception and proprioception as core elements of trauma therapy», *Frontiers in Psychology*, vol. 6, 2015.

10. François M. Abboud *et al.*, «Autonomic Neural Regulation of the Immune System: Implications for Hypertension and Cardiovascular Disease», *Hypertension*, vol. 59, n.º 4, 2012, pp. 755-762.

11. Stephen W. Porges, «Polyvagal Theory: A Science of Safety», *Frontiers in Integrative Neuroscience*, vol. 16, 2022.

12. Manos Tsakiris *et al.*, «Interoception beyond homeostasis: affect, cognition and mental health», *Philosophical Transactions of the Royal Society B*, vol. 371, n.º 1780, 2016.

13. Donald D. Price, *Psychological Mechanisms of Pain and Analgesia*, Michigan, IASP Press, 1999; National Advisory Committee on Health and Disability and Accident Compensation Corporation, *Guide to Assessing Psychosocial Yellow Flags in Acute Low Back Pain: Risk Factors for Long-term Disability and Work Loss*, Wellington, NACHD y ACC, 1997.

14. Søren Grøn *et al.*, «Back beliefs in patients with low back pain: a primary care cohort study», *BMC Musculoskeletal Disorders*, vol. 20, n.º 1, 2019.

15. Nell Norman-Nott *et al.*, «Emotion regulation skills-focused interventions for chronic pain: A systematic review and meta-analysis», *European Journal of Pain*, 2024.

16. Robert Dantzer, «Neuroimmune interactions: from the brain to the immune system and vice versa», *Physiological Review*, vol. 98, n.º 1, 2018, pp. 477-504.

17. Micaela L. O'Reilly *et al.*, «Neuroinmune System as a Driving Force for Plasticity Following CNS Injury», *Frontiers in Cellular Neuroscience*, vol. 14, n.º 187, 2020.

18. Stephen W. Porges, «Polyvagal Theory: A Science of Safety», *Frontiers in Integrative Neuroscience*, vol. 16, 2022.

19. Gabriela Guerra Leal Souza *et al.*, «Resilience and vagal tone predict cardiac recovery from acute social stress», *Stress*, vol. 10, n.º 4, 2007, pp. 368-374.

1. Los estados del sistema nervioso

1. Roy F. Baumeister *et al.*, *Losing control: How and why people fail at self-regulation*, Academic Press, 1994.

2. Surjeet Singh *et al.*, «Self-regulation as a correlate of psychological wellbeing», *Indian Journal of Health and Wellbeing*, vol. 9, n.° 3, 2018, pp. 441-444.

3. Nikki Aikens *et al.*, «Getting Ready for Kindergarten: Children's Progress during Head Start», *FACES 2009 Report*, Washington, DC: Office of Planning, Research and Evaluation, Administration for Children and Families, U.S. Department of Health and Human Services, 2013.

4. Bruce S. McEwen, «Stressed or stressed out: what is the difference?», *Journal of Psychiatry and Neuroscience*, vol. 30, n.° 5, 2005, pp. 315-318.

5. Emily R. Stern, «Neural circuitry of interoception: new insights into anxiety and obsessive-compulsive disorders», *Current Treatment Options in Psychiatry*, vol. 1, n.° 3, 2014, pp. 235-247.

6. Bessel van der Kolk, *The Body Keeps the Score: Brain, Mind and Body in the Treatment of Trauma*, Nueva York, Viking, 2014.

7. Ruth A. Lanius *et al.*, «A review of neuroimaging studies in PTSD: heterogeneity of response to symptom provocation», *Journal of psychiatric research*, vol. 40, n.° 8, 2006, pp. 709-729.

8. Jonathan E. Sherin *et al.*, «Post-traumatic stress disorder: the neurobiological impact of psychological trauma», *Dialogues in Clinical Neuroscience*, vol. 13, n.° 3, 2011, pp. 263-278.

9. Daniella J. Furman *et al.*, «Interoceptive awareness, positive affect, and decision making in major deppressive disorder», *Journal of Affective Disorders*, vol. 151, n.° 2, 2013, pp. 780-785.

10. Peter Salmon *et al.*, «Abuse, Dissociation, and Somatization in Irritable Bowel Syndrome: Towards and Explanatory Model», *Journal of Behavioral Medicine*, vol. 26, 2003, pp. 1-18; Robert C. Scaer, «The neurophysiology of dissociation and chronic disease», *Applied Psychophysiology and Biofeedback*, vol. 26, n.° 1, 2001, pp. 73-91; Abigail Powers *et al.*, «The differential effects of PTSD, MDD, and dissociation on CRP in trauma-exposed women», *Comprehensive Psychiatry*, vol. 93, 2019, pp. 33-40; Angelo A. Alonzo, «The experience of chronic illness and post-traumatic stress disorder: the consequences of cumulative adversity», *Social Science & Medicine*, vol. 50, n.° 10, 2000, pp. 1475-1484.

11. Emma Goodall y Charlotte Brown, *Interoception and Regulation: Teaching Skills of Body Awareness and Supporting Connection with Others*, Londres, Jessica Kingsley Publishers, 2022.

12. Matthew J. Friedman y Bruce S. Mcewen, «Posttraumatic Stress Disorder, Allostatic Load, and Medical Illness», *Trauma and health: Physical health consequences of exposure to extreme stress*, American Psychological Association, 2004, pp. 157-188; Meghna Ravi *et al.*, «The Immunology of Stress and the Impact of Inflammation on the Brain and Behavior», *BJPsych Advances*, vol. 27, n.º 3, 2021, pp. 158-165; Stephen W. Porges, «Polyvagal Theory: A Science of Safety», *Frontiers in Integrative Neuroscience*, vol. 16, 2022.

13. Jeonogk G. Logan *et al.*, «Allostasis and allostatic load: expanding the discourse on stress and cardiovascular disease», *Journal of Clinical Nursing*, vol. 17, n.º 7B, 2008, pp. 201-208.

14. Hanna M. *et al.*, «Cognitive function in clinical burnout: A systematic review and meta-analysis», *Work & Stress*, vol. 36, n.º 1, 2022, pp. 86-104.

15. Stephen W. Porges *et al.*, *Our Polyvagal Worlds: How Safety and Trauma Change Us*, W. W. Norton & Company, 2023.

16. *Ibid.*

17. *Ibid.*

Manual básico del sistema nervioso

1. Jenny Guidi *et al.*, «Allostatic load and its impact on health: a systematic review», *Psychotherapy and Psychosomatics*, vol. 90, n.º 1, 2020, pp. 11-27.

2. Jo Nijs *et al.*, «The importance of stress in the paradigm shift from a tissue- and disease-based pain management approach towards multimodal lifestyle interventions for chronic pain», *Brazilian Journal of Physical Therapy*, vol. 28, n.º 2, 2024; Hong-Yan Qin *et al.*, «Impact of psychological stress on irritable bowel syndrome», *World Journal of Gastroenterology*, vol. 20, n.º 39, 2014, pp. 14126-14131; Steven J. Linton, «Does work stress predict insomnia? A prospective study», *British Journal of Health Psychology*, vol. 9, n.º 2, 2010, pp. 127-136; Yun-Zi Liu *et al.*, «Inflammation: The Common Pathway of Stress-Related Diseases», *Frontiers in Human Neuroscience*, vol. 11, 2017.

3. Babette Rothschild, *The body remembers: The psychophysiology of*

trauma treatment, Nueva York, Norton Professional Books, 2000; Linda J. Levine, «Reconstructing memory for emotions», *Journal of Experimental Psychology: General*, vol. 126, n.º 2, 1997, pp. 165-177; Pat Ogden *et al.*, «Sensorimotor psychotherapy: One method for processing traumatic memory», *Traumatology*, vol. 6, n.º 3, 2000, pp. 149-173.

4. Pedro Mateos-Aparicio *et al.*, «The Impact of Studying Brain Plasticity», *Frontiers in Cellular Neuroscience*, vol. 13, 2019.

2. Las cuatro redes de recopilación de datos

1. Lisa Feldman Barrett, «The theory of constructed emotion: an active inference account of interoception and categorization», *Social Cognitive and Affective Neuroscience*, vol. 12, n.º 1, 2017, pp. 1-23.

2. Bruno Bonaz, «The Vagus Nerve in the Neuro-Immune Axis: Implications in the Pathology of the Gastrointestinal Tract», *Frontiers in Immunology*, vol. 8, 2017.

3. Stephen W. Porges, «The polyvagal theory: New insights into adaptive reactions of the autonomic nervous system», *Cleveland Clinic Journal of Medicine*, vol. 76, n.º 2, 2009.

4. Stephen W. Porges, «Polyvagal theory: a science of safety», *Frontiers in Integrative Neuroscience*, vol. 16, 2022.

5. Tiffany A. Ito *et al.*, «Negative information weighs more heavily on the brain: the negativity bias in evaluative categorizations», *Journal of Personality and Social Psychology*, vol. 75, n.º 4, 1998, pp. 887-900.

6. Stephen W. Porges, «The polyvagal theory: new insights into adaptive reactions of the autonomic nervous system», *Cleveland Clinic Journal of Medicine*, vol. 76, n.º 2, 2009.

7. Robin Bekrater-Bodmann *et al.*, «Interoceptive Awareness Is Negatively Related to the Exteroceptive Manipulation of Bodily Self-Location», *Frontiers in Psychology*, vol. 11, 2020.

8. Lisa Feldman Barrett, *How Emotions Are Made: The Secret Life of the Brain*, Nueva York, Houghton Mifflin Harcourt, 2017; Hugo D. Critchley *et al.*, «Interoception and emotion», *Current Opinion in Psychology*, vol. 17, 2017, pp. 7-14.

9. A. D. Craig, *How Do You Feel?: An Interoceptive Moment with Your Neurobiological Self*, New Jersey, Princeton University Press, 2015.

10. Thomas Pinna *et al.*, «A Systematic Review of Associations Between Interoception, Vagal Tone, and Emotional Regulation: Potential

Applications for Mental Health, Wellbeing, Psychological Flexibility, and Chronic Conditions», *Frontiers in Psychology*, vol. 11, 2020; Archana Rajagopalan *et al.*, «Understanding the links between vestibular and limbic systems regulating emotions», *Journal of Natural Science, Biology and Medicine*, vol. 8, n.º 1, 2017, pp. 11-15.

3. El sistema nervioso humano

1. Lisa Feldman Barrett, *How Emotions Are Made: The Secret Life of the Brain*, Nueva York, Houghton Mifflin Harcourt, 2017.

2. Leonard L. LaPointe, *Atlas of Neuroanatomy for Communication Science and Disorders*, Nueva York, Thieme Medical Publishers, 2011.

3. Christopher S. von Bartheld, «The Search for True Numbers of Neurons and Glial Cells in the Human Brain: A Review of 150 Years of Cell Counting», *The Journal of Comparative Neurology*, vol. 524, n.º 18, 2016, pp. 3865-3895.

4. Lisa Feldman Barrett, «The theory of constructed emotion: an active inference account of interoception and categorization», *Social Cognitive and Affective Neuroscience*, vol. 12, n.º 1, 2017, pp. 1-23.

5. Sarah Weiss, «On the interaction of self-regulation, interoception and pain perception», *Psychopathology*, vol. 47, n.º 6, 2014, pp. 377-382.

6. «The science of early childhood development», *Bipartisan Policy Center*, 2021, bipartisanpolicy.org

7. Mariam Arain *et al.*, «Maturation of the adolescent brain», *Neuropsychiatric Disease and Treatment*, vol. 9, 2013, pp. 449-461.

8. Michael Greenwood, *Implicit vs. Explicit Memories*, 2023, www.news-medical.net.

9. Jaak Panksepp, *Affective Neuroscience: The Foundations of Human and Animal Emotions*, Nueva York, Oxford University Press, 1998; Antonio R. Damasio, «A second chance for emotion», en R.D. Lane & L. Nadel (eds.), *Cognitive Neuroscience of Emotion*, Nueva York, Oxford University Press, 2000, pp. 12-23.

10. Giorgio Rizzi *et al.*, «Excitatory rubral cells encode the acquisition of novel complex motor tasks», *Nature Communications*, vol. 10, 2019.

11. Anna Pissota *et al.*, «Neurofunctional correlates of posttraumatic stress disorder: a PET symptom provocation study», *European Archives of Psychiatry and Clinical Neuroscience*, vol. 252, n.º 2, 2002, pp. 68-75.

12. Richard D. Lane *et al.*, «Neural substrates of conscious emotional experience: a cognitive-neuroscientific perspective», en Mario Beauregard (ed.), *Consciousness, Emotional Self-regulation and the Brain*, Ámsterdam, John Benjamins, 2004, pp. 87-122; Ruth A. Lanius *et al.*, «A review of neuroimaging studies in PTSD: heterogeneity of response to symptom provocation», *Journal of Psychiatric Research*, vol. 40, n.° 8, 2006, pp. 709-729.

13. Ann Gill Taylor *et al.*, «Top-Down and Bottom-Up Mechanisms in Mind-Body Medicine: Development of an Integrative Framework for Psychophysiological Research», *Explore*, vol. 6, n.° 1, 2010.

14. Bessel van der Kolk, «Posttraumatic stress disorder and the nature of trauma», *Dialogues in Clinical Neuroscience*, vol. 2, n.° 1, 2000, pp. 7-22.

15. J. L. Taylor, «Proprioreception», en Larry R. Squire, *Encyclopedia of Neuroscience*, San Diego, Academic Press, 2009, pp. 1143-1149.

16. Nadine Gogolla, «The insular cortex», *Current Biology*, vol. 27, n.° 12, 2017.

17. A. D. (Bud) Craig, «How do you feel — now? The anterior insula and human awareness», *Nature Reviews Neuroscience*, vol. 10, 2009, pp. 59-60.

18. Martin P. Paulus *et al.*, «Subjecting elite athletes to inspiratory breathing load reveals behavioral and neural signatures of optimal performers in extreme environments», *PLoS One*, vol. 7, n.° 1, 2012.

19. Martin P. Paulus *et al.*, «Differential brain activation to angry faces by elite warfighters: neural processing evidence for enhanced threat detection», *PLoS One*, vol. 5, n.° 4, 2010.

20. Martin P. Paulus *et al.*, «Subjecting elite athletes to inspiratory breathing load», *PLoS One*, vol. 7, n.° 1, 2012.

4. El sistema nervioso periférico y el nervio vago

1. Jill Seladi-Schulman, «How many nerves are in the human body?», *Healthline*, 2019, www.healthline.com.

2. Deborah Badoud *et al.*, «From the body's viscera to the body's image: Is there a link between interoception and body image concerns?», *Neuroscience & Biobehavioural Reviews*, vol. 77, 2017, pp. 237-246.

3. Stephen W. Porges, «Orienting in a defensive world: mammalian modifications of our evolutionary heritage: A polyvagal theory», *Psychophysiology*, vol. 32, n.° 4, 1995, pp. 301-318.

4. Hisashi Hanazawa, «Polyvagal theory and its clinical potential: an overview», *Brain and Nerve*, vol. 74, n.º 8, 2022, pp. 1011-1016.

5. Qiancheng Zhao *et al.*, «A multidimensional coding architecture of the vagal interoceptive system», *Nature*, vol. 603, n.º 7903, 2022, pp. 878-884.

6. *Ibid.*

7. Guy William Fincham *et al.*, «Effect of breathwork on stress and mental health: A meta-analysis of randomised-controlled trials», *Scientific Reports*, vol. 13, n.º 1, 2023.

5. El bucle del cuerpo-cerebro, cerebro-cuerpo

1. Gerald J. Tortora *et al.*, *Principles of Anatomy and Physiology*, 15.ª edición, Nueva York, John Wiley & Sons, 2017.

2. Rollin McCraty *et al.*, «Heart Rate Variability: New Perspectives on Physiological Mechanisms, Assessment of Self-regulatory Capacity, and Health risk», *Global advances in health and medicine*, vol. 4, n.º 1, 2015, pp. 46-61.

3. Stephen W. Porges, «The vagal paradox: A polyvagal solution», *Comprehensive Psychoneuroendocrinology*, vol. 16, 2023.

4. Jacek Kolacz *et al.*, «Chronic diffuse pain and functional gastrointestinal disorders after traumatic stress: pathophysiology through a polyvagal perspective», *Frontiers in Medicine*, vol. 5, 2018.

5. Fred Shaffer *et al.*, «An overview of heart rate variability metrics and norms», *Frontiers in Public Health*, vol. 5, 2017.

6. *Ibid.*

7. Bruce S. McEwen *et al.*, *The End of Stress as We Know It*, Washington, Joseph Henry Press, 2002; Elizabeth Stanley, *Widen the Window: Training Your Brain and Body to Thrive During Stress and Recover from Trauma*, Londres, Yellow Kite, 2019; Stephen W. Porges, *The Polyvagal Theory: Neurophysiological Foundations of Emotions, Attachment, Communication, Self-regulation*, Nueva York, W.W. Norton & Company, 2011.

8. Thomas Pinna *et al.*, «A systematic review of associations between interoception, vagal tone, and emotional regulation: potential applications for mental health, wellbeing, psychological flexibility, and chronic conditions», *Frontiers in Psychology*, vol. 11, 2020; Joseph T. Marmerstein *et al.*, «Direct measurement of vagal tone in rats does not show correlation to HRV», *Scientific Reports*, vol. 11, n.º 1, 2021.

9. «Heart rate variability (HRV)», *Cleveland Clinic*, 2021, my.clevelandclinic.org

10. Rebecca Knowles *et al.*, «Dr. Stephen Porges' latest publication on the polyvagal theory, and what it means for the Safe and Sound Protocol (SSP)», *Unyte*, 2023, integratedlistening.com

11. Jacek Kolacz *et al.*, «Chronic diffuse pain and functional gastrointestinal disorders after traumatic stress: pathophysiology through a polyvagal perspective», *Frontiers in Medicine*, vol. 5, 2018.

12. Marilia Carabotti *et al.*, «The gut-brain axis: interactions between enteric microbiota, central and enteric nervous systems», *Annals of Gastroenterology*, vol. 28, n.° 2, 2015, pp. 203-209.

13. Stephen C. Woods, «Gastrointestinal satiety signals: I. An overview of gastrointestinal signals that influence food intake», *American Journal of Physiology. Gastrointestinal and Liver Physiology*, vol. 286, n.° 1, 2004.

14. Melanie Maya Kaelberer *et al.*, «Neuropod Cells: The Emerging Biology of Gut-Brain Sensory Transduction», *Annual Review of Neuroscience*, vol. 43, 2020, pp. 337-353; Chuyue D. Yu *et al.*, «Vagal sensory neurons and gut-brain signalling», *Current Opinion in Neurobiology*, vol. 62, 2020, pp. 133-140.

15. Marilia Carabotti *et al.*, «The gut-brain axis: interactions between enteric microbiota, central and enteric nervous systems», *Annuals of Gastroenterology*, vol. 28, n.° 2, 2015, pp. 203-209.

16. Pamela Hornby *et al.*, «Central control of lower esophageal sphincter relaxation», *Sensory physiology of the esophagus*, vol. 108, n.° 4, 2000, pp. 90-98.

17. Kun-Han Lu *et al.*, «Vagus nerve stimulation promotes gastric emptying by increasing pyloric opening measured with magnetic resonance imaging», *Neurogastroenterology and Motility*, vol. 30, n.° 10, 2018.

18. Mark Lyte, «Microbial endocrinology in the microbiome-gut-brain-axis: how bacterial production and utilization of neurochemicals influence behavior», *PLoS Pathogens*, vol. 9, n.° 11, 2013.

19. The Nutrition Source, «The microbiome», *Harvard T.H. Chan School of Public Health*, www.hsph.harvard.edu

20. Marilia Carabotti *et al.*, «The gut-brain axis: interactions between enteric microbiota, central and enteric nervous systems», *Annals of Gastroenterology*, vol. 28, n.° 2, 2015, pp. 203-209.

21. Robert P. Smith *et al.*, «Gut microbiome diversity is associated with sleep physiology in humans», *PLoS One*, vol. 14, n.° 10, 2019.

22. Ana M. Valdes *et al.*, «Role of the gut microbiota in nutrition and health», *BMJ*, vol. 361, 2018.

23. Selma P. Wiertsema *et al.*, «The interplay between the gut microbiome and the immune system in the context of infectious diseases throughout life and the role of nutrition in optimizing treatment strategies», *Nutrients*, vol. 13, n.° 3, 2021.

24. June L. Round *et al.*, «The gut microbiota shapes intestinal immune responses during health and disease», *Nature Reviews. Immunology*, vol. 9, n.° 5, 2009, pp. 313-323.

25. Takeshi Fujii *et al.*, «Expression and Function of the Cholinergic System in Immune Cells», *Frontiers in Immunology*, n.° 8, 2017.

26. Jean-Baptiste Bouillon-Minois *et al.*, «Ghrelin as a Biomarker of Stress: A Systematic Review and Meta-Analysis», *Nutrients*, vol. 13, n.° 3, 2021.

27. Kirsteen N. Browning *et al.*, «Central nervous system control of gastrointestinal motility and secretion and modulation of gastrointestinal functions», *Comprehensive Physiology*, vol. 4, n.° 4, 2014, pp. 1339-1368.

28. Peter A. Levine, *In an Unspoken Voice: How the Body Releases Trauma and Restores Goodness*, North Atlantic, 2011.

29. Daniele Di Lernia *et al.*, «Pain in the body. Altered interoception in chronic pain conditions: A systematic review», *Neuroscience & Biobehavioral Reviews*, vol. 71, 2016, pp. 328-341; Yannick Tousignant-Laflamme *et al.*, «Different autonomic responses to experimental pain in IBS patients and healthy controls», *Journal of Clinical Gastroenterology*, vol. 40, n.° 9, 2006, pp. 814-820.

30. Stephanie L. Schnorr *et al.*, «Integrative therapies in anxiety treatment with special emphasis on the gut microbiome», *The Yale Journal of Biology and Medicine*, vol. 89, n.° 3, 2016, pp. 397-422; Arthur D. Mak *et al.*, «Dyspepsia is strongly associated with major depression and generalised anxiety disorder — a community study», *Alimentary Pharmacology and Therapeutics*, vol. 36, n.° 8, 2012, pp. 800-810; Sing Lee *et al.*, «Irritable bowel syndrome is strongly associated with generalized anxiety disorder: a community study», *Alimentary Pharmacology and Therapeutics*, vol. 30, n.° 6, 2009, pp. 643-651.

31. Simone L. Peters *et al.*, «Randomised clinical trial: the efficacy of gut-directed hypnotherapy is similar to that of the low FODMAP diet for the treatement of irritable bowel syndrome», *Alimentary Pharmacology and Therapeutics*, vol. 44, n.° 5, 2016, pp. 447-459.

32. Caterina Fede *et al.*, «Innervation of human superficial fascia», *Frontiers in Neuroanatomy*, vol. 16, 2022.

33. «Fascia», *Physiopedia*, www.physiopedia.com.

34. Caterina Fede *et al.*, «Evidence of a new hidden neural network into deep fasciae», *Scientifc Reports*, vol. 11, n.º 1, 2021; Robert Schleip *et al.*, «Interoception. A new correlate for intricate connections between fascial receptors, emotion and self recognition», *Fascia: The Tensional Network of the Human Body*, 2012, pp. 88-94.

35. Jonas Tesarz *et al.*, «Altered pressure pain thresholds in increased wind-up in adult patients with chronic back pain with a history of childhood maltreatment: a quantitative sensory testing study», *Pain*, vol. 157, n.º 8, 2016, pp. 1799-1809.

36. Paolo Tozzi, «Does fascia hold memories?», *Journal of Bodywork and Movement Therapies*, vol. 18, n.º 2, 2014, pp. 259-265.

37. Emilio J. Puentedura, «Combining manual therapy with pain neuroscience education in the treatment of chronic low back pain: A narrative review of the literature», *Physiotherapy theory and practice*, vol. 32, n.º 5, 2016, pp. 408-414.

38. A. D. (Bud) Craig, *How Do You Feel? An Interoceptive Moment with Your Neurobiological Self*, Princeton University Press, 2014.

39. Antonio Damasio *et al.*, «The Nature of Feelings: Evolutionary and Neurobiological Origins», *Nature Reviews Neuroscience*, vol. 14, n.º 2, 2023, pp. 143-152.

40. Chantal Villemure *et al.*, «Effects of odors on pain perception: deciphering the roles of emotion and attention», *Pain*, vol. 106, n.os 1-2, 2003, pp. 101-108; Katja Wiech *et al.*, «Neurocognitive aspects of pain perception», *Trends in Cognitive Sciences*, vol. 12, n.º 8, 2008, pp. 306-313.

41. Robert Schleip, «Fascial plasticity — a new neurobiological explanation: Part 1», *Journal of Bodywork and Movement Therapies*, vol. 7, n.º 1, 2003, pp. 11-19.

42. R. Melzack, «Phantom limbs and the concept of a neuromatrix», *Trends in Neurosciences*, vol. 13, n.º 3, 1990, pp. 88-92; Amreet Kaur *et al.*, «Phantom limb pain: A literature review», *Chinese Journal of Traumatology*, vol. 21, n.º 6, 2018, pp. 336-368.

43. R. Melzack *et al.*, «Phantom limbs in people with congenital limb deficiency or amputation in early childhood», *Brain: Journal of Neurology*, vol. 120, n.º 9, 1997, pp. 1603-1620.

44. Lorimer Moseley *et al.*, «Targeting cortical representations in the

treatment of chronic pain: a review», *Neurorehabilitation and Neural Repair*, vol. 26, n.° 6, 2012, pp. 646-652.

45. John A. Sturgeon *et al.*, «Social pain and physical pain: shared paths to resilience», *Pain Management*, vol. 6, n.° 1, 2016, pp. 63-74.

46. Moheb Costandi, *Neuroplasticity*, The MIT Press, 2016.

6. El sistema de interacción social y la corregulación

1. Stephen W. Porges, «Polyvagal Theory: A Science of Safety», *Frontiers in Integrative Neuroscience*, vol. 16, 2022.

2. Daniel J. Siegel, *Mindsight: Change Your Brain And Your Life*, Scribe Publications, 2012; Stephen W. Porges, «Social Engagement and Attachment: A Phylogenetic Perspective», *Annuals of the New York Academy of Sciences*, vol. 1008, 2003, pp. 31-47.

3. *Ibid.*

4. Yang Claire Yang *et al.*, «Social relationships and physiological determinants of longevity across the human life span», *Proceedings of the National Academy of Sciences of the United States of America*, vol. 113, n.° 3, 2016, pp. 578-583.

5. J. T. Cacioppo *et al.*, «Lonely traits and concomitant physiological processes: the MacArthur social neuroscience studies», *International Journal of Psychophysiology*, vol. 32, n.os 2-3, 2000, pp. 143-154; Michaela Reimers *et al.*, «Rehabilitation of research chimpanzees: stress and coping after long-term isolation», *Hormones and Behavior*, vol. 51, n.° 3, 2007, pp. 428-435.

6. LaBarron K. Hill *et al.*, «The Autonomic Nervous System and Hypertension: Ethnic Differences and Psychosocial Factors», *Current cardiology reports*, vol. 21, n.° 3, 2019; R. D. Brook *et al.*, «Autonomic imbalance, hypertension, and cardiovascular risk», *American Journal of Hypertension*, vol. 13, n.° 6, 2000.

7. V. R. Venna *et al.*, «Social interaction plays a critical role in neurogenesis and recovery after stroke», *Translational Psychiatry*, vol. 4, n.° 1, 2014.

8. Ruth Feldman, «Social behavior as a transdiagnostic marker of resilience», *Annual Review of Clinical Psychology*, vol. 17, 2021, pp. 153-180.

9. Marc H. Bornstein *et al.*, «Coregulation: a multilevel approach via biology and behavior», *Children*, vol. 10, n.° 8, 2023.

10. L. Alan Sroufe, «Early relationships and the development of children», *Infant Mental Health Journal*, vol. 21, pp. 67-74, 2000.

11. Richard Chambers *et al.*, «Mindful emotion regulation: an integrative review», *Clinical Psychology Review*, vol. 29, n.º 6, 2009, pp. 560-572.

12. Allan Schore, *Affect Regulation and the Origin of the Self: The Neurobiology of Emotional Development*, New Jersey, Lawrence Erlbaum Associates, 1994.

13. *Ibid.*

14. Janne Skakon *et al.*, «Are leaders' well-being, behaviours and style associated with the affective well-being of their employees? A systematic review of three decades of research», *Work & Stress*, vol. 24, n.º 2, 2010, pp. 107-139.

15. Emma Goodall y Charlotte Brown, 2022, *op. cit.*

La reactivación del sistema nervioso en la práctica

1. Sara L. Prescott *et al.*, «Internal senses of the vagus nerve», *Neuron*, vol. 110, n.º 4, 2022, pp. 579-599.

2. Alessandro Sale *et al.*, «Environment and brain plasticity: towards an endogenous pharmacotherapy», *Physiological Reviews*, vol. 94, n.º 1, 2014, pp. 189-234.

3. David Spiegel *et al.*, «What is the placebo worth?», *BMJ*, vol. 336, n.º 7651, 2008, pp. 967-968.

4. Eleanor A. Maguire *et al.*, «Navigation-related structural change in the hippocampi of taxi drivers», *Proceedings of the National Academy of Sciences*, vol. 97, n.º 8, 2000.

5. Mick Thacker *et al.*, «First-person neuroscience and the understanding of pain», *The Medical Journal of Australia*, vol. 196, n.º 6, 2012, pp. 410-411.

6. Catherine Morgan, «Harnessing neuroplasticity to improve motor performance in infants with cerebral palsy: a study protocol for the GAME randomised controlled trial», *BMJ Open*, vol. 13, n.º 3, 2023.

7. Wolf Mehling, «Differentiating attention styles and regulatory aspects of self-reported interoceptive sensibility», *Philosophical transactions of the Royal Society of London. Series B, Biological sciences*, vol. 371, n.º 1708, 2016.

7. Empieza por donde estás: traza un mapa de los estados de tu sistema nervioso

1. *Ibid.*

8. Elegir las herramientas adecuadas para el trabajo adecuado

1. Paul A. Frewen *et al.*, «Toward a phychobiology of posttraumatic self-dysregulation: reexperiencing, hyperarousal, dissociation, and emotional numbing», *Annals of the New York Academy of Sciences*, vol. 1071, 2006, pp. 110-124; James W. Hopper *et al.*, «Neural correlates of reexperiencing, avoidance, and dissociation in PTSD: symptom dimensions and emotion dysregulation in responses to script-driven trauma imaginery», *Journal of Traumatic Stress*, vol. 20, n.º 5, 2007, pp. 713-725; Ruth A. Lanius *et al.*, «Functional connectivity of dissociative responses in posttraumatic stress disorder: a functional magnetic resonance imaging investigation», *Biological Psychiatry*, vol. 57, n.º 8, 2005, pp. 873-884; Erika J. Wolf *et al.*, «The dissociative subtype of PSTD: a replication and extensión», *Depression and anxiety*, vol. 29, n.º 8, 2012, pp. 679-688; Ulrich F. Lanius *et al.* (eds.), *Neurobiology and Treatment of Traumatic Dissociation: Towards an Embodied Self*, Springer Publishing, Nueva York, 2014.

2. Pierre Philippor *et al.*, «Respiratory feeback in the generation of emotion», *Cognition and Emotion*, vol. 16, n.º 5, 2002, pp. 605-627.

3. V. C. Goessel *et al.*, «The effect of heart rate variability biofeedback training on stress and anxiety: a meta-analysis», *Psychological Medicine*, vol. 47, n.º 15, 2017, pp. 2578-2586; Paul Lehrer *et al.*, «Heart rate variability biofeedback improves emotional and physical health and permormance: a systematic review and meta analysis», *Applied Psychophysiology and Biofeedback*, vol. 45, 2020, pp. 109-129; Silvia F. M. Pizzoli, «A meta-analysis of heart rate variability biofeedback and depressive symptoms», *Scientific Reports*, vol. 11, n.º 1, 2021.

4. Richard Chambers *et al.*, «Mindful emotion regulation: and integrative review», *Clinical Psychology Review*, vol. 29, n.º 6, 2009, pp. 560-572.

5. Lisa Feldman Barret *et al.*, «Knowing what you're feeling and knowing what to do about it: mapping the relation between emotion differentiation and emotion regulation», *Cognition and Emotion*, vol. 15, n.º 6, pp. 713-724; Elise K. Kalokerinos *et al.*, «Differentiate to regulate:

low negative emotion differentiation is associated with ineffective use but not selection of emotion-regulation strategies», *Psychological Science*, vol. 30, n.º 6, 2019, pp. 863-879.

6. Peter Payne *et al.*, «Somatic experiencing: using interoception and proprioception as core elements of trauma therapy», *Frontiers in Psychology*, vol. 6, 2015; Bessel A can der Kolk, «Clinical implications of neuroscience research in PTSD», *Annuals of the New York Academy of Science*, vol. 1071, 2006, pp. 277-293; Stephen W. Porges, «The polyvagal theory: New insights into adaptive reactions of the autonomic nervous system», *Cleveland Clinic Journal of Medicine*, vol. 76, n.º 2, 2009.

7. Laura Crucianelli *et al.*, «Interoception as independent cardiac, thermosensory, nociceptive, and affective touch perceptual submodalities», *Biological Psychology*, vol. 172, 2022.

8. J Schwoebel *et al.*, «Pain and the body schema: effects of pain severity on mental representations of movement», *Neurology*, vol. 59, n.º 5, 2002.

9. Nadia Rajabalee *et al.*, «Neuromodulation Using Computer-Altered Music to Treat a Ten-Year-Old Child Unresponsive to Standard Interventions for Functional Neurological Disorder», *Harvard Review of Psychiatry*, vol. 30, n.º 5, 2022.

10. Lucy Warhurst *et al.*, «Listen to your heart: a preliminary investigation of the impact of sound therapy on heart rate variability», cartel presentado en la 22.ª Conferencia de Psicolofisiología Australiana, *University of New South Wales*, Sydney, 2012.

9. Kit de herramientas para salir del estado demasiado caliente

1. Otto Appenzeller *et al.*, «Chapter 5 – Pain perception and the autonomic nervous system», *Introduction to Clinical Aspects of the Autonomic Nervous System (Sixth Edition)*, Academic Press, 2022, pp. 109-135.

2. Hsin-Yung Chen *et al.*, «Physiological Effects of Deep Touch Pressure on Anxiety Alleviation: The Weighted Blanket Approach», *Journal of Medical and Biological Engineering*, vol. 33, n.º 5, 2013, pp. 463-470.

3. Matthew K. Bagg *et al.*, «Effect of Graded Sensorimotor Retraining on Pain Intensity in Patients With Chronic Low Back Pain: A Randomized Clinical Trial», *JAMA*, vol. 328, n.º 5, 2022, pp. 430-439.

4. Hsin-Yung Chen *et al.*, 2013, *op. cit.*

5. Bruno Boraz *et al.*, «Diseases, Disorders, and Comorbidities fo Interoception», *Trends in Neurosciences*, vol. 44, n.° 1, 2021, pp. 39-51.

6. Alison Pearse Stevens, «Music has the power to move us physically and emotionally. Here's why», 1 de febrero de 2024, www.snexplores.org

7. «What is anxiety?», *Psychology Today*, www.psychologytoday.com; «¿What is depression?», *Psychology Today*, www.psychologytoday.com.

11. Herramientas de estilo de vida para apoyar la reactivación

1. Marta Reyman *et al.*, «Impact f delivery mode-associated gut microbiota dynamics on health in the first year of life», *Nature Communications*, vol. 10, 2019; Maria Dominguez-Bello *et al.*, «Delivery mode shapes the adquisition and structure of the inicial microbiota across multiple body hábitats in newborns», *Proceedings of the National Academy of Sciences of the United States of America*, vol. 107, 2010; Albert M. Levin *et al.*, «Joint effects of pregnancy, sociocultural, and enviromental factor son early life gut microbiome structure and diversity», *Scientific Reports*, vol. 6, 2016; Martin F. Laursen *et al.*, «First foods and gut microbes», *Frontiers in Microbiology*, vol. 8, 2017.

2. Meghan B. Azad *et al.*, «Infant gut microbiota and the higiene hypothesis of allergix disease: impact of household pets and siblings on microbiota composition and diversity», *Allergy, asthma, and clinical immunology: oficial journal of the Canadian Society of Allergy and Clinical Immunology*, vol. 9, n.° 1, 2013.

3. Megan Cully, «Antibiotics alter the gut microbiome and host health», *Nature Portfolio*, 2019, www.nature.com.

4. Mohammed Abu Tayab *et al.*, «Targeting neuroinflammation by polyphenols: A promising therapeutic approach aganst inflammation-associated depression», *Biomedicina & Pharmacotherapy*, vol. 147, 2022.

5. Ana M. Valdes *et al.*, «Role of the gut microbiota in nutrition and health», *BMJ*, vol. 361, 2018.

6. *Ibid.*

7. Chieh-Hsin Lee *et al.*, «The role of inflammation in depression and fatigue», *Frontiers in Immunology*, vol. 10, 2019.

8. Felice N. Jacka *et al.*, «An randomised controlled trial of dietary improvement for adults with major depression (the "SMILES" trial)», *BMC Medicine*, vol. 15, n.° 1, 2017.

9. «The SMILEs Trial», Food and Mood, foodandmoodcentre.com.au

10. Rebecca Frances Slykerman *et al.*, «Effect of Lactobacillus rhamnosus HN001 in pregnancy on postpartum symptoms of depression and axiety: a ransomised double-blind, placebo-controlled trial», *EBioMedicine*, vol. 24, 2017, pp. 159-165.

11. A. Venket Rao *et al.*, «A randomized, double-blind, placebo-controlled pilot study of a probiotic in emotional symptoms of chronic fatigue síndrome», *Gut Pathogens*, vol. 1, n.° 1, 2009.

12. Asma Kazemi *et al.*, «Effect of prebiotic and probiotic supplementation on circulating pro-inflammatory cytokines and urinary cortisol levels in patients with major depressive disorder: a double-blind, placeb-controlled randomized clinical trial», *Journal of Funtional Foods*, vol. 52, 2019, pp. 596-602; Colin Hill *et al.*, «Expert consensus document. The International Scientific Association for Probiotics and Prebiotics consensus statement on the scope and appropriate use of the term probiotic», *Nature reviews. Gastroenterology & hepatology*, vol. 11, 2014, pp. 506-514.

13. M. B. Geuking *et al.*, «The interplay between the gut microbiota and the immune system», *Gut Microbes*, vol. 5, n.° 3, 2014, pp. 411-418.

14. Ben Singh *et al.*, «Effectiveness of physical activity interventions for improving depression, anxiety and distress: an overview of systematic reviews», *British Journal of Sports Medicine*, vol. 57, n.° 18, 2023, pp. 1203-1209.

15. «Exercise more effective than medicines to manage mental health», *University of South Australia*, 2023, www.unisa.edu.au.

16. Richard J. Simpson *et al.*, «Chapter Fifteen – Exercise and the regulation of immune functions», *Progress in Molecular Biology and Translational Science*, vol. 135, 2015, pp. 355-380.

17. Derek Ball, «Metabolic and endocrine response to exercise: sympathoadrenal integration with skeletal muscle», *Journal of Endocrinology*, vol. 224, n.° 2, 2015.

18. Matthieu Clauss *et al.*, «Interplay between exercise and gut microbiome in the context of human health and performance», *Frontiers in Nutrition*, vol. 8, 2021.

19. R. Hambrecht *et al.*, «Regular Physical Activity Improves Endothelial Function in Patients with Coronary Artery Disease by Integrating Phosphorylation of Endothelial Nitric Oxide Synthase», *Circulation*, vol. 107, n.° 25, 2003.

20. «Exercise Endocrine System Interaction», *Physiopedia*, 27 de agosto de 2022, www.physio-pedia.com.

21. *Ibid.*

22. «Memory», *Physiopedia*, www.physio-pedia.com.

23. «Sleep: theory, function and physiology», *Physiopedia*, www.physio-pedia.com.

24. Matthieu Clauss *et al.*, «Interplay Between Exercise and Gut Microbiome in the Context of Human Health and Performance», *Frontiers in Nutrition*, vol. 8, 2021.

25. Nicole Emma Andrews *et al.*, «"It's very hard to change yourself": an exploration of overactivity in people with chronic pain using interpretative phenomenological analasys», *Pain*, vol. 156, n.° 7, 2015, pp. 1215-1231; Nicole E. Andrews *et al.*, «Activity pacing, avoidance, endurance, and associations with patient functioning in chronic pain: a systematic review and meta-analysis», *Archives of Physical Medicine and Rehabilitation*, vol. 93, n.° 11, 2012, pp. 2109-2121.

26. Nicole Emma Andrews *et al.*, «"It's very hard to change yourself": an exploration of overactivity in people with chronic pain using interpretative phenomenological analasys», *Pain*, vol. 156, n.° 7, 2015, pp. 1215-1231.

27. Nicole E. Andrews *et al.*, «Activity pacing, avoidance, endurance, and associations with patient functioning in chronic pain: a systematic review and meta-analysis», *Archives of Physical Medicine and Rehabilitation*, vol. 93, n.° 11, 2012, pp. 2109-2121.

28. Rena Gatzounis *et al.*, «Operant learning theory in pain and chronic rehabilitation», *Current Pain and Headache Reports*, vol. 16, n.° 2, 2012, pp. 117-126; Mélanie Racine *et al.*, «Operant Learning Versus Energy Conservation Activity Pacing Treatments in a Sample of Patients with Fibromyalgia Syndrome: A Pilot Randomized Controlled Trial», *The Journal of Pain*, vol. 20, n.° 4, 2019.

29. Nicole E. Andrews *et al.*, «Activity pacing, avoidance, endurance, and associations with patient functioning in chronic pain: a systematic review and meta-analysis», *Archives of Physical Medicine and Rehabilitation*, vol. 93, n.° 11, 2012, pp. 2109-2121; Warren R. Nielson *et al.*, «A content analysis of activity pacing in chronic pain: what are we measuring and why?», *The Clinical Journal of Pain*, vol. 30, n.° 7, 2014, pp. 639-645.

30. «Having a dog can help your heart – literally», Harvard Health Publishing, Harvard Medical School, 1 de septiembre de 2015, www.health.harvard.edu

31. Digestive Disease Week, «Living with dogs (but not cats) as a

toddler might protect against Crohn's disease», *ScienceDaily*, 2022, www.sciencedaily.com.

32. Emily L. R. Thelwell, «Paws for thought: a controlled study investigating the benefits of interacting with a haouse-trained dogo n university students modo and anxiety», *Animals*, vol. 9, n.° 10, 2019.

33. Fabrizio Bert *et al.*, «Animal assisted intervention: a systematic review of benefits and risks», *European Journal of Integrative Medicine*, vol. 8, n.° 5, 2016, pp. 695-706.

34. Amie Wallman-Jones *et al.*, «How physical activity can help you listen to your body», *Frontiers for Young Minds*, 2022, kids.frontiersin.org.

35. Debbie J. Silkwood-Sherer *et al.*, «Hippotherapy – an intervention to habilitate balance deficits in children with movements disorders: a clinical trial», *Physical Therapy*, vol. 92, n.° 5, 2012, pp. 707-717; Danielle Champagne *et al.*, «Improving gross motor function and postural control with hippotherapy in children with Down síndrome: case reports», *Physiotherapy Theory and Practice*, vol. 26, n.° 8, 2010, pp. 564-571; Dorothée Debuse *et al.*, «An exploration of German and British physiotherapists' views on the effects of hippotherapy and their measurement», *Physiotherapy Theory and Practice*, vol. 21, n.° 4, 2005, pp. 219-242.

36. Stephen M. James *et al.*, «Shift work: disrupted circadian rhythms and sleep – implications for health and well-being», *Current Sleep Medicine Reports*, vol. 3, 2017, pp. 104-112; Daniela Grimaldi *et al.*, «Adverse impacto of sleep restriction and circadian misalignment on autonomic function in healthy Young adults», *Hypertension*, vol. 68, n.° 1, 2016, pp. 243-250.